Controllo di qualità delle droghe vegetali

R. Capasso • F. Borrelli • R. Longo • F. Capasso

Farmacognosia applicata

Controllo di qualità delle droghe vegetali

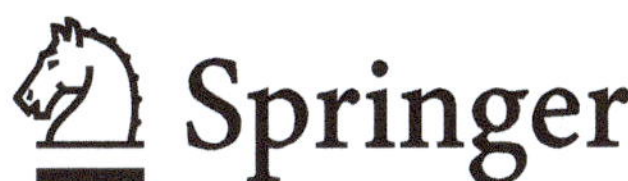

Raffaele Capasso
Dipartimento di Farmacologia Sperimentale
Università degli Studi di Napoli Federico II

Francesca Borrelli
Dipartimento di Farmacologia Sperimentale
Università degli Studi di Napoli Federico II

Rocco Longo
Carlo Sessa S.p.A.
Sesto San Giovanni (Mi)

Francesco Capasso
Dipartimento di Farmacologia Sperimentale
Università degli Studi di Napoli Federico II

Le immagini riportate nel Capitolo 8 sono state gentilmente fornite dalla Ditta Ugo Basile di Comerio (VA) che ringraziamo

Springer fa parte di Springer Science+Business Media
springer.com

ISBN 978-88-470-0662-1
ISBN 978-88-470-0663-8 (eBook)

Copertina: Simona Colombo, Milano
Impaginazione: C & G di Cerri e Galassi, Cremona
Stampa: Printer Trento, Trento

Springer-Verlag Italia S.r.l., via Decembrio 28, I-20137 Milano

Prefazione

Perché un altro testo di farmacognosia? Oggi sono disponibili diversi testi in lingua italiana, ma anche in altre lingue (inglese, tedesco, francese), che descrivono gli aspetti più generali, ma anche particolari, delle droghe vegetali. Questi testi però non aiutano molto lo studente in Farmacia ed in Erboristeria a riconoscere le droghe vegetali, specie se ridotte in polvere. Anche il farmacista e l'erborista hanno difficoltà nel riconoscere le droghe vegetali, nonostante il loro uso sia diffuso in ampi strati della popolazione.

Il processo d'identificazione della droga vegetale, se fatto con cura, può svelare eventuali frodi, cioè se la droga è stata in parte o totalmente sofisticata o adulterata con prodotti vegetali di minor pregio o grossolanamente somiglianti, di poco prezzo e poco attivi, o con prodotti d'altra natura, anch'essi di scarso valore sia commerciale che biologico. È chiaro quindi che il riconoscimento della droga garantisce, anche se in parte, la sicurezza e l'efficacia di un prodotto erboristico.

Noi siamo convinti che ad oggi non sia stato ancora preparato un testo semplice, ma in grado di soddisfare questo particolare interesse.

Abbiamo cercato di raggiungere quest'obiettivo sintetizzando le nostre conoscenze sugli aspetti diagnostici delle droghe più utilizzate in farmacia ed erboristeria. Abbiamo anche preso in considerazione alcune droghe "storiche" che hanno rappresentato per secoli dei riferimenti "certi" in campo terapeutico e che oggi sono considerate delle pietre miliari nella storia delle piante medicinali e più in generale della medicina. Il libro consta di una parte generale e di una speciale. Il lettore troverà nella parte generale una serie di brevi capitoli e schemi che sintetizzano le più elementari procedure per il riconoscimento di una droga. La parte speciale presenta invece, in forma condensata, le informazioni di natura diagnostica che si hanno a disposizione sulle droghe d'interesse terapeutico, come su quelle "storiche".

Se questo testo avrà successo, cercheremo di ampliarlo, avendo innanzitutto cura di correggere eventuali errori od omissioni.

Ogni commento e suggerimento saranno comunque accolti con gratitudine e considerati con attenzione.

Maggio 2007 *Gli Autori*

Indice

Parte generale

Parte speciale

Parte generale

1 Introduzione

In anni recenti c'è stato un rinnovato interesse per la farmacognosia*, anche perché questa disciplina da alcuni anni tende ad occuparsi di problemi squisitamente pratici (azioni farmacologiche delle droghe ed applicazioni terapeutiche del fitocomplesso, ecc.), piuttosto che di questioni diagnostiche, e cioè come riconoscere una droga vegetale ed appurare eventuali adulterazioni o sofisticazioni (Farmacognosia tradizionale). Questa tendenza ha ampliato i confini della farmacognosia, non più rivolta sostanzialmente alla descrizione botanica della droga. Possiamo quindi parlare oggi di una farmacognosia "moderna", che ha messo da parte dogmi e concetti empirici per interessarsi soprattutto delle azioni farmacologiche delle droghe vegetali e/o degli estratti grezzi o parzialmente purificati e standardizzati, del meccanismo d'azione dei principali componenti attivi e dell'utilizzo di quelle forme farmaceutiche che veicolano meglio il fitocomplesso. Essa si è sviluppata in stretta vicinanza alla farmacologia da un lato ed alla fisio-patologia dall'altro, utilizzando le stesse identiche metodiche sperimentali della farmacologia. La farmacognosia si distingue però dalla farmacologia perché studia la droga vegetale nella sua complessità; lo studio del composto attivo puro serve solo per definire il meccanismo d'azione del fitocomplesso. Pertanto la farmacognosia oggi può prefiggersi dei problemi nuovi sotto tutti gli aspetti, anche se ha come obiettivo finale la progettazione e la formulazione di prodotti fitofarmaceutici (o erboristici) da utilizzare per prevenire e/o curare disturbi di vario genere, ivi comprese alcune malattie. La farmacognosia moderna non va confusa, comunque, con la fitoterapia, che si occupa esclusivamente dell'impiego in terapia delle droghe vegetali. Comunque restano fondamentali alcuni concetti di base e cioè come riconoscere una droga attraverso alcuni elementi diagnostici. Questo vale per il ricercatore, ma anche per il tecnico che lavora nel retrobottega della farmacia o dell'erboristeria; costoro possono trascurare completamente le questioni puramente teoriche ed utilizzare esclusivamente le conoscenze anatomiche per stabilire l'identità e la purezza delle droghe, sia intere che tagliate o polverizzate. Per poter riconoscere una droga occorre innanzitutto conoscere la sua origine botanica, la sua struttura anatomica, dove esiste, e le condizioni fisiologiche migliori nelle quali occorre coltivare il vegetale perché possa dare una droga con una quantità costante di componenti biologicamente attivi.

Definire l'origine botanica delle droghe è oggi alquanto semplice anche se per talune esistono ancora delle difficoltà. L'uso del microscopio è comunque fondamentale per l'identificazione delle droghe. Con l'aiuto del microscopio si è talora in grado di identificare una droga attraverso un solo carattere: così la forma dei peli nelle foglie di *Digitalis purpurea* o nel seme di *Strychnos nux vomica*, oppure la forma dei cristalli di ossalato di calcio nelle droghe tropaniche (belladonna, giusquiamo, stramonio) sono caratteri peculiari che consentono di riconoscere, con sicurezza e rapidità, le droghe corrispondenti e la loro bontà.Visto che alcuni composti chimici sono presenti solo in determinate droghe, per il riconoscimento di queste può risultare utile anche l'analisi chimica.

* Etimologicamente significa conoscenza (dal greco *gnosis*) dei veleni (*pharmacon*); per gli antichi greci il termine *pharmacon* significava sia veleno che medicamento, la differenza stava nella dose.

Comunque, per una conoscenza completa della droga, può anche risultare necessario osservare l'azione farmacologica specifica della droga stessa, preparando un estratto grezzo che sarà successivamente studiato su tessuti isolati *in vitro* o *in vivo*, direttamente su animali da laboratorio.

Questa evoluzione nell'ambito della farmacognosia lascia meglio intravedere una ricchezza di conoscenze e di problemi che possono essere risolti con mezzi più appropriati. Ad ogni modo, entrambi gli aspetti, quello più moderno e quello tradizionale che può confluire in modo organico in una Farmacognosia Applicata, sono strettamente legati alla professione del laureato in farmacia ed in erboristeria.

2 Riconoscimento di una droga vegetale: come procedere

Il riconoscimento di una droga comporta una serie di operazioni (Fig. 2.1). In primo luogo si accerta se la droga è organizzata oppure no. L'organizzazione ha come base la cellula e consiste nella riunione di più cellule tra loro intimamente correlate dal punto di vista funzionale, in maniera da costituire tessuti ed organi più o meno specializzati. Di regola l'esame macroscopico è sufficiente per accertare l'organizzazione, anche se è l'esame microscopico che svela la struttura cellulare che sta alla base dell'organizzazione.

Eseguita la diagnosi generica, si passa a quella morfologica, che accerta in quale gruppo d'organi o di tessuti vegetali (per le droghe organizzate), o in quale classe di sostanze (per le droghe non organizzate) la droga in esame può essere classificata. Così, nel caso di una droga organizzata, si stabilirà se essa è costituita da foglie, fiori, semi, radici o altro. In genere è sufficiente l'esame macroscopico o il rilievo di altri caratteri.

Eseguita la diagnosi morfologica, si passa alla diagnosi specifica (identificazione), limitando l'analisi soltanto al gruppo accertato. Alla diagnosi specifica si arriva mediante un preciso ed accurato rilievo dei caratteri organolettici, morfologici, (macro e microscopici), fisici, chimici e fisico-chimici. Di solito per le droghe organizzate sono sufficienti i caratteri organolettici e l'anatomia macroscopica per raggiungere la diagnosi specifica; solo in alcuni casi può essere indispensabile ricorrere all'anatomia microscopica per passare da una diagnosi specifica di probabilità ad una di certezza: più eccezionale ancora è la ricerca di particolari caratteri fisici e chimici.

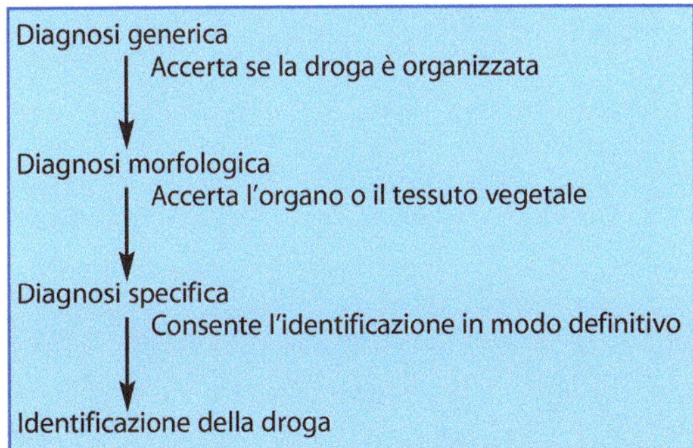

Fig. 2.1. Procedura per il riconoscimento di una droga

Per le droghe non organizzate la diagnosi specifica risulta molto più difficoltosa. È vero che per alcune di esse sono sufficienti l'aspetto ed i caratteri organolettici per formulare una diagnosi specifica di probabilità, ma per moltissime altre bisogna ricorrere ad accurati esami chimici, fisici, cristallografici ed a volte anche biologici, prima di poter porre una diagnosi specifica sia pure di probabilità.

Quanto abbiamo appena riferito riguarda le droghe nella loro condizione primitiva, cioè come ci vengono fornite dalla natura, con quel minimo di trasformazioni indispensabili per la loro conservazione e per il loro confezionamento "commerciale". Tuttavia va ricordato che le droghe originarie possono essere variamente e profondamente trasformate (polverizzate), perdendo così alcuni o tutti gli elementi caratteristici che ne permettevano il riconoscimento. Nei casi estremi resta comunque la reazione chimica caratteristica del più importante principio attivo della droga originaria e nella evenienza che questa reazione non sia nota o non abbia specificità o abbia scarsa sensibilità resta l'attività biologica che permette in ogni caso l'identificazione della droga.

Pertanto il riconoscimento di una droga può comportare esami ora semplici, ora complessi, che vanno dall'esame organolettico a quelli relativi alla morfologia macro e microscopica, alla misurazione lineare ed angolare di varie parti (cristallografia), alla solubilità, all'aspetto UV, al punto di fusione, all'indice di rifrazione, al comportamento cromatografico ed elettroforetico, alla reattività verso particolari reattivi, alle prove biologiche, ecc.

Durante le operazioni di riconoscimento di solito vengono alla luce anche eventuali frodi, cioè si riesce a svelare in molti casi se la droga è stata in parte o totalmente sofisticata oppure adulterata (con varietà di minor pregio, con specie grossolanamente somiglianti, con polvere di altra natura, ecc.).

3 Inclusi cellulari

Le cellule vegetali possono presentare in particolari tessuti delle inclusioni, rappresentate da sostanze tossiche del ricambio vegetale (ossalato di calcio) o da sostanze di riserva (amido, aleurone). Queste sostanze vengono accumulate nei vacuoli, cavità più o meno ampie che si trovano all'interno della cellula ed il cui compito è quello di immagazzinare sostanze che il citoplasma contiene in eccesso.

L'*ossalato di calcio* allo stato cristallino è piuttosto frequente nelle piante. Il pH citoplasmatico, ma anche la presenza di mucillagine, condizionano la cristallizzazione dell'ossalato di calcio, che può assumere forme assai diverse (Fig. 3.1):

- Sabbia cristallina: cristalli molto piccoli e numerosissimi (genziana, belladonna, ecc.).
- Cristalli prismatici o piramidali: cristalli molto grandi, generalmente isolati o poco numerosi (liquirizia, amamelide, ecc.).
- Druse: cristalli irregolari irti di punte che assomigliano a stelle. Si formano in seguito al depositarsi di cristalli piramidali sulle facce di altri cristalli piramidali (ginseng, ginkgo, ecc.).
- Rafidi: cristalli prismatici molto allungati da assomigliare ad aghi. Si trovano isolati o riuniti in fascetti regolari in cellule ricche di mucillagine (cannella, ipecacuana, ecc.).

La presenza di ossalato di calcio facilita il riconoscimento di alcune droghe.

L'*amido* si presenta sotto forma di granuli di aspetto diverso (Fig. 3.2): sferoidali, ovoidali, po-

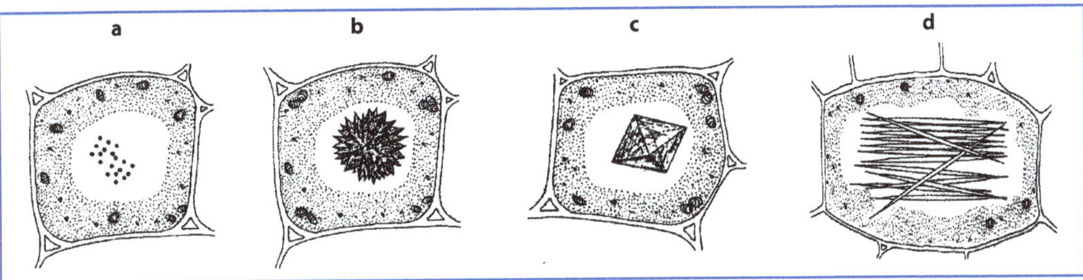

Fig. 3.1. Cristalli di ossalato di calcio all'esame microscopico. **a** sabbia cristallina; **b** cristalli prismatici; **c** druse; **d** rafidi

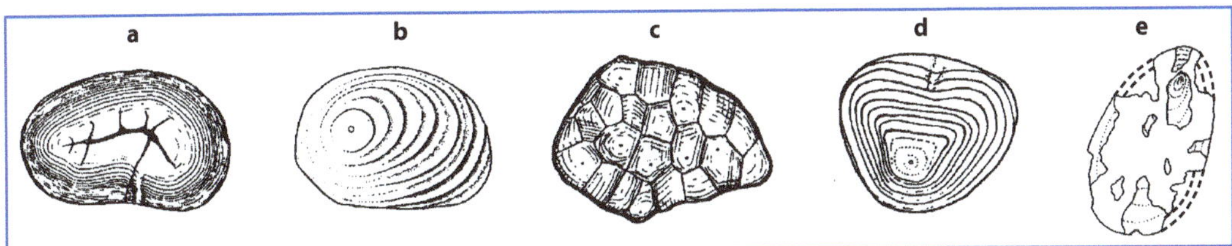

Fig. 3.2. Granuli di amido di varia provenienza all'esame microscopico. **a** fagiolo; **b** patata; **c** riso; **d** patata dolce; **e** granulo di amido intero (tratteggiato) e parzialmente eroso dall'amilasi

liedrici, lenticolari, a bastoncino, ecc. Anche le loro dimensioni possono essere notevolmente diverse, variando da 1 mm a 170 mm. Ogni granulo presenta un punto centrale, o eccentrico, chiamato ilo, la cui forma può essere diversa: rotonda, lineare, stellata, ecc. Striature concentriche, più o meno evidenti, costituite da catene di α-glucosio, si osservano attorno all'ilo (che rappresenta il primo inizio della deposizione dell'amido in seno all'amiloplasto).

I granuli di amido sono: semplici, se indipendenti l'uno dall'altro; composti, se risultanti dall'aggregarsi di più granuli semplici (ipecacuana, ecc.); semicomposti, se due o più granuli semplici, venendo a contatto durante il loro accrescimento, si circondano di strati comuni.

Queste caratteristiche del granulo di amido consentono di risalire alla specie vegetale di appartenenza e quindi alla droga.

È caratteristica la colorazione azzurro-violacea che l'amido assume con lo iodio e la birifrangenza alla luce polarizzata. Infatti, alla luce polarizzata, esaminati a nicols incrociati, i granuli di amido mostrano il fenomeno della croce nera.

La presenza di amido nelle foglie è temporanea: si tratta di amido primario che non è stato ancora traslocato. L'amido secondario è invece più abbondante nei tessuti di riserva (organi sotterranei).

Nei vacuoli possiamo trovare altri inclusi solidi come i *corpi silicei* (presenti nelle graminacee e nelle palme), i *granuli di volutina* (presenti nelle alghe azzurre) e soprattutto i granuli di *aleurone*, materiale proteico (soprattutto globulina) che precipita quando il liquido vacuolare viene ridotto ai minimi termini. Si formano così dei cristalloidi (falsi cristalli). Comunque i granuli di aleurone possono contenere anche delle sfere di fitine (globoidi). Pertanto i granuli di aleurone possono contenere sia il globoide che il cristalloide (seme di ricino), oppure l'una o l'altra struttura.

Le mucillagini infine, si trovano in tutti gli organi, sia legate alle pareti, sia all'interno delle cellulle (Fig. 3.3). In genere si depositano sulla parete cellulare in strati successivi. Si tratta di polisaccaridi eterogenei che, per idrolisi, danno glucosio, galattosio, mannosio, arabinosio e xilosio.

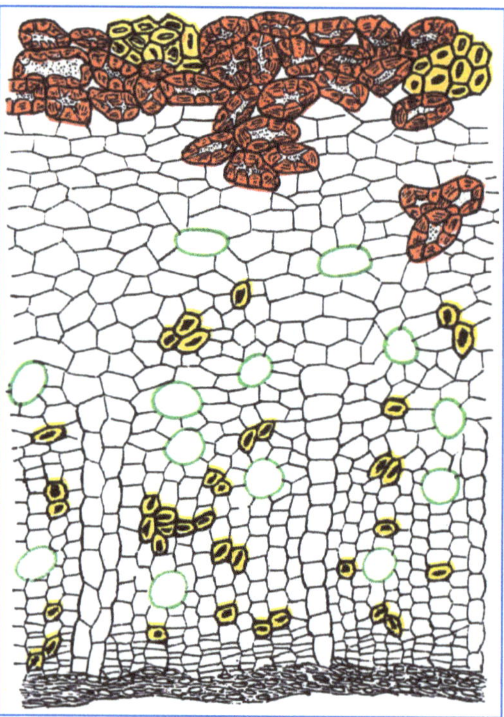

Fig. 3.3. Cellule mucillaginose nella cannella (Da: Dezani e Guidetti, 1953)

4 Strutture cellulari

Peli

I peli o tricomi sono cellule epidermiche allungate (Fig. 4.1). La cellula madre del pelo può svilupparsi notevolmente ed originare un pelo unicellulare, oppure dividersi più volte, originando un pelo pluricellulare.

A seconda delle loro funzioni si possono avere peli vivi o peli morti. Ai primi appartengono (i) i peli radicali, presenti nella zona pilifera della radice. Sono sottili, allungati, unicellulari, a punta ottusa; (ii) i peli papillari, cioè a forma di papilla, caratteristici dei petali di alcuni fiori, ai quali conferiscono un aspetto vellutato e che secernono oli essenziali (si tratta di un'epidermide ghiandolare, indifferenziata, presente anche su foglie e cauli di piante essenziere); (iii) i peli ghiandolari, formati da uno stipite uni o pluricellulare e da una testa secernente uni o pluricellulare; (iv) i peli urticanti, con un piede costituito da diverse cellule ed un corpo formato da una cellula lunga che apicalmente si assottiglia e termina con un bottoncino. Il pelo urticante è rigido, ma anche fragile: rompendosi libera sostanze irritanti o addirittura velenose.

I peli morti (o tricomi di rivestimento) essendo ripieni d'aria, appaiono bianchi, perché riflettono la luce. I peli di rivestimento possono essere unicellulari (semplici o ramificati) o pluricellulari (semplici o ramificati) come i peli a T, i peli gemelli, i peli a scudo e quelli a stella, formati da una base uni o pluricellulare dalla quale si dipartono a raggiera più cellule.

I peli sono elementi delle foglie, dei fiori, dei semi, dei cauli e delle radici e sono molto utili per l'identificazione delle droghe.

Stomi

Gli stomi sono formati da due cellule reniformi che dispongono la loro faccia concava l'una verso l'altra, dando cosi luogo al canale stomatico (apertura stomatica o rima). Le cellule stomatiche sono in genere più piccole delle altre cellule epidermiche, ma sempre provviste di cloroplasti. In alcuni casi le due cellule stomatiche sono accompagnate da poche cellule dette annesse o compagne: la loro forma è

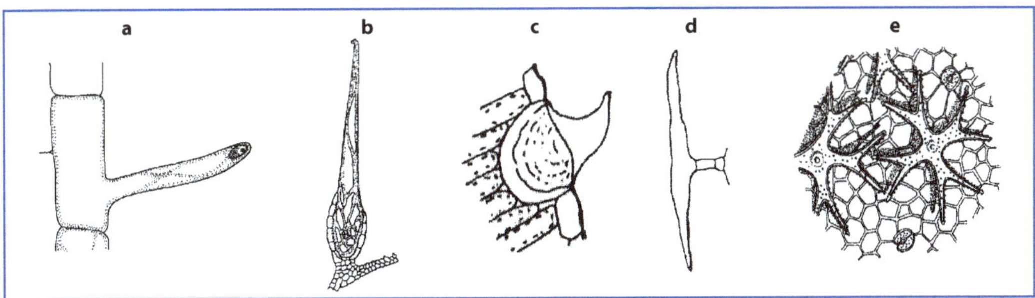

Fig. 4.1. Tipi di peli, alcuni esempi: **a** pelo radicale; **b** pelo urticante; **c** pelo papillare; **d** pelo di rivestimento a T; **e** pelo stellato

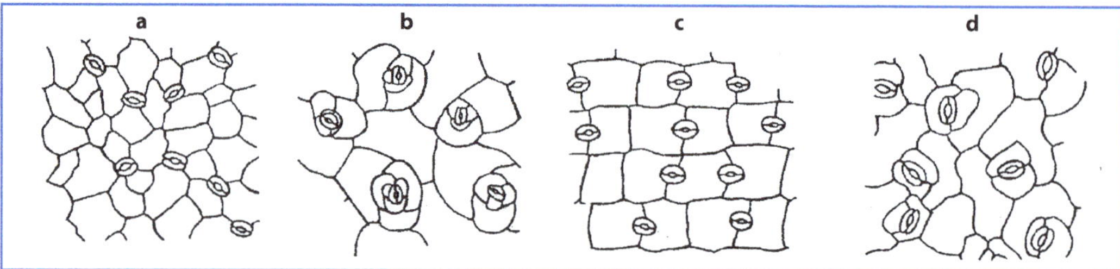

Fig. 4.2. Tipi di stomi: **a** anomocitico; **b** anisocitico; **c** diacitico; **d** paracitico

talvolta intermedia fra quella delle cellule stomatiche e quella delle cellule epidermiche. Gli stomi sono presenti in tutte le epidermidi delle parti aeree delle piante, ma sono soprattutto abbondanti nell'epidermide fogliare. Si distinguono, per la forma e per la disposizione delle cellule che li circondano, in 4 principali tipi (Fig. 4.2):

(i) tipo anomocitico (a cellule irregolari); gli stomi sono circondati da un numero variabile di cellule, che non differiscono dalle altre cellule epidermiche (digitale);

(ii) tipo anisocitico (a cellule ineguali); gli stomi sono circondati da 3 cellule annesse, delle quali una è nettamente più piccola delle altre (belladonna);

(iii) tipo diacitico (a cellule trasversali); gli stomi sono accompagnati da 2 cellule annesse, le cui pareti comuni formano un angolo retto con le cellule di guardia degli stomi (per es. menta, rosmarino);

(iv) tipo paracitico (a cellule parallele); gli stomi presentano da ciascun lato una o più cellule annesse, parallele all'asse longitudinale dell'ostiolo ed a quello delle cellule di guardia degli stomi (senna).

L'indice stomatico viene definito dalla seguente espressione:

$$\text{Indice stomatico} = \frac{100\ S}{E + S}$$

dove S è il numero degli stomi per una data superficie fogliare ed E il numero delle cellule epidermiche (peli inclusi) per la stessa superficie.

L'indice stomatico è dato dalla media di almeno 10 determinazioni.

Sclereidi

Le sclereidi o cellule pietrose sono cellule isodiametrali a membrana ispessita (Fig. 4.3 a e b). Costituiscono speciali tessuti, ma possono trovarsi anche isolate o riunite in piccoli gruppi: l'ispessimento della membrana è vistoso ed omogeneo: tanto più la membrana è ispessita, tanto più frequenti sono i caratteristici poro-canali. Le sclereidi sono di solito tondeggianti; tuttavia non mancano sclereidi di forma irregolare (idioblasti). Si trovano in genere nei tessuti di sostegno; sono comunque elementi caratteristici della corteccia e delle radici di alcune droghe (china, cannella, bardana, ecc.).

Fibre

Le fibre sono cellule molto allungate, appuntite all'estremità ed a membrana ispessita (Fig. 4.3 c e d). Come le sclereidi concorrono a costituire i tessuti di sostegno. Sono elementi caratteristici della corteccia delle radici.

Vasi

I vasi sono cellule allungate, cilindriche, a pareti ispessite. L'ispessimento è comunque tale per cui

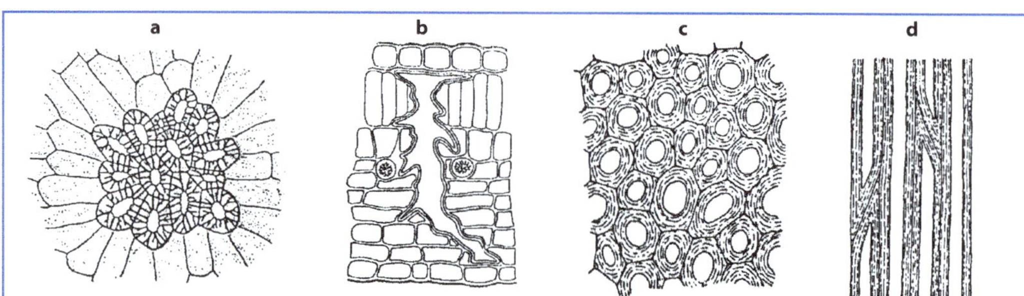

Fig. 4.3. Esempi di sclereidi (**a** e **b**) e di fibra vista in sezione trasversale (**c**) e longitudinale (**d**)

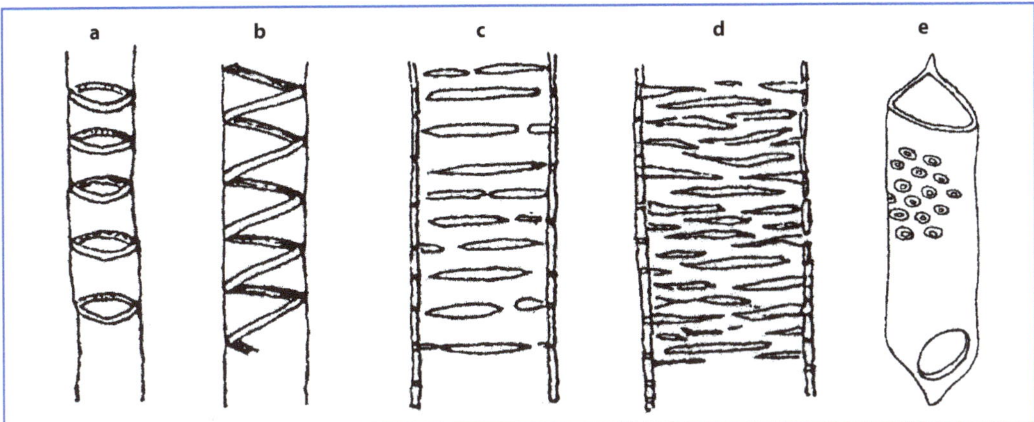

Fig. 4.4. Tipi di vasi: **a** anulare; **b** spiralato; **c** scalariforme; **d** reticolato; **e** punteggiato

permangono sulle pareti del vaso alcune aree di forma regolare, non ispessite. L'estensione e l'aspetto degli ispessimenti consentono di distinguere diversi tipi di vasi (Fig. 4.4):

Vasi anulari quando l'ispessimento ha la forma di tanti anelli fra loro distanziati e separati da aree rimaste sottili;

Vasi spiralati quando l'ispessimento ha la forma di spire talora intrecciantesi;

Vasi scalariformi quando l'ispessimento ha la forma di una scala;

Vasi reticolati quando l'ispessimento è esteso a tutta la membrana dando un aspetto reticolato;

Vasi punteggiati quando l'ispessimento è esteso a tutta la membrana, fatto eccezione per piccole aree che hanno, pertanto, l'aspetto di punteggiature.

I vasi sono distribuiti su tutta la lunghezza della pianta, dalla radice alle foglie.

Tessuto a palizzata e lacunoso

Il tessuto a palizzata è costituito da cellule cilindroidi, disposte in modo da lasciare fra loro dei sottili spazi intercellulari. Osservato in sezione trasversale mostra un aspetto particolare.

Il tessuto lacunoso (o spugnoso) è costituito da cellule che lasciano fra loro ampie ed irregolari lacune. Sono tessuti tipici delle foglie.

Polline

Il polline è rappresentato da piccoli corpi sferici, ellissoidali, poliedrici (Fig. 4.5a-d). La superficie esterna può essere liscia, rugosa, verrucosa o reticolare in quanto speciali ispessimenti si possono formare nella membrana sotto forma di aculei, tubercoli, strisce, ecc. I granuli pollinici possono inoltre mostrare uno o più solchi o uno o più pori germinali; talora presentano due larghe vescicole aerifere. Si trovano isolati o riuniti a gruppi: sono elementi caratteristici del fiore.

Ife

Le ife sono cellule a forma di filamenti continui o settati (Fig. 4.5e). Sono elementi tipici dei funghi, dei quali costituiscono il micelio.

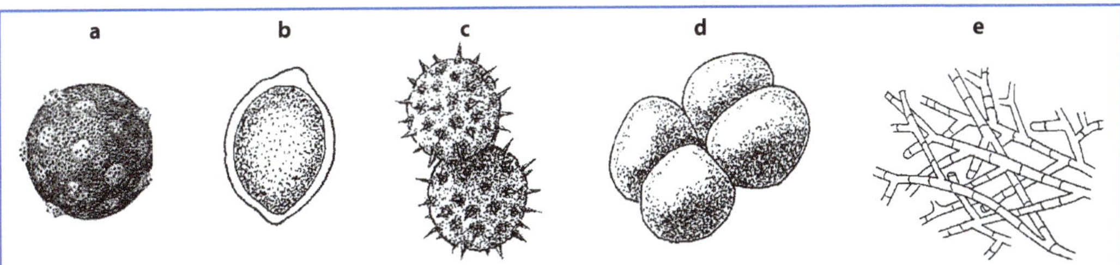

Fig. 4.5. Esempi di polline (**a-d**) e di ifa (**e**)

5 Schemi generali per il riconoscimento di una droga

Il riconoscimento di una droga comporta una serie di successive operazioni che è opportuno fare ordinatamente (Tabella 5.1). Alcune di esse sono, per il vero, elementari o intuitive, mentre altre sono impegnative, in quanto richiedono conoscenze specifiche di botanica sistematica e di chimica analitica. Molto più complessi sono poi i saggi farmacologici, necessari per caratterizzare l'azione farmacologica del pool di sostanze biologicamente attive presenti nella droga. Per rendere più agevole l'identificazione delle droghe sono stati sviluppati degli schemi diagnostici che verranno riportati qui di seguito; così pure sono stati descritti in modo semplice i saggi chimici e quelli farmacologici. Talora per la stessa droga sono state riportate più indicazioni (colore, sapore, ecc.): queste apparenti contraddizioni dipendono dal modo in cui sono state processate le droghe prima di essere conservate.

Tabella 5.1. Analisi sistematica di una droga

• Esame organolettico	Colore, odore, sapore
• Esame della frattura	Breve, corta, fragile, difficile, fibrosa, netta, scheggiata
• Esame macroscopico	Forma, grandezza
• Esame microscopico	Identificazione di elementi caratteristici quali inclusioni cellulari (cristalli, druse, rafidi), peli, stomi, sclereidi, ecc.
• Esame chimico	Reazioni chimiche, identificazione dei componenti attivi
• Esame fisico	Fluorescenza, luce di Wood, ecc.
• Esame biologico	Accertamento dell'azione farmacologica
• Ricerca di eventuali sofisticazioni, verifica delle caratteristiche macro e microscopiche, determinazione delle ceneri	

Schema 1

Esame organolettico: droghe in polvere suddivise in base al colore

• Arancione, rossastro	Capsico, china, rabarbaro, ratania, ecc.
• Biancastro	Agar, belladonna (radice), calamo, ipecacuana, scilla, ecc.
• Bianco-giallastro	Altea, benzoino, cera carnauba, manna, ecc.
• Blu-verdastro	Fuco, ecc.
• Bruno	Aloe (Barbados), anice stellato, arpagofito, ginepro, oppio, poligala (chiaro), rauwolfia, senna (frutto), segale cornuta, valeriana
• Bruno-giallastro	Camomilla, cascara, frangola, ipecacuana, lino (seme), ecc.
• Bruno-scuro	Cimicifuga, garofano (chiodi), psillio, serenoa, ecc.
• Bruno-grigiastro	Cascara, finocchio, fuco, ecc.
• Bruno-verdastro	Aloe (capo), anice, ecc.
• Giallastro	Genziana, ginkgo, ginseng, kava, liquirizia, zenzero, ecc.
• Giallo	Cannella, idraste, ecc.
• Giallo-arancione	Arancia amara, arnica, rabarbaro
• Giallo-bruno	Cardo mariano, echinacea, genziana, oppio, passiflora
• Giallo-marrone, rosso-marrone	Cannella, china, gialappa, ecc.
• Giallo-grigiastro, giallo-verdastro giallo-rossastro	Anice stellato, assenzio, belladonna (radice), camomilla, colombo, condurango, finocchio, idraste, iperico, ippocastano, liquirizia, quassio, scilla, senna (foglie), strofanto
• Grigio-giallastro	Noce vomica, rauwolfia
• Marrone	Belladonna (radice), ipecacuana, kava (chiaro), noce di galla, noce vomica
• Nero	The
• Rosso-bruno	Anice stellato, china, pino, ratania, serenoa
• Verde	Malva, the, uva ursina
• Verde-bruno	Amamelide, belladonna (foglie), biancospino, efedra, timo
• Verde, grigio- verdastro	Adonide, assenzio, belladonna (foglie), boldo, canapa, cascara, dentella, coca, digitale, eucalipto, giusquiamo, lobelia, melissa, menta, passiflora, rosmarino, salvia, senna (foglie), timo, ecc.

Schema 2

Esame organolettico: droghe in polvere suddivise in base all'odore

• Acre ed aromatico	Assenzio
• Agliaceo	Aglio, assafetida
• Aromatico	Anice stellato, arnica, calamo, camomilla, china (debole), cannella (forte), chiodi di garofano, coca (debole), digitale (debole), eucalipto, ginepro (forte) idraste, kava (debole), mirra, passiflora, poligala (debole), salvia (forte), the, tiglio (debole), timo (forte), zafferano, zenzero
• Debole e caratteristico	Altea, arpagofito, biancospino, calendula, capsico, cascara, china, digitale, echinacea, ginseng, ipecacuana, lino (semi), liquirizia, malva (foglie), manna
• Debole di the nero	Senna (frutto e foglie, se bagnate), uva ursina
• Gradevole	Boldo
• Gradevole di anetolo	Anice stellato, finocchio
• Inodore	Aconito, adonide, amamelide, cardo mariano, centella, colchico, colombo, digitale, efedra, frangola, galla, ginkgo, iperico, ippocastano, lauroceraso, lino (seme), lobelia, malva (fiori), melissa, noce vomica, psillio, quassia, ratania, rauwolfia, scilla, senna (frutto e foglie), stramonio, strofanto
• Intenso e caratteristico	Benzoino, rabarbaro
• Lieve e dolciastro	Poligala
• Particolare, caratteristico	Arancia amara, coca, genziana, ginepro, idraste, melissa, oppio, poligala, segale cornuta, strofanto
• Penetrante e caratteristico	Aloe, camomilla romana, menta, valeriana
• Sgradevole o irritante	Cimicifuga, fuco, giusquiamo, ipecacuana, lobelia (irritante), serenoa (sgradevole)
• Viroso	Belladonna (debole), canapa, giusquiamo, stramonio, strofanto (debolmente)

Schema 3

Esame organolettico: droghe in polvere suddivise in base al sapore

• Acre	Aconito, adonide, belladonna, gialappa, lobelia, oppio, poligala, segale cornuta, senna, valeriana
• Amaro	Adonide (c), aloe (a), amamelide (a volte) assenzio (a), boldo (b), belladonna (c), camomilla comune (c), cardo mariano (c), cascara (c), centella (c), china (b), coca (b), colombo (b), digitale (c), efedra (c), eucalipto (c), finocchio amaro (b), frangola (b), ginkgo (c), giusquiamo (b), genziana (a), idraste (b), ipecacuana (b), iperico (c), kava (b), noce vomica (a), mirra (a), oppio (b), pino (a volte dolciastro e balsamico), quassia (a), rabarbaro (b), ratania (c), rauwolfia (a), stramonio (b), strofanto (b), uva ursina (c), valeriana (c)
• Amaro-acre	Arnica, belladonna, cimicifuga, digitale, giusquiamo, scilla
• Amaro-aromatico	Amamelide, arancia amara, camomilla romana, lavanda, melissa, scilla, salvia, zafferano
• Amaro-astringente	Amamelide, biancospino, rabarbaro, ratania, uva ursina
• Amaro-sgradevole	Aloe, cascara (persistente)
• Aromatico	Passiflora, melissa (gradevole), menta (caratteristico), the
• Aromatico bruciante	Garofano (chiodi), serenoa (prima dolciastro)
• Aromatico piccante	Boldo
• Astringente	Amamelide, arpagofito (amaro), cannella, frangola, ratania, senna, uva ursina
• Dolce	Echinacea (pungente), liquirizia (molto), manna (poi acre)
• Dolciastro	Belladonna (poi acre), benzoino (poi acre), finocchio dolce (penetrante), genziana (poi amaro), ginepro, ippocastano (poi amaro), malva, senna, serenoa (dopo bruciante), valeriana (poi acre, amarognolo)
• Dolciastro aromatico	Anice, cannella, valeriana
• Dolciastro mucillagginoso	Altea, ginseng, liquirizia, tiglio
• Dolciastro piccante	Cannella
• Insapore	Belladonna radice (poi acre irritante)
• Mucillaginoso	Agar, frangola, fuco (salato), lino, malva, psillio, scilla, senna (poi amara e sgradevole)
• Piccante	Ginseng (leggermente all'inizio e poi dolciastro), kava (lievemente)
• Piccante e bruciante	Capsico
• Pungente	Boldo, capsico, chiodi di garofano, timo, zenzero

(a) fortemente amaro; (b) amaro; (c) leggermente amaro

Schema 4

Esame microscopico: droghe in polvere suddivise in base alla presenza o assenza di elementi diagnostici

• Assenza di amido	Amamelide, chiodi di garofano, echinacea, genziana, melissa, noce vomica, oppio, poligala, seme di lino, segale, senape, strofanto, timo, uva ursina, zafferano
• Assenza di cristalli di ossalato di calcio	Aconito, colchico, digitale, echinacea, idraste, melissa, menta, noce vomica, oppio, poligala, segale cornuta, senape, timo, valeriana, zafferano, zenzero
• Assenza di elementi organizzati	Aloe, balsamo Perù, balsamo Tolù, benzoino, gomma adragante, gomma arabica, manna, mirra, oppio, ecc.
• Presenza di amido	Aconito (numerosi granuli), altea (numerosi granuli), amamelide (pochissimi, piccoli granuli), belladonna radice (numerosi granuli), calamo, cannella, cascara (scarsi, piccoli granuli), centella (granuli), china (rari, piccolissimi granuli), cimicifuga (granuli), colchico (rari), colombo (numerosissimi granuli), frangola (scarsi granuli), genziana (rarissimi, piccoli granuli), ipecacuana (numerosi granuli semplici e composti), kava (granuli sferici), liquirizia, noce di galla (piccolissimi granuli), ratania (numerosi granuli), rabarbaro (granuli), rauwolfia, scilla (rarissimi granuli), uva ursina (rari granuli), valeriana (numerosi granuli semplici e composti), zenzero (granuli)

segue →

seguito →

• Presenza di sclereidi	Aconito, anice stellato, cannella, cascara, cimicifuga, colombo, echinacea, efedra, gialappa (rare), ginepro, lino, poligala, serenoa, the, valeriana
• Presenza di cristalli di ossalato di calcio	Amamelide (prismi e druse), anice stellato (aciculari), assenzio (rari), belladonna foglie (cristalli minuti), belladonna radici (cristalli minutissimi), biancospino (druse), boldo (aghiformi, rari), cannella (cristalli aghiformi), capsico (cristalli), cardo mariano (druse), cascara (druse e cristalli prismatici), centella (prismi), eucalipto (druse e prismi), finocchio (druse), frangola (druse), genziana, ginseng (druse), ginkgo (druse), giusquiamo (cristalli prismatici), ipecacuana (rafidi), liquirizia (cristalli prismatici), malva (druse), rabarbaro (druse), ratania (prismi e frammenti cristallini), scilla (lunghi cristalli aghi formi), senna foglia e frutto (prismi e druse), serenoa (cristalli), stramonio (rari prismi), the (druse), uva ursina (cristalli prismatici)
• Presenza di granuli di polline	Adonide, arnica, assenzio, biancospino, calendula, camomilla comune (numerosi), camomilla romana (scarsi), giusquiamo, lavanda, lobelia, malva, stramonio, zafferano (scarsi)
• Presenza di peli pluricellulari	Amamelide, arnica, assenzio, belladonna (rari frammenti), calendula, camomilla, canapa, digitale, giusquiamo (rari frammenti), lavanda, malva, menta, rosmarino, salvia, stramonio (rari frammenti), timo
• Presenza di peli unicellulari	Boldo (peli stellati), canapa (cistolitici), digitale, lavanda, lobelia, malva (peli lunghi, semplici, stellati), melissa, noce vomica, timo, salvia, senna foglia e frutto, strofanto, uva ursina (rarissimi)

Schema 5

Esame della frattura: droghe intere suddivise in base al tipo di frattura

• Breve, farinosa	Colchico
• Breve, granulosa	Altea (legno), condurango, cardo mariano (esterno) cascara (esterno), cascarilla, frangola (esterno), melogranato, mirra, quabraco, viburno
• Breve, netta, cornea	Anice stellato, cannella (cinese), capsico, cimicifuga, curcuma, efedra, felce maschio, genziana, ginseng, idraste, lichene islandico, pino (piccoli rami), podofillo (radice), poligala (corteccia), segale cornuta, strofanto, uva ursina (coriacea), valeriana, zenzero
• Concoide	Aloe (Barbados), gomma ammoniaca, gomma gotta, pece di Borgogna
• Corta, irregolare	Rauwolfia
• Coroidea	Assafetida, benzoino
• Cristallina	Manna
• Difficile	Rabarbaro, noce vomica, ononide (in parte fibrosa)
• Fibrosa	Altea (corteccia), canfora, cannella (di Ceylon), cascara (all'interno), cardo mariano (internamente), china, echinacea, frangola (interno), kava, liquirizia (corteccia), ratania (corteccia), scammonea, serenoa
• Irregolare	Frangola, oppio, senna foglia, the, timo
• Liscia	Poligala (corteccia)
• Netta ed amilacea	Belladonna (radice)
• Resinosa	Curaro
• Scheggiata	Ipecacuana (legno), canfora (legno), ginkgo, liquirizia (legno), menta poligala (legno), pino (legno e rami grossi), ratania (legno)
• Vitrea	Aloe, guaiaco, gialappa, sandaracca

Schema 6

Esame chimico: solventi e reattivi che conducono al riconoscimento di alcune droghe

• Acqua	Agar: immersa nell'acqua rigonfia e dà una massa gelatinosa. Si scioglie in acqua bollente: la soluzione raffreddata dà una gelatina
	Aloe: con acqua bollente (il doppio del suo peso) dà una soluzione (quasi) limpida, dalla quale, per raffreddamento, si deposita più della metà della sostanza
	Altea: dieci parti d'acqua ed una parte di droga danno una mucillagine quasi incolore
	Droghe saponiniche (poligala, ecc.): una soluzione acquosa schiumeggia fortemente quando viene dibattuta
	Gomme: si sciolgono lentamente nel doppio del loro peso di acqua formando una mucillagine
	Lino (semi): con acqua si rigonfia; l'indice di rigonfiamento dei semi interi non deve essere inferiore a 4 (quello dei semi polverizzati a 4,5)
	Psillio: con acqua si rigonfia dando una massa gelatinosa; l'indice di rigonfiamento non deve essere inferiore a 10
	Mandorla amara: pestata con l'acqua emana il caratteristico odore d'acido cianidrico e di benzaldeide
	Mirra: triturata con acqua vi si scioglie parzialmente formando un'emulsione gialla
	Oppio: la soluzione acquosa ha reazione acida al tornasole
	Zafferano: una parte della droga polverizzata colora in giallo circa 500.000 parti di acqua
• Alcool (96%)	Colombo: dibattuto con alcool lo colora intensamente in giallo
	Segale cornuta: dibattuta con alcool, lievemente acidificato, dà una soluzione di colore rossastro
• Etere	Aloe: colora leggermente l'etere in giallo
• Acido nitrico (70%)	Boldo: impartisce all'acido colorazione rosso-giallastra
	Noce vomica: bagnata con l'acido dà una colorazione rosso-arancione
• Acido solforico (80%)	Liquirizia: la polvere della droga si colora in giallo-arancio per aggiunta d'acido (l'80%)
	Strofanto: dà con l'acido colorazione verde
	Zafferano: una goccia di acido colora in azzurro la droga polverizzata
• Ammoniaca (25%)	Droghe antrachinoniche (aloe, cascara, frangola, rabarbaro, senna): impartiscono all'ammoniaca colorazione rossa
	Oppio: la soluzione acquosa precipita per alcalinizzazione con ammoniaca
	Ratania: dà con ammoniaca colore rosso
• Idrato di potassio o di sodio (20%)	Droghe antrachinoniche: impartiscono agli idrati colore rosso
	Ratania: colora gli idrati in rosso
• Iodio (2 g di iodio +3 g di KP in 100 ml di H_2O)	Si colorano in blu quando vengono messe a contatto con soluzione iodio-iodurato le polveri di altea, belladonna, ipecacuana, liquirizia, ecc.
	Agar: una soluzione di agar (1:500) bollita per 3-5 minuti e lasciata raffreddare dà con iodio una colorazione gialla (chiara) o porpora (a seconda della quantità di iodio aggiunta)
• Cloruro ferrico: (5%)	colora in blu l'amamelide, la noce di galla, la poligala ed altre droghe contenenti tannini; colora in verde la china, l'uva ursina, ecc.; colora in verde-grigiastro l'amamelide, il boldo, la menta, il rabarbaro, la ratania, ecc.; colora in rosso l'oppio.

Schema 7

Microsublimazione (esame fisico)

Alcune droghe possono riconoscersi perché formano, rispettivamente:

• Cascara	Sublimato prima incolore, poi giallastro che da ultimo si scioglie negli alcali con colorazione rosso chiara
• Digitale	Gocce giallo brune, aghi cristallini finissimi e fortemente polarizzati
• Frangola	Aghi gialli
• Genziana	Sublimato di colore giallo chiaro nel quale, accanto a piccoli cristalli incolori, sono presenti spesso lunghi aghi che, in potassa caustica diluita, si sciolgono con colorazione gialla
• Guaranà	Abbondanti aghi che, sciolti in acqua di bromo (*Bromine Water**), essiccati, quindi trattati con ammoniaca, danno colore rosso porpora
• Rabarbaro	Aghi che si sciolgono in potassa caustica diluita con colorazione rossa

* L'acqua di bromo è una soluzione satura che si ottiene mescolando, occasionalmente per 24 ore, 3 ml di bromo con 100 ml di acqua.

Schema 8

Fluorescenza (esame fisico)

Alcune droghe possono riconoscersi per la loro fluorescenza sia alla luce ordinaria che ultravioletta (365 nm luce di Wood)

Risultano fluorescenti alla luce ordinaria:

- Aloe: l'estratto acquoso diluito, per aggiunta di soluzione satura di borace, dà fluorescenza verde
- China: la droga in polvere (0,5 g) riscaldata in provetta, dà un sedimento catramoso rosso-cromatico che, disciolto in alcool, dà fluorescenza azzurra
- Poligala: si esaurisce la droga con etere, quindi si filtra e si aggiunge acqua tiepida; si separa l'etere, la soluzione acquosa si colora in violetto con cloruro ferrico (5% in acqua)

Risultano fluorescenti alla luce di Wood:

(i) fluorescenza gialla:

- Biancospino (giallo-bruna)
- Calendula (giallo rossa)
- Colombo (giallo citrina)
- Ginseng (bianco-giallastra)
- Idraste (giallo oro intenso)

(ii) fluorescenza arancione:

- Belladonna (arancio-rossastra, brillante)
- Capsico (arancio-giallastra)
- Cascara (arancio-bruna debole)
- Genziana (giallo-arancione)

(iii) fluorescenza rosso cupo:

- Amamelide (rosso-arancione)
- Anice stellato (rossastra)
- Digitale (rosso porpora)
- Eucalipto (porpora-verde)
- Frangola (rosso arancio)
- Kava (rosso giallastra)
- Pino (rossastra)
- Rabarbaro (rosso bruno vellutato o rosso arancione)
- Ratania (porporino-rossastra)
- Timo (rosso porpora)

(iv) fluorescenza azzurra:

- Agar
- Altea
- Cannella (debolmente brillante)
- Cimicifuga (azzurro grigiastra)
- Echinacea
- Ipecacuana
- Poligala (blu-porporina o azzurro-grigiastra)
- Rauwolfia (blu-giallastra)
- Serenoa (blu)
- Strofanto (blu-porporina o azzurro-grigiastra)
- Valeriana (blu-verdastra debole ed opaca)
- Zenzero (azzurro chiaro tendente al giallo)

(v) fluorescenza grigia madreperlacea:

- Scilla

(vi) fluorescenza bruna:

- Liquirizia
- Menta (bruno arancione)
- Senna (foglia) (bruno-rossastra)

(vii) fluorescenza verde

- Aloe (verde-giallastra)
- Cardo mariano

6 Preparazione del vetrino per l'esame microscopico della droga polverizzata

Per allestire il preparato microscopico (i) si versano (con una pipetta) su di un vetrino portaoggetti 1-2 gocce del liquido di incorporazione, (ii) vi si immerge la droga polverizzata e (iii) si mescola con una spatola, facendo in modo che le singole particelle della droga non siano troppo distanti (preparato troppo diluito), nel campo ottico, e neppure troppo vicine (preparato troppo denso). Quindi si copre con un vetrino coprioggetto, appoggiandolo dapprima, con un lato, sull'estremità sinistra del mezzo d'immersione e poi lentamente verso destra, sopra il mezzo contenente la droga da esaminare (Fig. 6.1). In tal modo si riescono ad espellere lateralmente le bolle d'aria che possono complicare la lettura del vetrino. Il liquido che deborda dal vetrino viene assorbito con una striscia di carta da filtro.

Come mezzo d'immersione s'impiega normalmente l'acqua, ma per l'analisi microscopica delle droghe vegetali si utilizza spesso il cloralio idrato perché schiarisce le strutture cellulari ed allontana le inclusioni d'aria. Inoltre si usa riscaldare il preparato per pochi secondi su di una piccola fiamma (becco Bunsen, accendino, ecc.) avendo cura di aggiungere, dal bordo del vetrino coprioggetti, il cloralio idrato evaporato. È chiaro che con questo procedimento alcune sostanze, come ad esempio l'amido, si "sciolgono" e quindi non possono più essere osservate. Le strutture difficili da schiarire possono essere trattate con soluzione alcalina al 40%, mentre con glicerina al 75% o con gel glicemico si possono ottenere preparati stabili per alcune settimane.

Oltre all'analisi delle strutture microscopiche della droga si possono evidenziare, con opportuni reattivi (Tabella 6.1), determinate sostanze. La sostituzione del mezzo d'immersione o l'aggiunta di qualche reattivo (per es. soluzione di iodio), si può realizzare mediante assorbimento con carta di filtro. Il nuovo mezzo (o il nuovo reattivo) viene aggiunto a gocce lungo un margine del vetrino coprioggetto, mentre dall'altro lato si assorbe quello da rimuovere: in tal modo il nuovo mezzo viene "attirato" sotto il vetrino coprioggetti.

Tabella 6.1. Reazioni di riconoscimento visibili al microscopio

Sostanza da rivelare	Reattivo	Colorazione della sostanza
• Aleurone	Iodio-glicerina	Giallo
• Amido	Soluzione di iodio	Blu – violetto
• Essenze	Sudan III	Rosso
	Acido osmico	Bruno scuro
• Grassi e sostanze lipofile	Sudan III	Rosso
	Acido osmico	Bruno scuro
• Inulina	α-naftolo – H_2SO_4	Rosso in soluzione
• Lignina (lignificazione)	Floroglucina – HCl	Rosso
	Reagente universale	Giallo
• Lignina, lipidi, amido	Reagente universale	Lignina: giallo; lipidi: rosso Amido: blu – violetto
• Lignina, suberina, cellulosa	Allume al carminio-verde iodio	Lignina e suberina: verde, Cellulosa: rosso – viola
• Mucillagini	Tionina, o-Toluidina	Frammenti sferici rossovioletti
	Inchiostro di china	Zone chiare su fondo scuro
• Pectine, mucillagini acide, glicogeno	Rosso rutenio	Rosso
• Saponine	Iodio-glicerina	Grumi gialli
• Sughero, suberina	Sudan III	Rosso
• Tannini (catechine)	Vanillina-HCl	Rosso
• Tannini (fenilderivati)	Ferro(III) cloruro	Blu scuro o verde

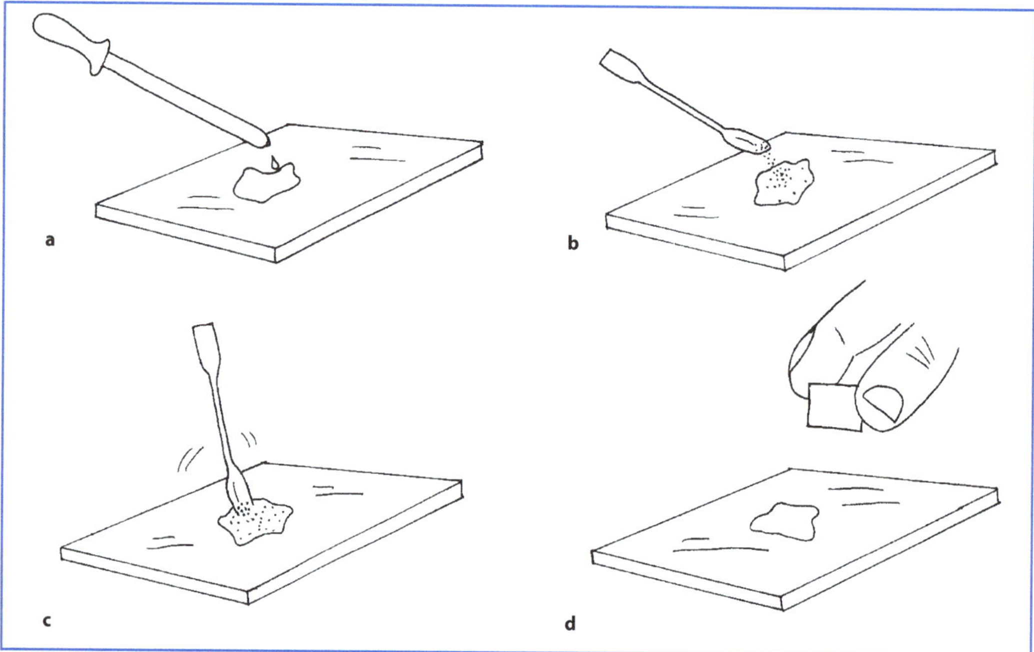

Fig. 6.1. Allestimento di un vetrino: (**a**) posizionamento di 1-2 gocce del liquido di incorporazione su di un vetrino portaoggetti, (**b**) immersione della droga polverizzata, (**c**) mescolamento con una spatola e (**d**) copertura con un vetrino coprioggetto

7 Reazioni di riconoscimento dei principi attivi (metaboliti secondari)

I principi attivi rappresentano una categoria molto eterogenea di composti naturali il cui significato fisiologico non è stato ancora del tutto precisato.

Agli inizi del secolo appena trascorso, i principi attivi venivano considerati dei "prodotti di escrezione" o dei "prodotti finali del metabolismo", ma la irregolarità della loro presenza nelle piante lasciava intendere che si trattasse di sostanze non indispensabili. Di conseguenza si considerarono "primari" quei composti coinvolti nei processi metabolici essenziali per la sopravvivenza della pianta, mentre "secondari" furono chiamati tutti gli altri.

Per una corretta identificazione della droga talvolta non è sufficiente esaminare attentamente tutti i caratteri morfologici della stessa; così pure può non bastare l'utilizzo di solventi in grado di sviluppare, una volta messi a contatto con il corpo vegetale, una particolare colorazione, ma si rende necessario un saggio chimico che, teso alla identificazione del principio attivo, viene eseguito sull'estratto vegetale. Per la preparazione dell'estratto il materiale vegetale (droga), in genere essiccato, deve essere ridotto in polvere (grado di finezza 180 mesh) e trattato con solventi diversi (acqua, alcool, soluzioni idroalcoliche, ecc.) a seconda della natura, e quindi della solubilità, dei metaboliti presenti nella droga. È ovvio che gli estratti da analizzare devono essere compatibili con la tecnica di analisi che verrà adottata. Pertanto gli estratti, una volta ottenuti, verranno opportunamente concentrati e trattati con dei reattivi, che pur non essendo specifici, in senso assoluto, possono dare una indicazione sulle diverse classi di principi attivi contenuti nella droga (alcaloidi, saponine, glicosidi, flavonoidi, ecc.). I saggi chimici devono essere inizialmente semplici ed economici (cromatografia su strato sottile), soprattutto se si desidera una rapida attribuzione dei principali costituenti di una droga ad una data classe chimica. In mancanza dei risultati cercati si deve via via ricorrere a tecniche più sofisticate quali gas cromatografia, HPLC (cromatografia liquida ad alta pressione), HPLC/MS (HPLC accoppiata alla spettrometria di massa), tecniche di elettromigrazione (elettroforesi capillare, cromatografia unicellare, elettrocromatografia, ecc.) che consentono poi di determinare sostanze organiche ad elevata polarità, ecc. La determinazione quali-quantitativa dei composti di un estratto consente di identificare la droga e di smascherare eventuali frodi, molto diffuse per quelle provenienti da paesi orientali o sudamericani. Il controllo chimico-analitico consente anche di definire, in funzione del tenore in principi attivi, il valore commerciale di un determinato lotto di droghe.

Reazioni per gli alcaloidi

Gli alcaloidi sono sostanze largamente diffuse nel regno vegetale (sono presenti nel 15% circa delle piante vascolari). Sono molto diffusi nelle Dicotiledoni, in particolare nelle specie appartenenti alle famiglie delle *Papaveraceae*, *Solanaceae*, *Apocinaceae*, *Papilionaceae*, *Ranunculaceae*, *Rubiaceae*, *Rutaceae*. Sono invece poco rappresentati nelle Pteridofite, Gimnosperme e Monocotiledoni, mentre sono assenti nei vegetali inferiori. Nelle piante gli alcaloidi sono presenti come sali di acidi organici (malico, citrico, tartarico, succinico, meconico, cincotannico, ecc.). Dal punto di vista chimico gli alcaloidi sono sostanze molto eterogenee. Presentano come struttura base un nucleo eterociclico azotato o carbociclico, sebbene esista una classe di alcaloidi, chiamati aminici, che non presenta un anello azotato. In base alla struttura chimica gli alcaloidi sono classificati in: alcaloidi a nucleo steroideo, isochinolico, fenantrenico, indolico, tropanico, imidazolico, chinolinico, piridinico, pepiridinico, lupinanico, purinico e tropolonico (Fig. 7.1).

Per rivelare la presenza degli alcaloidi, in genere, si alcalinizza l'estratto (ottenendo così le basi libere) e quindi si estrae con cloroformio (alcaloidi fissi) o mediante distillazione in corrente di vapore (alcaloidi volatili). Si porta quindi a secco e si riprende con una goccia di una soluzione acquosa di acido cloridrico al 5%.

La presenza degli alcaloidi viene evidenziata attraverso le seguenti reazioni: con il reattivo di Mayer (iodomercurato di potassio) si ha la formazione di un precipitato dal bianco al giallino; con il reattivo di Dragendorff (iodobismutato di potassio) il saggio dà migliori risultati se effettuato sul solfato. Pertanto il residuo viene ripreso con 4 gtt di acido solforico e 10 ml di acqua. L'aggiunta del reattivo forma un precipitato rosso. Altri reattivi utilizzati sono l'acido picrico (soluzione acquosa satura) che forma con gli alcaloidi un precipitato giallo, giallo-verdastro o giallo-arancione e l'acido tannico (soluzione acquosa satura) che forma un precipitato bruniccio.

Reazioni per le saponine

Le saponine, in funzione della genina, si distinguono in triterpeniche [presenti in diverse famiglie di Dicotiledoni (*Cariofillaceae*, *Sepindaceae*, *Poligalaceae*, *Sapotaceae*, ecc.)] e steroidiche [presenti in alcune famiglie di Dicotiledoni (*Scrofulariacae*) e di Monocotiledoni (*Liliaceae*, *Dioscoraceae*, *Amerillidaceae*, ecc.)] (Fig. 7.2).

La estrema diversità chimica della genina influenza molto le caratteristiche ed il comportamento chimico delle saponine, rendendo difficile l'elaborazione di un metodo universale per la loro determinazione.

Volendo differenziare le saponine triterpeniche da quelle steroidiche si fa ricorso al saggio di Liebermann-Burchard (L-B). Il saggio consiste nel trat-

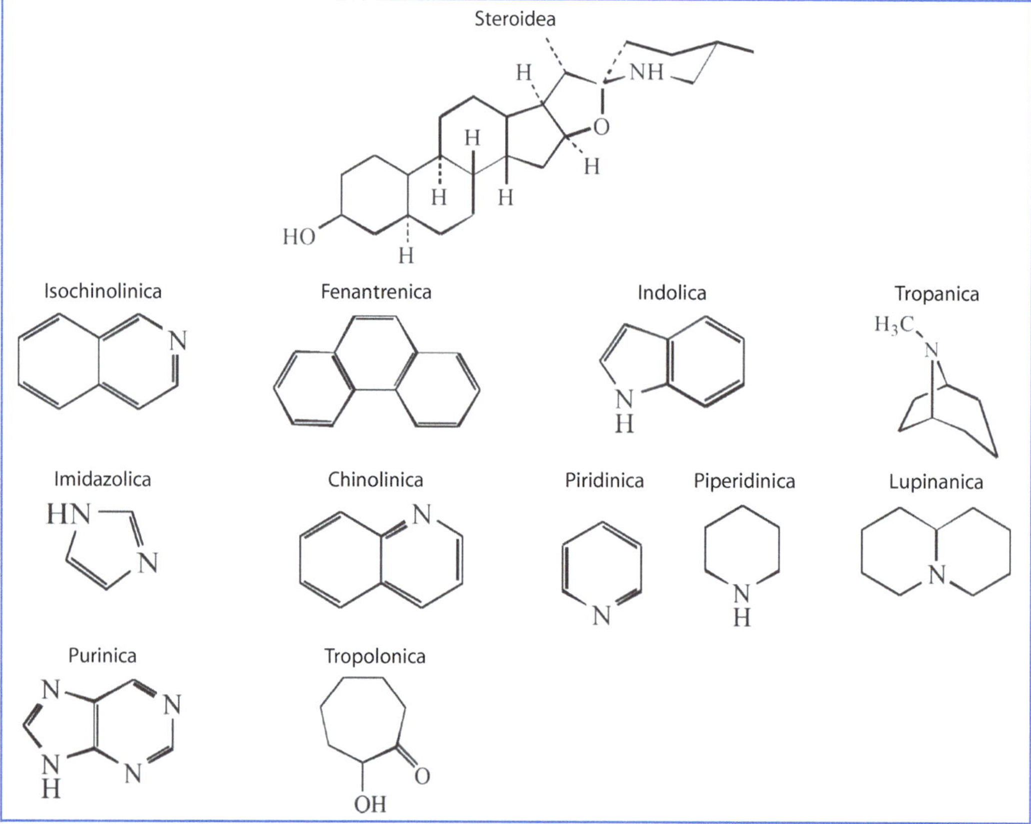

Fig. 7.1. Struttura base degli alcaloidi

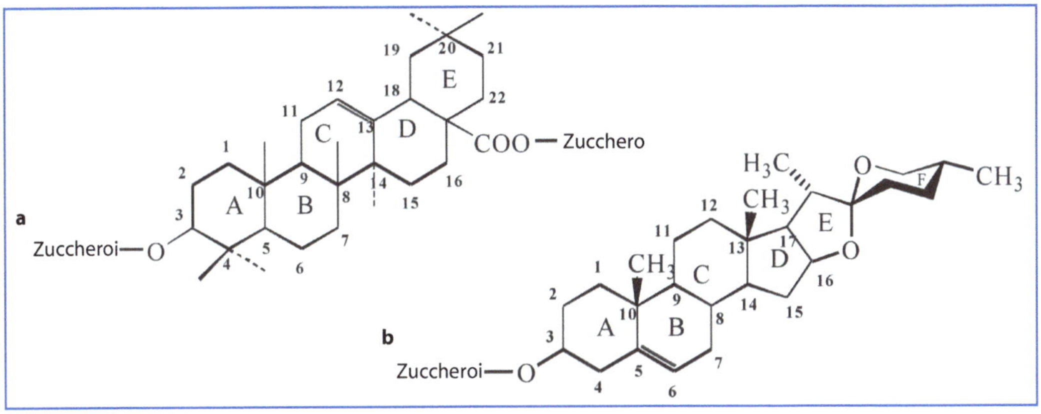

Fig. 7.2. Struttura base delle saponine triterpeniche (**a**) e steroidee (**b**)

tare una piccola quantità di estratto, ripreso con un solvente anidro, con una miscela 19:1 di anidride acetica e acido solforico. Le saponine steroidiche danno una colorazione verde o verde-blu mentre quelle triterpeniche una colorazione rossa, viola o porpora. Il saggio di L-B è positivo quando:

(i) la struttura triterpenica presenta il gruppo metilenico al C-11;
(ii) la struttura steroidica presenta due doppi legami coniugati nell'anello B, oppure un doppio legame ed un metilene al C-7.

Tuttavia saponine che legano due o tre catene zuccherine ramificate possono risultare negative con questo saggio; d'altro canto alcuni estratti, pur non contenendo saponine, possono dar luogo alla formazione di schiuma, tipica delle saponine (vedi pag. 40).

Bisogna però tener presente che molte sostanze, ubiquitarie nel mondo vegetale, possono simulare la presenza delle saponine, dando reazioni falsamente positive (acido caffeico, clorogenico, cinnamico, ferulico, citrico e gentisico provocano emolisi; acidi di e triterpenici e l'acido stearico producono schiuma persistente), oppure mascherare la loro presenza (i tannini per es. impediscono l'emolisi).

Reazioni per i glicosidi cardiaci

I glicosidi cardiaci sono diffusi nelle specie appartenenti alle famiglie delle *Apocinaceae*, *Liliaceae*, *Scrofulariaceae*, *Ranunculaceae*, *Asclepidaceae*. Essi sono caratterizzati dal nucleo del ciclopentano peridrofenantrene, da un anello lattonico insaturo a 5 o 6 atomi di carbonio legato al C-17 e da un gruppo ossidrilico al C-14 ed al C-3 (Fig. 7.3). A quest'ultimo ossidrile sono legati uno o più di-

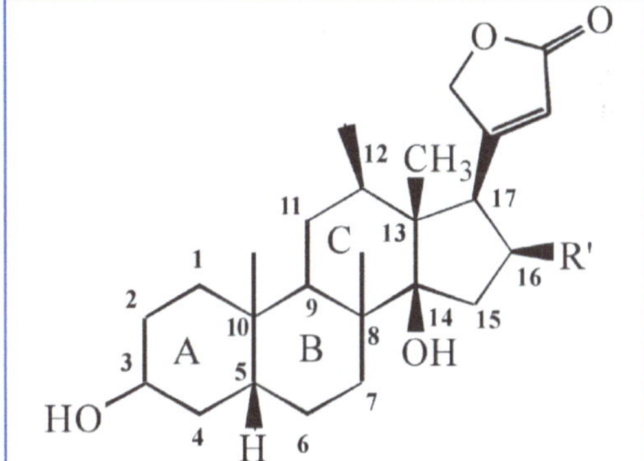

Fig. 7.3. Struttura base dei glicosidi cardiaci

sossi zuccheri. Possedendo uno o più zuccheri legati ad un aglicone steroideo, i glicosidi cardiaci sono chimicamente assimilabili alle saponine. Sono state tuttavia sviluppate reazioni specifiche per questi composti che sfruttano le loro peculiarità strutturali.

I reattivi più comunemente utilizzati per la determinazione qualitativa e quantitativa dei glicosidi cardiaci sono:

(i) il reattivo di Legal (nitroprussiato di sodio), di Raymond (soluzione alcolica all'1% di m-dinitrobenzene, più 2 o 3 gtt di NaOH al 20%), di Kedde (acido 3,5-dinitrobenzoico in KOH 0,5 N in metanolo al 50%) e di Baljet (2,4,6-trinitrofenolo) che reagiscono con il gruppo lattonico insaturo dando rispettivamente una colorazione violetta, blu, porpora ed arancione;
(ii) il reattivo di Pesez-Dequeker (acetone - acido fosforico) che reagisce con il glicoside dando una colorazione gialla intensa.

Reazioni per i flavonoidi

I flavonoidi sono composti molto diffusi in natura caratterizzati da un nucleo 2-fenil-γ-benzopirone. Tali composti vengono distinti in: calconi, flavoni, flavonoli, flavanoni, antocianidine, isoflavani, leucoantocianidine, flavani (catechine), antocianine, ecc. (Fig. 7.4).

I flavonoidi possono essere presenti in una droga in forma libera o glicosilata, o, più spesso, in en-

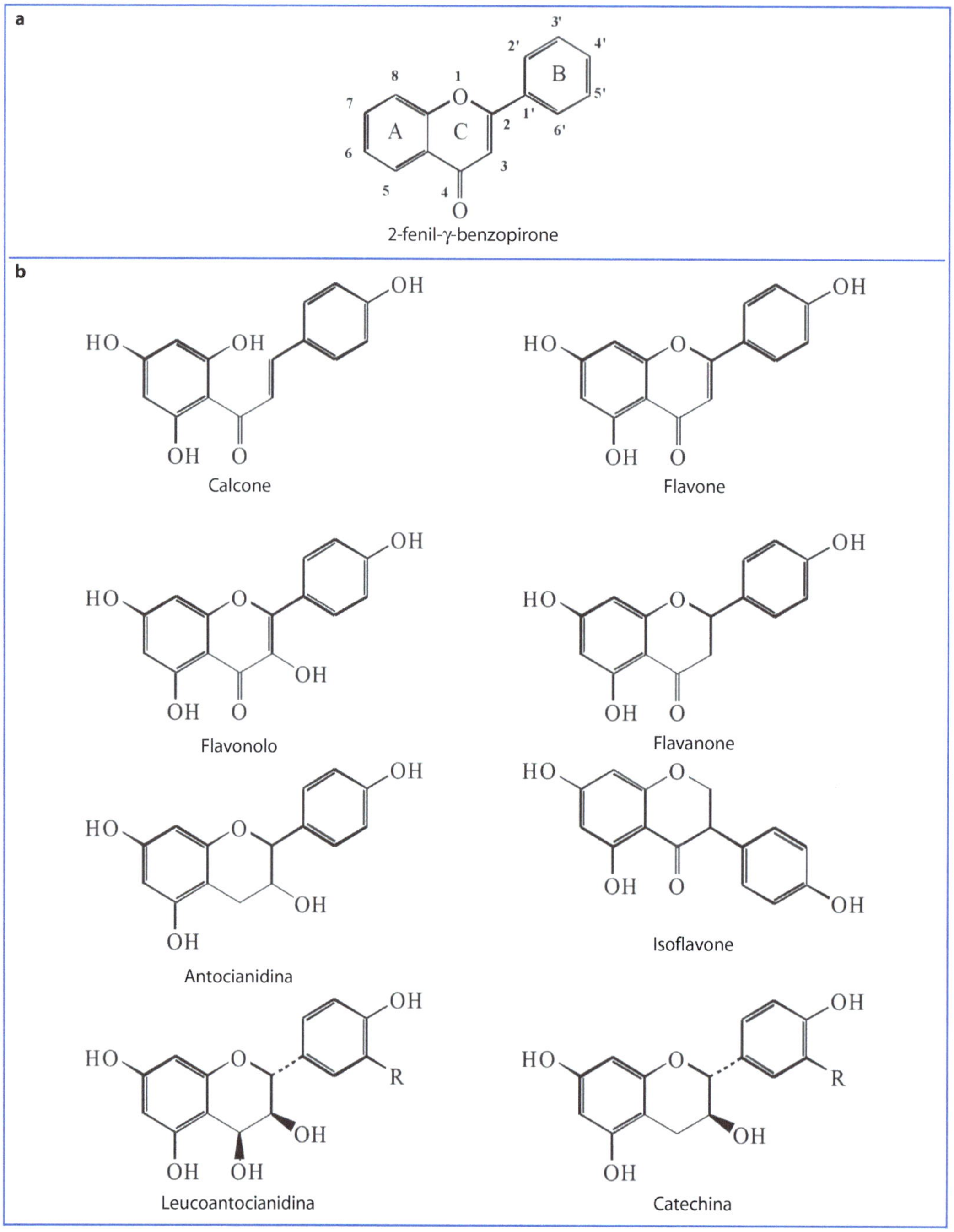

a

2-fenil-γ-benzopirone

b

Calcone

Flavone

Flavonolo

Flavanone

Antocianidina

Isoflavone

Leucoantocianidina

Catechina

Fig. 7.4. Struttura base di alcuni flavonoidi (**a**) ed alcuni esempi di flavonoidi (**b**)

trambe le forme. Questo fa variare molto la polarità finale della sostanza, con conseguente difficoltà a stabilire una procedura estrattiva unificata. I saggi per la loro rivelazione sono basati sulla reattività della porzione aromatica, l'aglicone nel caso di glicosidi.

Per mettere in evidenza la presenza dei flavonoidi in un estratto si usa il test alla cianidina (o test di Willstatter che evidenzia il nucleo del γ-benzopirone).

Il saggio consiste nel trattare l'estratto alcolico con un truciolo di magnesio e quindi con acido cloridrico concentrato. In breve si sviluppa una reazione cromatica che varia dall'arancione al rosso (flavoni), dal rosso al cremisi (flavonoli), dal cremisi al magenta (flavanoni); in altri casi si hanno colorazioni che vanno dal verde al blu. La reazione è negativa per i calconi e gli isoflavoni.

Se l'acido cloridrico si aggiunge direttamente all'estratto alcolico si ha una reazione positiva anche per i calconi e gli auroni (colorazione rossa).

Le antocianine si mettono in evidenza attraverso il trattamento dell'estratto acido (acido cloridrico all'1%) a caldo. Si ha lo sviluppo di una colorazione rosso-violetta.

Le leucoantocianine si mettono in evidenza con il test di Bate-Smith e Metcalfe. Il saggio consiste nella digestione della droga con propanolo acido per acido cloridrico per 15-40 minuti. In questo modo si ha lo sviluppo di una colorazione rosso-violetta.

Le catechine danno, per trattamento con una soluzione acquosa al 5% di cloruro ferrico, una colorazione blu-verde. Questo saggio non è però indicativo essendo un saggio generale per i composti fenolici. Qualora il saggio sia positivo si conferma la presenza delle catechine attraverso l'estrazione della droga con benzene e quindi con etere. L'estratto etereo viene cromatografato e le frazioni ottenute vengono messe a reagire con una soluzione al 3% di acido p-toluensolfonico in etanolo. Dopo riscaldamento si ha la formazione di macchie gialle.

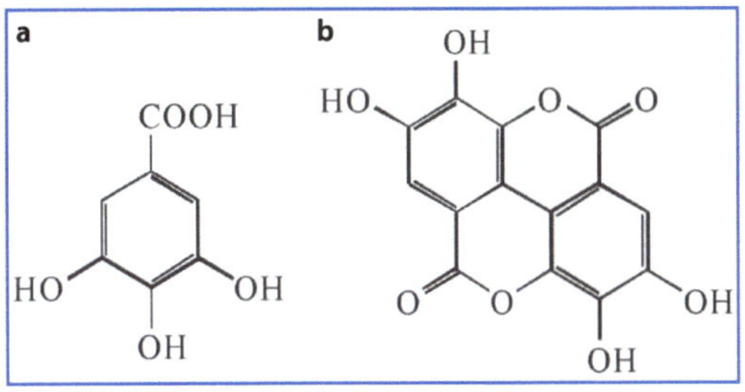

Reazioni per i tannini

Il termine "tannini" fu attribuito nel 1796 a delle sostanze polifenoliche, non azotate, con peso molecolare compreso fra 500 e 3000, capaci di combinarsi con le fibre di collagene della pelle fresca rendendola impermeabile e inputrescibile. I tannini sono molto diffusi nel regno vegetale, ciò nonostante si considerano droghe tanniche solo quelle che contengono un'alta percentuale di queste sostanze. I tannini possono essere divisi in tre gruppi: tannini idrolizzabili, tannini condensati (tannini catechici) e tannoidi. I tannini idrolizzabili sono, a loro volta, suddivisi in gallotannini (per idrolisi danno glucosio ed acido gallico) ed ellagitannini (per idrolisi danno glucosio, acido gallico ed acido ellagico) (Fig. 7.5). I tannini condensati sono polimeri complessi nella cui struttura sono incluse catechine ed epicatechine. I tannoidi, chiamati anche tannini del caffè, sono dei derivati dell'acido clorogenico (estere dall'acido caffeico con l'acido chinico) (Fig. 7.6).

Fig. 7.5. Acido gallico (**a**) ed acido ellagico (**b**)

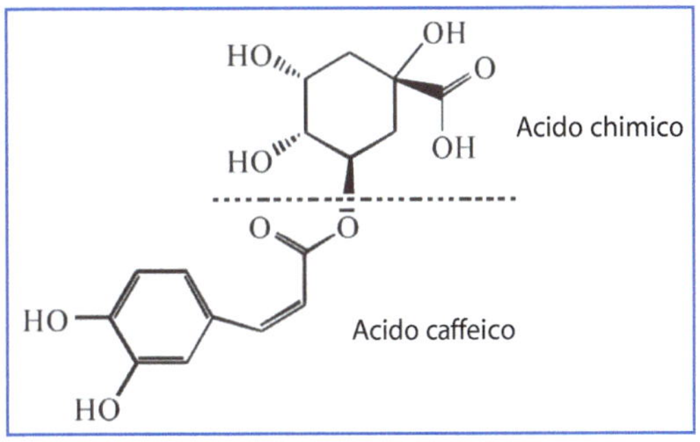

Fig. 7.6. Acido clorogenico

I tannini possono essere individuati attraverso il saggio detto "della gelatina-sale". Il saggio prevede la digestione della droga con etanolo a 80°C, quindi si aggiunge una soluzione acquosa all'1% di cloruro di sodio e all'1% di gelatina. Una precipitazione indica la presenza di tannini. Anche nel caso dei tannini, l'aggiunta di una soluzione di cloruro ferrico dà una colorazione blu o blu-nera (gallotannini o ellagitannini), verde o blu-verde (tannini catechici) e la formazione di un precipitato.

Reazioni per gli antrachinoni

Gli antrachinoni presentano la struttura base del 9,10-antrachinone (Fig. 7.7) e sono caratterizzati dalla presenza di un gruppo idrossilico in posizio-

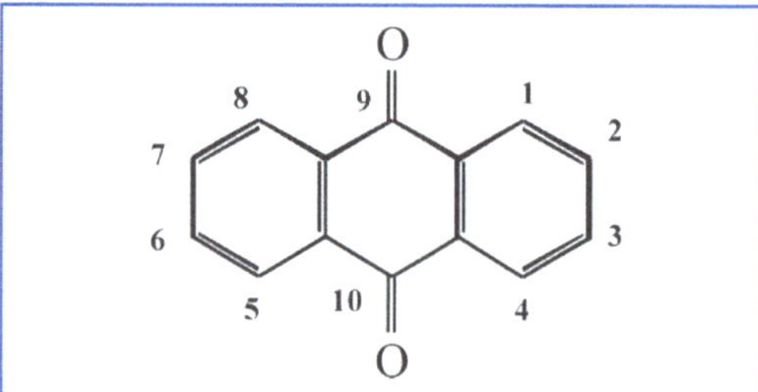

Fig. 7.7. Struttura del 9,10-antrachinone

ne 1 ed 8. Questi composti sono presenti nelle felci, nei muschi (in tracce) e nelle piante appartenenti alle famiglie delle *Liliaceae*, *Poligonaceae*, *Ramnaceae* e *Cesalpinaceae*.

Gli antrachinoni si identificano con il saggio di Borntraeger. Questo test consiste nell'estrarre la droga polverizzata (0,3 g) per pochi minuti con idrossido di potassio (10 ml) ed acqua ossigenata diluita (1 ml). Dopo raffreddamento la miscela viene filtrata e 5 ml vengono acidificati con 10 gocce di acido acetico. La miscela acidificata è estratta in imbuto separatore con 10 ml di benzene. La fase organica assume una colorazione gialla. Cinque ml della fase organica vengono dibattuti con 2,5 ml di idrossido d'ammonio. Si sviluppa una colorazione rossa della fase alcalina.

Reazioni per gli oli essenziali

Gli oli essenziali sono miscele complesse di sostanze organiche di varia struttura chimica (alcoli, aldeidi, chetoni, acidi, esteri, eteri, ecc.) presenti in elevate quantità nelle piante appartenenti alle famiglie delle *Asteraceae* (camomilla), *Lauraceae* (canfora), *Apiaceae* (anice verde), *Rutaceae* (limone), *Liliaceae* (aglio), *Magnoliaceae* (anice stelato), *Cupressaceae* (ginepro) e *Pinaceae* (pino).

Per l'identificazione degli oli essenziali si usa in genere la droga fresca. Un saggio piuttosto semplice prevede l'estrazione in corrente di vapore e la successiva determinazione del volume di olio immiscibile con l'acqua con essa estratta. Un altro saggio prevede la cromatografia su strato sottile dell'estratto della droga in etere di petrolio. La lastra cromatografica pretrattata con fluoresceina, mostra all'UV delle macchie nere su fondo giallo brillante.

Alcuni reattivi generali e specifici per gli alcaloidi

Reattivi generali:

R. iodo-iodurato (Bouchardat)	
Iodio	2,5 g
Ioduro di K	5,0 g
Acqua	100,0 ml
R. iodo-mercurico (Mayer)	
Cloruro mercurico	1,36 g
Ioduro di K	5,00 g
Acqua	100,0 ml
R. iodo-bismutico (Dragendorff)	
Bismuto nitrato basico	8,0 g
Acido nitrico	12,0 ml
Ioduro di K	27,2 g
Acqua	100,0 ml

Reattivi specifici:

Acido picrico (Hager): soluzione acquosa satura	
Acido picrolonico	2,64% in etanolo
Acido cloroaurico	1,66%
Acido cloroplatinico	5,0%
Acido stifnico	soluzione satura
R. Eder	Br_2:KBr:H_2O/1:2:20

R. solfomolibdico (Froehde): molibdato di ammonio in H_2SO_4 conc.
R. solfovanadico (Mandelin): vanadato di ammonio 0.5% in H_2SO_4 conc.

Schema per l'estrazione degli alcaloidi

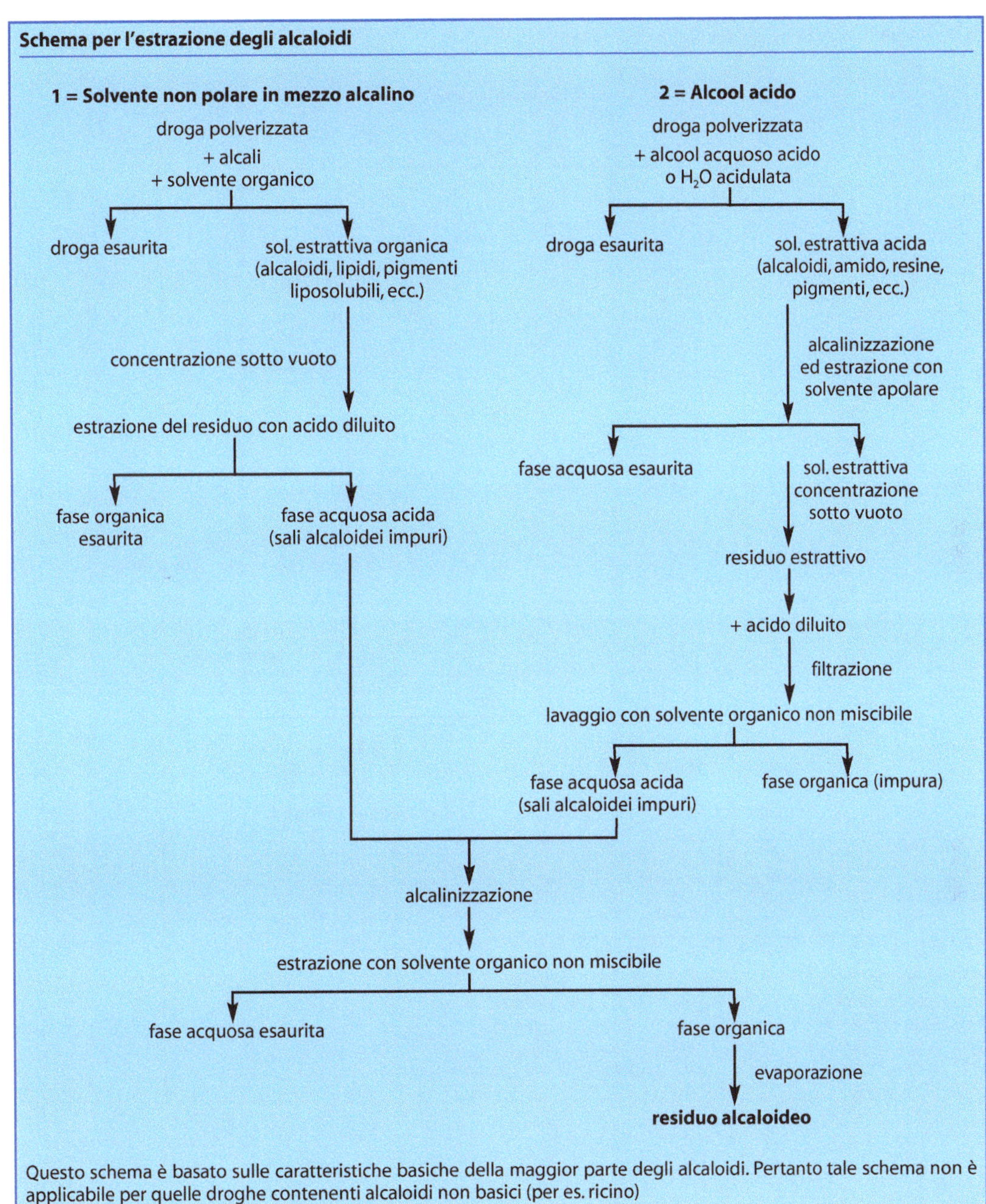

Questo schema è basato sulle caratteristiche basiche della maggior parte degli alcaloidi. Pertanto tale schema non è applicabile per quelle droghe contenenti alcaloidi non basici (per es. ricino)

Schema per l'estrazione dei tannini e delle saponine

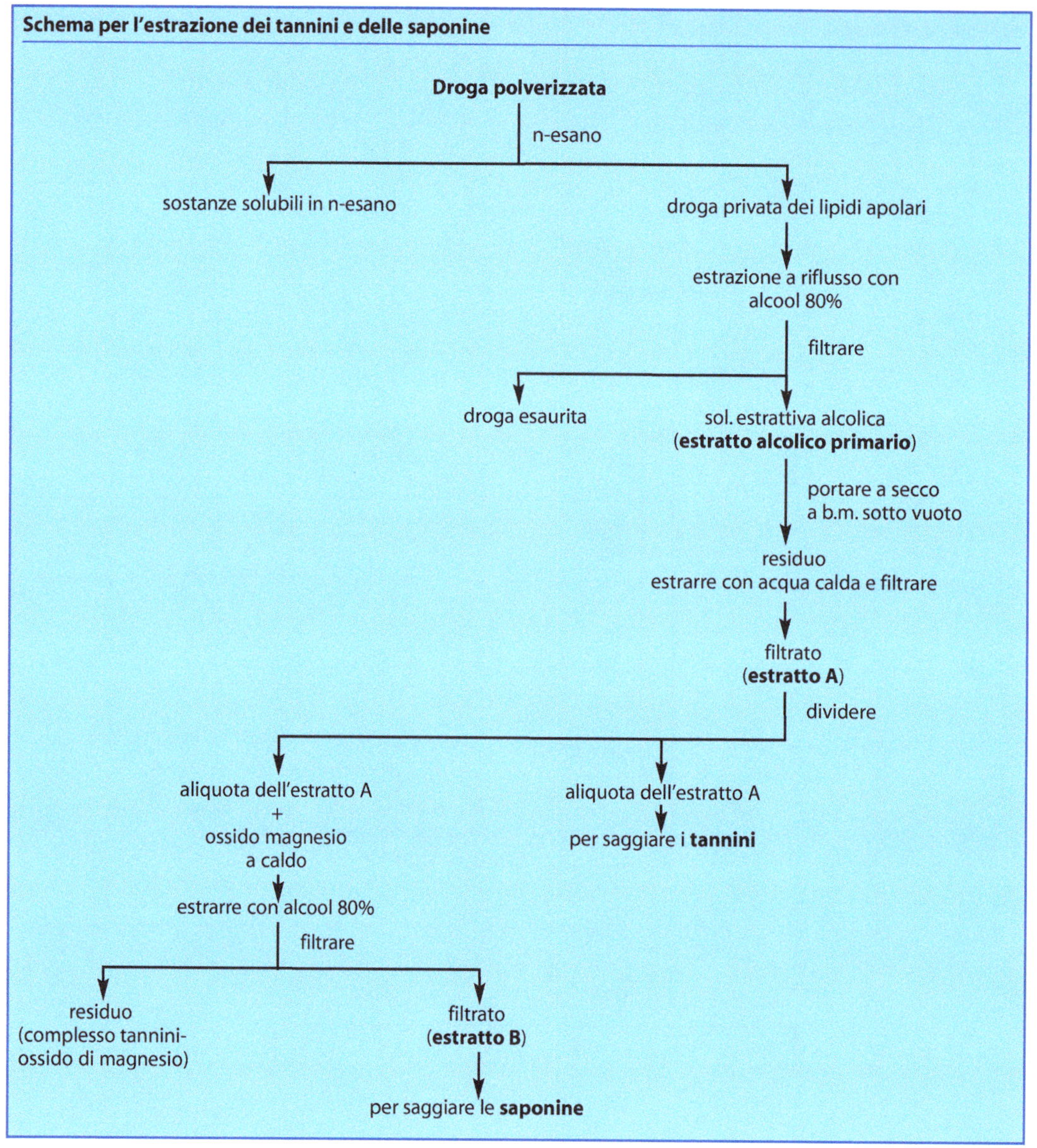

8 Saggi biologici (farmacologici)

Con il saggio biologico si determina l'attività, non la quantità, del pool di sostanze attive presenti in una droga. Il saggio consiste nel confrontare l'attività della droga in esame, sottoforma di estratto, con un farmaco di riferimento ad attività nota e costante. Questo saggio, fatto per confronto, dà dei risultati che sono indipendenti dalla tecnica adoperata, come anche da fattori ambientali. In genere si utilizza un estratto idroalcolico [raramente si ricorre ad estratti acquosi, metanolici o cloroformici o alla droga stessa finemente polverizzata (200 mesh)] che viene concentrato fino a secchezza; il residuo, sciolto in acqua o sospeso in gomma arabica, viene somministrato per via orale (*per os*), mediante un sondino gastrico, o per via intraperitoneale (i.p.), intramuscolare (i.m.) o sottocutanea (s.c.). Per sostanze liposolubili si adopera l'olio di semi come veicolo. Il volume somministrato è in genere di 5 ml/kg. A parte particolari esigenze, gli animali più utilizzati sono i topi (25-30 g) ed i ratti (150-180 g); questi vengono tenuti a digiuno 12-24 ore prima e 1-2 ore dopo la somministrazione della droga in esame. Gli animali che si utilizzano come reattivo biologico devono necessariamente essere omogenei e scelti nel modo più casuale possibile (utilizzando la tabella dei numeri casuali), in modo da rendere il campione rappresentativo dell'intera popolazione: questo consente di trasferire facilmente i risultati del campione in esame alla intera popolazione. Inoltre, i gruppi di animali devono essere piuttosto numerosi, per migliorare l'attendibilità della risposta, ed essere identici (per età, sesso, ceppo, ecc.) sia per il controllo che per il trattato. Nei casi in cui bisogna stimare la risposta della droga in esame con una valutazione personale, piuttosto che con l'aiuto di uno strumento calibrato (lassativi, psicofarmaci, ecc.), è necessario che questa valutazione sia il più possibile obiettiva. In questi casi è necessario che gli sperimentatori siano almeno due: l'uno che provoca l'effetto farmacologico e l'altro che stima tale effetto senza conoscere nè il gruppo dei trattati (che riceve la droga in esame ed il farmaco di riferimento), nè quello di controllo (che riceve il solo veicolo).

Attività antitussiva

Le droghe bechiche deprimono i colpi di tosse, con un'azione centrale (oppio) e/o periferica (balsami). Le metodiche proposte si basano sulla:

(i) stimolazione meccanica della mucosa respiratoria;
(ii) stimolazione elettrica dei nervi interessati al riflesso della tosse;
(iii) irritazione della pleura mediante iniezioni locali di sostanze irritanti.

La stimolazione della mucosa respiratoria con sostanze irritanti è la metodica più utilizzata perché consente di controllare le proprietà antitussive di una droga sia nei suoi effetti centrali che periferici. La sostanza irritante, somministrata con un aerosol, può causare una tosse acuta, di breve durata, ma anche una tosse cronica, che dura alcuni giorni. Per una tosse acuta può essere usata come aerosol tossigeno una soluzione acquosa di ammoniaca all'1,7% o di formalina all'1% (persiste diverse ore). L'aerosol (si esaurisce in poche ore) va praticato per 3 min. La registrazione dei colpi di tosse va fatta per periodi di 8-10 min, iniziando 2 min dopo l'aerosol. Quindi si trattano gli animali con la droga in esame per via i.p. e dopo 40 min dall'aerosol si registrano di nuovo i colpi di tosse. Si confrontano gli animali trattati con quelli di controllo (che ricevono soluzione salina) per quanto riguarda la frequenza dei colpi di tosse (in genere sono 1-2 ogni min negli animali di controllo) ed il test si considera positivo se la droga in esame riduce significativamente i colpi di tosse.

Farmaco di riferimento: codeina 1 mg/kg i.p. dimezza la frequenza della tosse in circa 3 ore.

Attività analgesica

Le droghe analgesiche deprimono le sensazioni dolorose: si distinguono in analgesiche-narcotiche, ad azione selettiva sul SNC (oppio) ed analgesiche non narcotiche, ad azione periferica (salice). Le metodiche proposte si basano sulla induzione di:

(i) stimoli meccanici: pinzettamento della coda nel topo o *compressione della coda o della zampa* posteriore nel ratto;

(ii) stimoli termici: posizionamento di topi o ratti su piastra riscaldata a 55°C, immersione della coda di ratto in acqua calda a 55°C o irradiazione con un raggio di luce della cute del dorso (o della coda) di ratti o di topi;

(iii) stimoli chimici: iniezioni i.p. di acido acetico o di 2-fenil-1,4-benzochinone nel topo.

Questi stimoli provocano tipiche reazioni motorie come la fuga, il leccare la zampa, i tremori, i gemiti. Il tempo di reazione negli animali di controllo (che ricevono il veicolo soltanto) non deve variare (deve rimanere costante) quando lo stimolo viene ripetuto.

Per le droghe analgesiche-narcotiche i test più utilizzati sono il pinzettamento della coda del topo e la piastra calda.

Pinzettamento della coda del topo: si applica alla base della coda del topo una pinza con branche ricoperte di gomma (Fig. 8.1). Il topo non trattato fa continui sforzi per rimuovere la pinza, mentre quello trattato con un analgesico-narcotico (oppio) si mostra indifferente allo stimolo prodotto dalla pinza. I topi da utilizzare devono essere selezionati: si applica la pinza ed i topi che non cercano di rimuoverla entro 15 secondi sono scartati. Dopo somministrazione dell'analgesico la pinza viene applicata a 30, 60 e 90 min. La droga si considera attiva se il topo non prova a rimuovere la pinza nei 15 sec successivi all'applicazione di questa, in una delle 3 osservazioni (test positivo)

Farmaco di riferimento: morfina 6 mg/kg i.p.

Piastra calda: si colloca un topo su di una piastra riscaldata a 55°C (Fig. 8.2) e si registra il tempo che intercorre dal momento in cui il topo viene posto sulla piastra calda a quando il topo si lecca le zampe o salta dalla piastra (in genere sono 10-20 sec). Questo intervallo di tempo si registra due volte, a distanza di 5 o 10 minuti, prima dell'inizio della prova. Quindi si somministra la droga in esame e si misura il tempo di reazione dopo 10, 30, 60 e 90 min. Il test è positivo (la droga è attiva) se il tempo di reazione nell'animale trattato supera i 30 sec in almeno 3 determinazioni o quando tale tempo è superiore a quello del gruppo di controllo.

Farmaco di riferimento: morfina 12 mg/kg s.c.

Per le droghe analgesiche-antipiretiche si utilizza il test dei crampi addominali indotti nel topo da sostanze irritanti quali fenilbenzochinone, acido citrico, prostaglandina E1, ecc.

Crampi addominali nel topo: la somministrazione i.p. nel topo di 0,25 ml di una soluzione allo 0,02% di 2-fenil-1,4-benzochinone in soluzione acquosa di alcool etilico al 5% provoca, dopo 3-10 min, una sindrome caratterizzata da contrazioni intermittenti dell'addome, contrazioni del tronco ed estensione

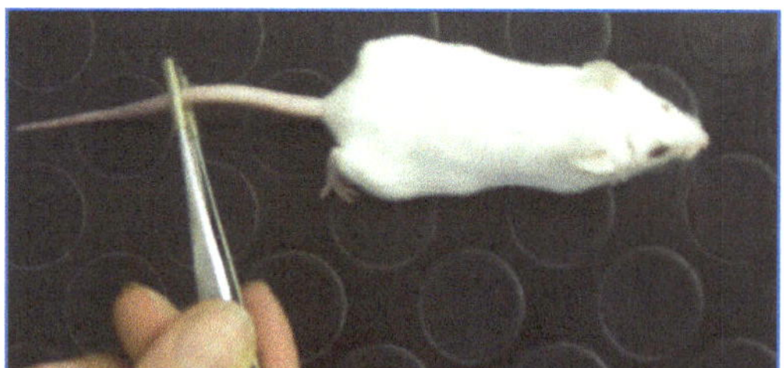

Fig. 8.1. Pinzettamento della coda del topo

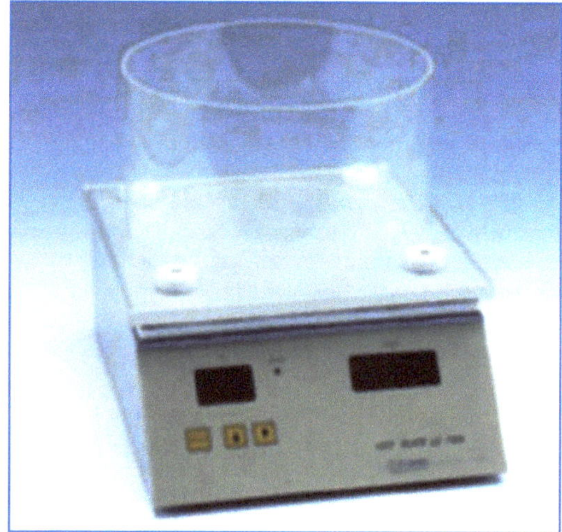

Fig. 8.2. Piastra calda

delle zampe posteriori. La droga in esame viene somministrata 30-60 min prima della sostanza algogena, quindi si osserva la risposta dell'animale allo stimolo algogeno infiammatorio. Il test viene considerato positivo se la droga protegge completamente l'animale.

Farmaco di riferimento: aspirina 160 mg/kg i.p.

Attività antiinfiammatoria

Le metodiche proposte per valutare l'attività antiinfiammatoria delle droghe vegetali sono: l'edema della zampa (o dell'orecchio) indotto nel ratto (o nel topo) da sostanze flogogene [carragenina, olio di croton, prostaglandine (PGs), solfato di cellulosa, formalina], l'eritema indotto da un fascio di raggi ultravioletti sul dorso depilato di cavia; la pleurite indotta nel ratto da sostanze flogogene (destrano, carragenina) ed il granuloma da corpo estraneo. Qui di seguito descriveremo, anche se brevemente, quelle più utilizzate.

Edema da carragenina: questo test si effettua iniettando 0,1 ml di una soluzione di carragenina all'1% in soluzione fisiologica (NaCl 0,9%) nell'aponeurosi plantare di una delle zampe posteriori del ratto. Il volume della zampa viene valutato immediatamente prima di questa iniezione, utilizzando un misuratore differenziale di volume (pletismometro) (Fig. 8.3). Vengono poi effettuate successive valutazioni del volume della zampa iniettata dopo 30 e 60 minuti e dopo 2, 3 e 4 ore. La droga in esame viene somministrata 30-60 minuti prima della iniezione di carragenina. Il test viene considerato positivo se la droga riduce l'edema lungo tutto il "time course".

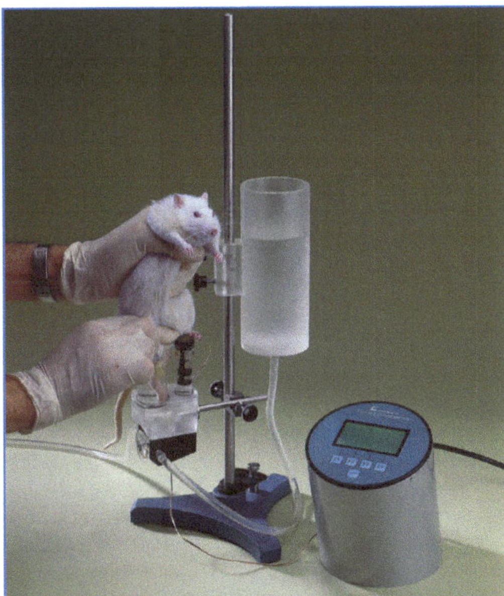

Fig. 8.3. Pletismometro: consente di misurare l'edema della zampa di ratto.

Farmaco di riferimento: aspirina 300 mg/kg *per os* (riduzione dell'edema del 40% circa).

Granuloma da cotton pellets: per eseguire questo test le pellets (dischetti di cotone idrofilo sterile ricavati da "dental rolls" n. 2 Johnson e Johnson), del peso di 40 mg, vengono impiantate sotto la cute del dorso dei ratti in anestesia eterea. Sei giorni dopo l'impianto i granulomi vengono escissi e se ne valuta il peso secco. La droga in esame può essere iniettata per via i.p. o *per os* immediatamente dopo l'impianto delle pellets e tale somministrazione può essere ripetuta ogni giorno per 5 giorni consecutivi. Il test viene considerato positivo se la droga in esame riduce la formazione di tessuto granulomatoso.

Farmaco di riferimento: idrocortisone 3 mg/kg i.p. (riduzione del granuloma di circa il 30%).

Pleurite da carragenina: per l'iniezione endopleurica dell'agente flogogeno, 0,2 ml di una soluzione all'1% di carragenina, è necessario un ago n. 1 avente la punta smussa e provvisto di un fermo, costituito da un anello di politene posto a 5 mm dalla punta. L'agente flogogeno viene iniettato dopo che l'ago è stato inserito nella cavità pleurica di destra per la profondità consentita dal fermo. L'operazione deve essere eseguita su ratti (o cavie) in anestesia (isofluorano). A 4, 14 e 24 ore dalla iniezione endopleurica di carragenina gli animali vengono sacrificati e si procede al prelievo dell'essudato pleurico mediante una pipetta di tipo Pasteur, introdotta nella cavità pleurica attraverso una incisione praticata nel torace. L'essudato così prelevato viene raccolto in provette graduate e misurato. Si procede quindi alla conta dei leucociti mediante una comune camera contaglobuli, dopo aver aggiunto all'essudato alcune gocce di una soluzione all'1% di violetto di genziana. L'essudato può anche essere utilizzato per valutare la presenza di alcuni mediatori dell'infiammazione e cioè PGs, leucotrieni, bradichinina, istamina, serotonina, ecc. La droga in esame può essere somministrata 1 ora prima dell'iniezione intrapleurica. Il test viene considerato positivo se la droga in esame riduce il volume dell'essudato, il numero di cellule emigrate nel focolaio infiammatorio e la quantità di mediatori, soprattutto le PGs, presenti nell'essudato pleurico. Il test è ugualmente positivo se almeno uno dei 3 eventi considerati risulta inibito.

Farmaco di riferimento: aspirina 400 mg/kg *per os.*

Attività lassativa

Lo studio dei lassativi vegetali (senna, cascara, ecc.) non è affatto agevole per il semplice fatto che la costipazione negli animali da laboratorio non avviene spontaneamente, né può essere agevolmente riprodotta. Venendo così a mancare un modello di stipsi sperimentale, per analizzare una droga ad azione lassativa si è obbligati a studiare la capacità di questa ad incrementare l'attività motoria e secretiva dell'intestino. Le metodiche più utilizzate riguardano:
(i) il transito del contenuto intestinale;
(ii) l'accumulo intraluminale di liquido.

Transito del contenuto intestinale: le metodiche proposte per studiare il transito intestinale sono diverse. Una di queste consiste nel somministrare *per os* (mediante sonda gastrica) una sostanza indigeribile (marker) agli animali dopo averli isolati in gabbie singole, e nel registrare, dopo un tempo prestabilito (in genere 20 minuti), il tratto di intestino percorso dal marker a partire dal piloro. In genere si utilizzano topi di 20-30 g, tenuti a digiuno per 24 ore, prima dell'inizio dell'esperimento. Come marker si può utilizzare una sospensione di carbone vegetale al 10% in gomma arabica al 5%. La droga in esame viene somministrata *per os* 1 ora prima del marker. Il gruppo di animali che funziona da controllo riceve ovviamente solo il veicolo. Il test viene considerato positivo se la droga in esame incrementa il percorso del marker. In genere la distanza percorsa dal marker viene espressa come percento della lunghezza totale dell'intestino e questo per ovviare alle variazioni di lunghezza dell'intestino nei diversi animali. Farmaco di riferimento: bisacodile 4,3 mg/kg *per os.*

Accumulo intraluminale di liquido: l'accumulo di liquidi nell'intestino può essere valutato su animali non anestetizzati, esaminando la consistenza delle feci (contenuto in acqua), la grandezza e la quantità totale di pellets espulse nelle 24 ore successive alla somministrazione della droga in esame. Un tipo di valutazione del genere, per essere corretta, comporta delle precauzioni: gli animali devono essere messi a digiuno per periodi di tempo ben definiti (in genere 14-24 ore); il pasto deve essere di consistenza e grandezza costante e la quantità di acqua somministrata all'animale deve essere ben definita. Per determinare la efficacia della droga in esame sono stati proposti diversi metodi. Quello più adoperato consiste nel valutare il numero di feci morbide emesse dagli animali (topi o ratti) 3, 6, 9 e 24 ore dopo la somministrazione della droga in esame. Il numero totale di feci morbide prodotte nelle 24 ore dal gruppo degli animali trattati viene confrontato con quello degli animali di controllo. Il test viene considerato positivo se la droga in esame incrementa significativamente il numero delle feci molli.

Farmaco di riferimento: bisacodile 4,3 mg/kg *per os.*

Attività coleretica

Le metodiche utilizzate per lo studio delle droghe coleretiche consistono nel derivare all'interno del corpo dell'animale la bile in modo da valutarne agevolmente il volume ed i costituenti. Si preferisce il ratto perché quest'animale presenta un flusso biliare di base sufficientemente alto (circa 3 ml/h/kg) e costante nel tempo. In pratica un ratto adulto, a digiuno da 24 ore, viene narcotizzato e fissato su di un lettino da contenzione riscaldato a 35 °C. Si pratica quindi una incisione subito sotto l'arcata costale, si scopre il coledoco e si introduce in esso un ago munito di una cannula di polietilene. La estremità libera della cannula è immersa in un cilindro graduato posizionato al di sotto dell'addome dell'animale. La bile che si raccoglie nella prima ora viene scartata mentre si registra quella che fuoriesce nelle successive 3 ore, rilevando il volume ed esaminandone i costituenti. La droga in esame viene somministrata 1 ora prima dell'inizio dell'esperimento. Il test viene considerato positivo se la droga in esame incrementa il volume della bile e la quantità di sali biliari.

Farmaco di riferimento: acido deidrocolico 8 mg/kg i.p.

Attività antibatterica

Le metodiche proposte prevedono che l'attività dell'estratto vegetale venga saggiata su culture di microrganismi gram-positivi (per es. *Staphilococcus aureus*), gram-negativi (*Escherichia coli, Salmonella gallinarum, Klepsiella pneumoniae*), lieviti (*Candida albicans*) e/o funghi.

Il mezzo nutritizio prescelto viene posto in una capsula di Petri ed insemensato con il microrganismo selezionato. Su questo mezzo nutritizio vengono deposti dischi di carta imbevuti dell'estratto in esame. Dopo incubazione a 37°C per un periodo di 8-16 ore viene valutata l'attività misurando, attorno ai dischi, l'alone di inibizione che è proporzionale alla quantità di estratto utilizzata: i valori si confrontano poi con quelli ottenuti con il farmaco di riferimento (un antibiotico) con il quale si è preparata una curva concentrazione-diametro di inibizione (metodo per diffusione in mezzo solido).

Si possono utilizzare anche dei tubi sterili, contenenti un mezzo nutritizio insemensato con il germe prescelto, nei quali vengono aggiunti volumi eguali di estratti a diversa concentrazione. Dopo un periodo di incubazione di 4 ore a 37°C, si rileva l'assenza di colture visibili. Per evidenziare meglio l'inibizione si può utilizzare un brodo peptonato-glucosato che si acidifica in seguito alla moltiplicazione dei microrganismi. L'aggiunta di fenol-sulfonftaleina, un indicatore, dà una colorazione gialla in ambiente acido mentre conserva la colorazione rosa nei casi in cui vi è una inibizione completa della crescita dei germi (metodo per diluizione in mezzo liquido).

Il test viene considerato positivo se l'estratto in esame ostacola significativamente la crescita dei microrganismi.

Farmaco di riferimento: un antibiotico.

Attività sedativa/ansiolitica/antidepressiva

I modelli animali disponibili per lo studio di estratti vegetali ad azione ansiolitica (o sedativa) non sono a tutt'oggi soddisfacenti e pertanto la valutazione di queste sostanze è ancora ampiamente empirica. Conflitti interni come ansia, depressione ed insonnia, che rappresentano dei disturbi mentali piuttosto frequenti nell'uomo, non possono essere, infatti, riprodotti nell'animale e questo limita enormemente la ricerca sperimentale. Comunque, è possibile stabilire dei parallelismi tra alcuni fenomeni osservabili nell'uomo e certi comportamenti dell'animale da laboratorio, in virtù dei quali si è definito un profilo farmacologico degli ansiolitici/sedativi che nell'animale prevede la verifica di effetti come quello miorilassante, antiaggressivo (l'azione antiaggressiva è spesso associata ad una diminuzione del tono muscolare o della motilità spontanea) e sul sonno.

Tono muscolare: l'effetto esercitato sul tono muscolare può essere studiato ricorrendo alla tecnica della sbarra rotante (*rotaroad*) (Fig. 8.4) o a quella del piano inclinato. In entrambi i casi, una volta somministrata la droga in esame, gli animali (topi in genere) vengono posti su di una sbarra che ruota lentamente a velocità costante, o su di un piano inclinato rispetto al tavolo di lavoro, e si calcola per quanto tempo l'animale trattato riesce a mantenersi in equilibrio senza cadere dalla sbarra, o scivolare dal piano, rispetto agli animali di controllo. Tutte le sostanze ansiolitiche mostrano un effetto miorilassante in esperimenti di questo tipo.

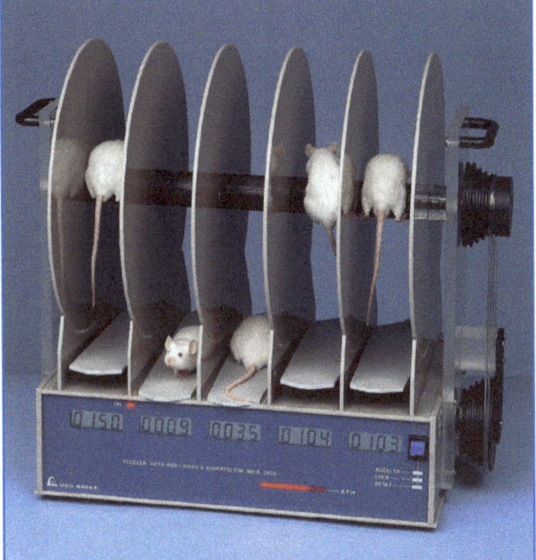

Fig. 8.4. Rotaroad

Il test viene considerato positivo se la droga in esame riduce il tempo di permanenza dell'animale sulla sbarra e sul piano inclinato (riduce la capacità di restare in equilibrio).

Farmaco di riferimento: tiocolchicina 3 mg/kg i.p.

Attività motoria spontanea: i test più utilizzati per studiare l'attività motoria spontanea sono la gabbia oscillante, il tamburo rotante ed il test di Dews. Si può anche utilizzare una gabbia attraversata da un raggio luminoso che viene raccolto da una fotocellula (*activity cage*): questo raggio viene interrotto dal passaggio dell'animale; questi passaggi (o movimenti) vengono registrati da un contatore che è collegato alla fotocellula (Fig. 8.5). L'ansiolitico riduce l'attività motoria e quindi i passaggi dell'animale davanti al fascio luminoso divengono più rari.

Il test è positivo se l'estratto vegetale riduce il numero di passaggi dell'animale nella zona attraversata dal sottile fascio luminoso.

Farmaco di riferimento: diazepam 0,5 mg/kg i.p.

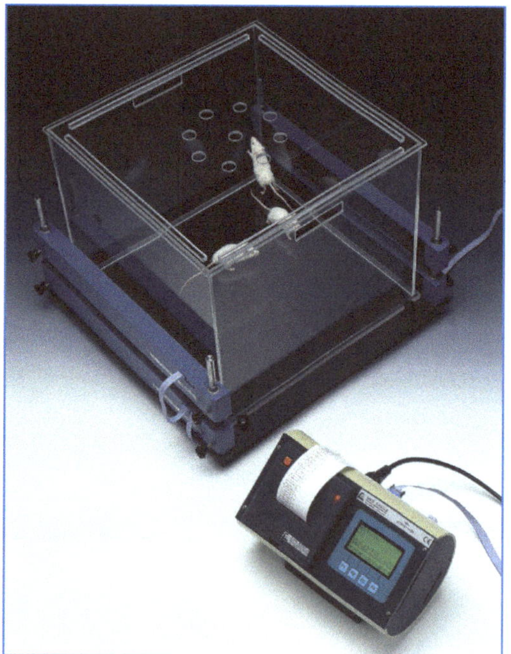

Fig. 8.5. Activity cage

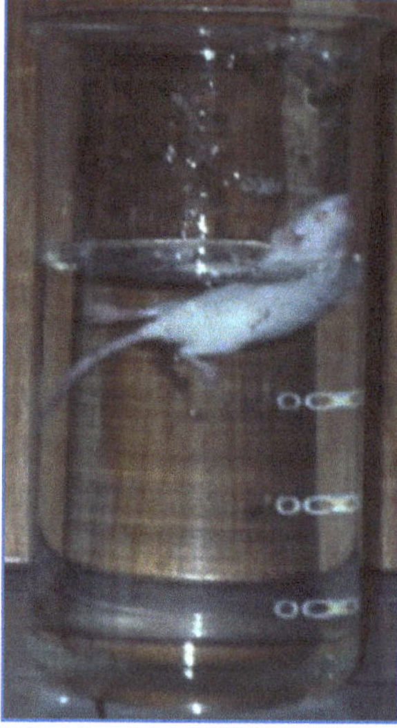

Fig. 8.6. Test di Porsolt

Comportamento aggressivo: dei modelli sperimentali adoperati quello più semplice da realizzare è il test dell'isolamento che consiste nell'isolare gli animali (ratti) in gabbie singole per un certo periodo di tempo. Questo test consente di ottenere nell'animale un comportamento aggressivo più durevole. Il comportamento aggressivo viene ridotto da estratti vegetali ad azione tranquillante.

Farmaco di riferimento: diazepam 0,5 mg/kg i.p.

Tempo di durata del sonno: è ben noto che un ratto adagiato sul dorso si rigira immediatamente su se stesso (riflesso di raddrizzamento). Se ad esso si somministra una dose adeguata di droga che provoca perdita di coscienza, l'animale si lascia adagiare sul dorso e si può valutare il tempo che intercorre tra la somministrazione dell'estratto ed il suo ritorno nella posizione normale. In questo modo si misura il tempo di durata del sonno che è indice della durata dell'azione di quella dose di droga. Si possono anche dare dosi crescenti di estratto vegetale e si valuta la dose alla quale il 50% degli animali perde la capacità di raddrizzarsi. Per ottenere risultati più soddisfacenti sarebbe opportuno somministrare le sostanze in esame per via endovenosa, ma questo non è sempre praticabile nel caso di estratti vegetali. La via orale è comunque inadatta e la via intraperitoneale dà risultati poco uniformi (l'animale non dorme oppure dorme per un periodo lunghissimo).

Il test viene considerato positivo se l'estratto in esame prolunga il tempo di durata del sonno.

Farmaco di riferimento: tiopentone sodico 50 mg/kg i.p.

Test di Porsolt (o nuoto disperato).

Questo test è utilizzato per valuare l'attività antidepressiva dei farmaci. Il test consiste nel porre un ratto in un cilindro verticale di plexiglas (altezza 40 cm, diametro 18 cm, Fig. 8.6), contenente 15 cm di acqua mantenuta alla temperatura di 25 °C e valutare il tempo di immobilità. Un ratto posto nel cilindro tende ad uscire dal cilindro stesso saltando e arrampicandosi sulle pareti (nuoto disperato). Dopo cinque minuti di tale attività il ratto si immobilizza. Si valuta, quindi, il tempo che intercorre tra l'inizio del nuoto disperato e la resa dell'animale. Gli animali trattati con farmaci ad attività antidepressiva tendono a nuotare per un periodo più lungo rispetto al controllo. Le droghe da studiare vengono somministrate 1 ora prima dell'inizio del test.

Farmaco di riferimento: imipramina 32 mg/kg i.p.

Attività diuretica

Le metodiche proposte prevedono la raccolta dell'urina dell'animale da laboratorio in un cilindro

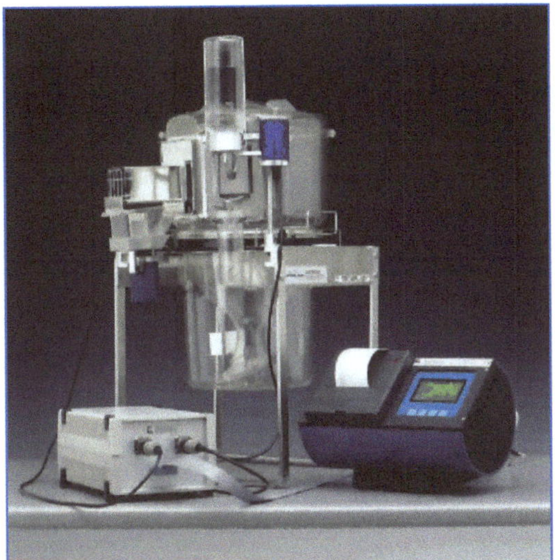

Fig. 8.7. Gabbia metabolica

graduato. Questo è possibile se si utilizzano gabbie metaboliche munite di un misuratore graduato (Fig. 8.7). In questo caso gli animali più utilizzati sono i ratti. L'urina può anche essere raccolta inserendo un catetere nella vescica dell'animale (in questo caso si utilizza un animale di grossa taglia come il coniglio). Il catetere, munito di un foro sulla parete a 5-10 mm dalla punta, deve essere lubrificato con glicerina prima di essere inserito in sede nell'animale anestetizzato. Talvolta è necessario raccogliere campioni di urina per periodi prolungati (10-20 min) (per stabilire che il deflusso di questa sia abbastanza costante) prima di somministrare l'estratto vegetale in esame.

Il test viene considerato positivo se la droga incrementa il flusso urinario.

Farmaco di riferimento: furosemide 10 mg/kg *per os*.

Attività cardiovascolare

Le droghe che agiscono sul sistema cardiovascolare sono caratterizzate dai loro effetti sul miocardio e sulla pressione sanguigna; pertanto si distinguono in cardiotoniche, ipotensive ed ipertensive.

Gli effetti sul cuore possono essere studiati sia *in vivo* che sul cuore isolato. Le alterazioni della frequenza e del ritmo cardiaco possono essere osservate con l'utilizzo di un elettrocardiografo collegato all'animale mediante elettrodi aghiformi (se l'animale utilizzato è il ratto). L'attività sull'organo isolato può essere studiata sul cuore di coniglio (cavia, gatto) perfuso con soluzione di Ringer-Locke termostatata a 37°C (preparato alla Langerdoff). L'influenza della droga in esame sulla frequenza e sull'ampiezza delle contrazioni vengono registrate con un chimografo. L'effetto cardiotonico della droga si confronta con quello dato dalla digossina. Nel caso di droghe digitaliche possono essere impiegati anche la rana, la cavia ed il piccione. Nel caso della rana e della cavia si cerca la quantità di sostanza che provoca l'arresto cardiaco; nel caso del piccione si preferisce prendere come sintomo il vomito, che deve aversi entro 15 min dalla somministrazione dell'estratto vegetale.

Gli effetti sulla pressione sanguigna vengono studiati incanulando una delle due vene femorali nell'animale (ratto, cavia, gatto) anestetizzato un'ora prima dell'esperimento. Quindi si incanula l'arteria carotide in modo da connetterla ad un trasduttore di pressione che consente la registrazione della pressione sanguigna. Per ottenere una buona registrazione basale della pressione è opportuno che l'animale sia riscaldato sul tavolo operatorio (25-30°C). L'estratto vegetale in esame viene somministrato per via femorale e la risposta pressoria che si ottiene si confronta con quella data dalla noradrenalina 0,02 mg/kg iv (ipertensiva) o dalla isoprenalina 4 µg/kg iv (ipotensione). Il test viene considerato positivo se la droga in esame modifica la pressione sanguigna.

Attività sui capillari

Le metodiche proposte per studiare l'azione delle droghe sulla fragilità capillare riguardano la resistenza e la permeabilità capillare.

La permeabilità capillare può essere studiata registrando il tempo di comparsa sulla cute del dorso dell'animale (cavia), depilata ed irritata con cloroformio, della colorazione violetta prodotta dal violetto di genziana, iniettato endovena. La sostanza colorata si diffonde facilmente attraverso i capillari. Il test è considerato positivo se la droga in esame riduce il tempo di comparsa della colorazione sul dorso dell'animale e l'area interessata.

La resistenza capillare viene in genere studiata su cavie in carenza di vitamina B. Si applica una ventosa sulla pelle rasata dell'animale stabilendo il valore della depressione (espressa in cm di Hg) prodotta da una pompa ad acqua che provoca una petecchia. In alternativa si può studiare il tempo necessario per indurre la comparsa di una petecchia

Tabella 8.1. Composizione in g/l di alcune soluzioni fisiologiche

Sostanza	Ringer	Tyrode	Krebs	De Jalon	Ringer-anfibi	Ringer-Locke
NaCl	9	8	5.54	9	6.5	9
KCl	0.42	0.2	0.35	0.42	0.14	0.42
$CaCl_2$	0.24	0.2	0.28	0.03	0.12	0.24
$MgCl_2$	/	0.1	/	/	/	/
$MgSO_4 \cdot 7H_2O$	/	/	0.29	/	/	/
NaH_2PO_4	/	0.05	/	/	0.01	/
KH_2PO_4	/	/	0.16	/	/	/
$NaHCO_3$	0.5	1	2.1	0.5	0.2	0.15
Glucosio	1	1	2.1	0.5	2	2
Acido piruvico	/	/	0.43	/	/	/
Acido fumarico	/	/	0.62	/	/	/
Acido glutamico	/	/	0.72	/	/	/
Ossigenazione	aria	O_2 puro	carbogeno	carbogeno	aria	O_2 puro

Per la muscolatura liscia intestinale si adopera il Tyrode o il Ringer
Per i muscoli scheletrici di mammifero si adopera il Krebs
Per bloccare le contrazioni sistemiche della muscolatura uterina si adopera il De Jalon ad una temperatura di 31°C
Per i tessuti prelevati da anfibi si adopera il Ringer per anfibi
Per la muscolatura cardiaca si adopera il Ringer-Locke

per una depressione prestabilita e costante. Il test è considerato positivo se la droga in esame innalza il valore della pressione o il tempo necessario per indurre la petecchia.

Farmaco di riferimento: escina 25 mg/kg *per os*.

Attività antiulcera

Le metodiche preposte per studiare l'azione delle droghe sull'ulcera gastrica prevedono l'induzione nell'animale da laboratorio (ratto) di ulcere sperimentali. L'ulcera può essere indotta nell'animale, tenuto a digiuno da 24 ore, per legatura del piloro oppure somministrando sostanze gastrolesive come ad es. l'indometacina (5 mg/kg). Due ore dopo il trattamento con la droga in esame l'animale viene sacrificato, lo stomaco prelevato, aperto lungo la grande curvatura e rivoltato in modo da rendere visibile le mucose. Questa viene esaminata essenzialmente per rilevare eventuali lesioni. L'effetto della droga viene determinato valutando la percentuale di animali che presentano lesioni oppure attribuendo un indice di ulcera, calcolato con una scala di punteggi arbitraria (0 = nessuna lesione, 1 = emorragie, 2 = da una a dieci ulcere puntiformi, 3 = più di dieci ulcere, 4 = più di due ulcere allungate, 5 = ulcera perforata).

Il test è considerato positivo se la droga in esame riduce le erosioni ed i siti emorragici.

Farmaco di riferimento: carbenoxolone 400 mg/kg *per os*.

Attività su organi isolati

Le tecniche che sfruttano l'impiego di tessuti asportati da un animale (organi isolati) rivestono una notevole importanza, in quanto consentono di fornire dati soddisfacenti in tempi relativamente brevi. Ovviamente la "qualità" dei dati ottenuti dipende dallo stato di funzionalità e conservazione del tessuto isolato. Pertanto particolare attenzione deve essere fatta sia per quanto riguarda le modalità di prelievo del tessuto che per quanto riguarda la composizione delle soluzioni fisiologiche in cui tali preparati vengono mantenuti per la intera durata dell'esperimento. Le soluzioni fisiologiche sono diverse e la loro composizione riflette le conoscenze che si hanno sui costituenti presenti nel plasma delle specie animali da cui si prelevano i tessuti (mammiferi, anfibi, ecc.). Alcune soluzioni fisiologiche, conosciute con il nome dell'Autore che per primo le ha descritte, sono riportate nella Tabella 8.1. Gli organi isolati per poter mantenere integra la loro funzionalità devono essere ossigenati [in alcuni casi si utilizza os-

Tabella 8.2. Preparati isolati

Preparato	Tecnica di prelievo	Commento
Ileo di cavia	Si utilizzano cavie di 300-400 g. Il segmento da prelevare (della lunghezza di circa 5 cm), messo in evidenza sollevando il cieco, viene tagliato a circa 10 cm dalla valvola ileo-cecale	Si utilizza per valutare l'attività di sostanze spasmolitiche, parasimpaticolitiche, antistaminiche, antiserotoniniche, antiprostaglandiniche, ecc.
Digiuno di coniglio	Si utilizzano conigli di circa 2 kg. Il tessuto da prelevare (della lunghezza di 3-4 cm) deve distare 10-15 cm dallo sfintere pilorico (si intende l'estremità prossimale)	Per la sua caratteristica tendenza a presentare movimenti ritmici spontanei, si utilizza per valutare l'attività di sostanze antiperistaltiche
Striscia del fondo di stomaco di ratto	Si utilizzano ratti di circa 300 g. La porzione muscolare dello stomaco viene separata dalla porzione ghiandolare e ridotta a una striscia lunga 4-5 cm mediante tagli trasversali	Si utilizza per valutare l'attività di sostanze antagoniste della serotonina
Utero di ratta	Si utilizzano ratte di circa 150 g in fase estrale (indotta con stilbestrolo 0,1 mg/kg i.m.). I due corni uterini vengono prelevati e liberati dal tessuto adiposo che li circondano	Per la contemporanea presenza di recettori colinergici, serotoninergici e β-adrenergici, si utilizza per valutare l'attività di sostanze che agiscono a livello di questi recettori
Catena tracheale di cavia	Si utilizzano cavie di 350-400 g. La trachea viene tagliata trasversalmente fra i segmenti cartilaginei in modo da avere tanti anelli di muscolatura tracheale	Si utilizza per valutare l'attività di sostanze broncodilatatrici
Cuore alla Langendorff	Si utilizzano conigli (2 kg circa) o cavie (400 g circa). Si asporta il cuore, lasciandogli attaccato 1 cm circa di aorta che una volta incanulata consente la perfusione del preparato. La pressione di perfusione fa si che le valvole aortiche rimangano chiuse per cui il liquido fisiologico è forzato ad entrare nel circolo coronarico, da cui fuoriesce a livello dell'atrio destro. Il flusso coronarico viene rilevato grazie ad un dispositivo per misurazioni volumetriche. Si collega poi l'apice del ventricolo ad un trasduttore che registrerà la forza e la frequenza delle contrazioni	Si utilizza per valutare l'attività di sostanze cardiotoniche e coronarodilatatrici
Ritrazione della zampa di rana	Si utilizzano rane di circa 20 g. Queste vengono sacrificate e sviscerate in modo da trasformare l'addome in un specie di tasca entro la quale si fanno gocciolare le sostanze in esame. La rana viene poi fissata su di una tavoletta di sughero in modo da lasciare liberi gli arti posteriori che immersi in una soluzione acida si ritraggono	Si utilizza per valutare l'attività di sostanze che bloccano la conduzione dell'impulso nervoso

sigeno puro, in altri casi carbogeno, cioè una miscela di ossigeno (95%) e di anidride carbonica (5%), in altri semplicemente aria] e mantenuti ad una temperatura che deve essere sovrapponibile a quella fisiologica dell'animale dal quale vengono prelevati (37°C per i mammiferi, temperatura ambiente per gli anfibi).

Il tessuto una volta isolato e prelevato viene trasferito immediatamente in un ambiente in grado di conservare il più a lungo possibile la sua attività. A tal uopo si usano bagnetti per organi isolati di capacità variabile fra 2,5 e 50 ml, al cui fondo si fissa una estremità dell'organo prima di aggiungere la soluzione fisiologica, l'altra estremità si fissa invece ad una leva che ne consente la registrazione dell'attività. La leva può essere isotonica, se registra la variazione della lunghezza del preparato, isometrica se registra le variazioni di tensione, oppure semiisometrica, se consente la registrazione della variazione di tensione di organi soggetti a rapide contrazioni (muscoli striati come per es. il diaframma). Questi sistemi di registrazione meccanica possono essere sostituiti da sistemi elettrici di registrazione detti trasduttori. I trasduttori trasformano lo stimolo meccanico in un impulso elettrico ed offrono il vantaggio di ampliare molto facilmente la risposta del preparato biologico. Sono molto utili quando bisogna registrare una variazione di tensione. Il bagno nel quale è immerso il tessuto è a sua volta sistemato in una vaschetta termostatata. I diversi tipi di bagni differiscono tra loro sia per i sistemi di registrazione che di riscaldamento. Dei tipici bagni per organo isolato sono riportati nella Figura 8.8.

Gli organi isolati di uso più frequente sono riportati in Tabella 8.2.

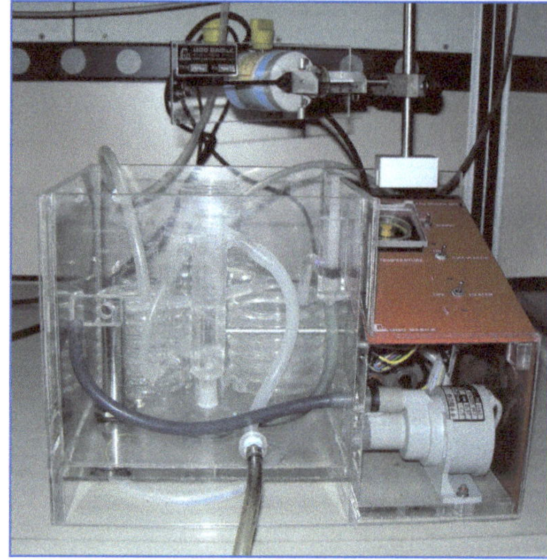

Fig. 8.8. Bagni per organi isolati

9 Altri saggi

Ceneri totali

Queste si determinano su di 1 g di droga, ridotta in polvere e disposta in modo uniforme sul fondo di un crogiolo di porcellana, tarato in precedenza. Il crogiolo viene posto in stufa a 100-105°C per un ora, quindi si calcina fino a peso costante alla temperatura di 600 ± 25°C in muffola. È importante che il campione calcini senza produrre fiamma. Se anche dopo prolungata calcinazione le ceneri presentano particelle carboniose, la massa incenerita si riprende con acqua, si filtra ed il residuo s'incenerisce nel crogiuolo; dopo raffreddamento si aggiunge il filtrato alla cenere, si evapora a secco ed il residuo si calcina fino a peso costante.

La determinazione delle ceneri totali è importante perché può permettere di svelare la presenza di sostanze estranee, sia di origine vegetale (piccioli, frammenti di frutti o di altri organi) che minerale. Le ceneri insolubili in acido cloridrico sono costituite dal residuo che si ottiene dopo estrazione con acido cloridrico delle ceneri totali e riferite a 100 g di droga.

Ceneri insolubili negli acidi

Le ceneri si fanno bollire per 5 min in acido cloridrico 3 N (25 ml), quindi si raccoglie il residuo insolubile in un filtro esente da ceneri, si lava con acqua bollente, si essicca, si calcina e si determina la percentuale di ceneri insolubili in acido. La determinazione delle ceneri insolubili negli acidi serve a mettere in evidenza se come materia prima è stato usato un organo piuttosto che un'altro (per es. le radici piuttosto che le foglie di *Atropa belladonna*).

Fibra grezza

La droga (in genere 2 g) si estrae con etere; si aggiungono 200 ml di acido solforico all'1,52% e si porta il tutto all'ebollizione per 30 min. Quindi si filtra e si lava il residuo con acqua bollente fino a scomparsa dell'acidità. Il residuo si trasferisce in un pallone servendosi di 200 ml di soda all'1,25%: si porta di nuovo all'ebollizione per 30 min, si filtra, si lava fino a neutralità, si essicca a 110°C fino a peso costante e si incenerisce fino a peso costante. La differenza tra il peso del residuo secco ed il peso del residuo all'incenerimento rappresenta il peso della fibra grezza e viene espressa in percentuale della droga pesata.

Il contenuto in fibra grezza è una dimostrazione della presenza di parti vegetali (buccia, picciolo, stelo, ecc.) estranee alla droga.

Indice di rigonfiamento

Per indice di rigonfiamento s'intende il volume in ml occupato da 1 g di droga, dopo averla lasciata rigonfiare in acqua per un periodo di 4 ore. La droga, ridotta in polvere, viene messa in un cilindro a tappo smerigliato da 25 ml, graduato e dell'altezza di 125 mm. In genere la droga viene umettata con 1 ml di alcool prima di aggiungere 25 ml di acqua. Il cilindro si chiude e si agita ogni 10 minuti e per un ora. Si lascia quindi riposare per 90 min e si separa, facendo ruotare il cilindro attorno al suo asse verticale, il liquido trattenuto dalla droga. Si lascia di nuovo riposare per 90 min, quindi si legge il volume occupato della droga. La media di 3 determinazioni simultanee costituisce l'indice di rigonfiamento. L'indice di rigonfiamento viene determinato per le droghe mucillagginose.

Indice di schiuma ed indice emolitico

Le saponine, siano esse triterpeniche che steroidiche, hanno proprietà emolitiche. Pertanto estratte con alcool a 80° C e trattate con una soluzione standardizzata di sangue producono emolisi. Altro saggio può essere quello di dibattere vigorosamente per 3-5 minuti l'estratto con acqua. Si ha la produzione di schiuma caratteristica che persiste per almeno 30 minuti. Le saponine inoltre formano complessi insolubili con il colesterolo.

I saggi che vengono generalmente usati per caratterizzare una droga saponinica sfruttano questa pecularietà. I saggi vengono eseguiti utilizzando estratti acquosi oppure il residuo di estratti alcolici ripreso in acqua. Saggi più accurati, come la determinazione dell'indice emolitico e dell'indice schiuma, possono dare anche un'indicazione dell'attività delle saponine.

L'*indice di schiuma* indica il grado di diluizione di un estratto acquoso della droga (10 mm), capace di dare una schiuma persistente ed alta 1 cm. Per determinare l'altezza della schiuma si utilizza un cilindro graduato, alto 16 cm e di 16 mm di diametro.

$$\text{I. schiuma} = (10 \times 1) / x$$

dove x è il peso in g della droga.

L'*indice emolitico* indica la quantità di estratto capace di provocare emolisi totale.

$$\text{I. emolitico} = S\,(a / b)$$

dove S = 30.000 ed è l'indice emolitico di una saponina di riferimento rispetto al sangue di bue, a è la quantità in g di saponine di riferimento che provoca emolisi totale e b i g (o ml) della droga (o dell'estratto) che provocano emolisi totale.

Potere amaricante

La valutazione del potere amaricante (Pa) consiste nel definire la concentrazione limite della sostanza in esame, capace di provocare ancora una sensazione di amaro in una stessa persona. Il potere amaricante si esprime in Unità. Una Unità corrisponde alla 1/2000 parte del potere amaricante del cloridrato di chinina.

In pratica, 10 ml della soluzione in esame, ad una temperatura di 20 ± 2° C, si trattengono in bocca per 30 sec facendo in modo che le parti laterali e superiori della lingua ne vengano a contatto. Il saggio inizia sempre con la soluzione a concentrazione più bassa: se questa non presenta sapore amaro si elimina dalla bocca (si sputa) e si controlla se la sensazione di amaro si manifesta entro 60 sec. Quindi si sciacqua la bocca con acqua e dopo 10 min si ripete il saggio con una soluzione a concentrazione immediatamente più alta. La concentrazione limite è la concentrazione più bassa alla quale è possibile avvertire la sensazione di amaro. Le persone che non percepiscono il sapore amaro di una soluzione di 0,058 mg di cloridrato di chinina (sostanza di riferimento) non possono eseguire il saggio.

Il potere amaricante è definito dalla seguente espressione

$$\text{Pa} = \frac{c \times 2000}{a \times d} \text{ Unità per g di sostanza}$$

dove a rappresenta i ml S_A in 10 ml della soluzione della sostanza in esame alla concentrazione limite definita con il saggio; d rappresenta i mg del prodotto in esame contenuti in 1 ml di S_A; c rappresenta i mg di cloridrato di chinina contenuti in 10 ml della soluzione di cloridrato di chinina (S_C) alla concentrazione limite.

Composizione in g/l di alcune soluzioni fisiologiche (FUI IX ed)

S_A (ml)	Acqua di fonte (ml)
1,0	9,0
2,0	8,0
3,0	7,0
4,0	6,0
5,0	5,0
6,0	4,0
7,0	3,0
8,0	2,0
9,0	1,0
10,0	/

Diluizioni della soluzione di cloridrato di chinina (S_C) (FUI IX ed)

S_C (ml)	Acqua di fonte (ml)	Quantità di cloridrato di chinina in 10 ml della diluizione ottenuta (mg)
2,1	7,9	0,042
2,2	7,8	0,044
2,3	7,7	0,046
2,4	7,6	0,048
2,5	7,5	0,050
2,6	7,4	0,052
2,7	7,3	0,054
2,8	7,2	0,056
2,9	7,1	0,058

Per preparare S_C si procede in questo modo: 0,1 g di cloridrato di chinina si scioglie in 100 ml di acqua di fonte e 2 ml di questa soluzione concentrata si diluiscono in 100 ml di acqua di fonte. Per determinare la concentrazione limite si preparano le diluizioni sopra indicate

Parte speciale

10 Droghe vegetali organizzate

Si considerano droghe organizzate quelle costituite da elementi cellulari. L'intero corpo vegetale, un organo (foglie) o un semplice tessuto (pelo) presenta elementi cellulari, semplici o complessi, che danno forma e dimensione al vegetale o ad una parte di questo. Pertanto le droghe vegetali organizzate possono essere rappresentate dalla pianta intera oppure da un organo o tessuto che può essere ipogeo o sotterraneo (radice, rizoma, tubero, bulbo) oppure epigeo o aereo (corteccia, legno, foglia, fiore, frutto, seme, gemma e pelo).

È chiaro che quando il principio attivo è uniformemente distribuito in ogni parte del vegetale, si utilizza tutta la pianta (escluse in genere le radici), altrimenti, come capita più di frequente, si utilizza l'organo o il tessuto che contiene una maggiore quantità di principi attivi e che nel contempo è povero di sostanze decisamente tossiche per l'uomo.

Il tempo in cui la droga viene raccolta è quello in cui l'organo che la costituisce raggiunge la massima ricchezza in principi attivi (tempo balsamico). La raccolta deve essere fatta in modo adeguato, cioè con cura, evitando di frammentarla e/o di mescolarla ad altre parti della pianta di minore o di nessun pregio. Una volta raccolta la droga deve essere mondata ed essiccata. La mondatura consiste nel pulire e nell'allontanare tutto ciò che non riguarda la droga. Si provvede, nel caso di organi ipogei, ad allontanare la terra rimasta aderente alla superficie della droga (mediante scuotimento o spazzolatura), e ad eliminare le radici avventizie (nel caso di radici, rizomi o tuberi) o le squame più esterne (nel caso di bulbi).

Nel caso di organi epigei, questi di solito vengono privati di parti inutili, o meno ricche di principi attivi: così dalle foglie talora si asportano i piccioli, dai fiori o dai frutti i peduncoli, dai fusti i rami, dai frutti i semi. In altri casi sono i semi che vengono privati del frutto; per i fiori può essere necessario separare gli stimmi da altre parti fiorali, la corolla dal calice, ecc. Ad ogni modo devono essere essiccate con cura, in modo da evitare la degradazione o la volatilizzazione dei principi attivi in esse contenuti.

Le droghe vegetali organizzate possono classificarsi seguendo un criterio botanico, chimico o farmacologico. Il criterio da noi seguito è stato quello botanico. Pertanto le droghe verranno raggruppate in base all'organo (o parte) della pianta utilizzato (radici, rizomi, cortecce, ecc.).

11 Radici

La radice è quella parte sotterranea della pianta che non porta foglie, gemme, nodi ed internodi, non è rivestita di licheni e non contiene clorofilla. Fissa la pianta al terreno e presenta un apice radicale, munito di cuffia o pileoriza, una zona di accrescimento (o zona liscia) ed una zona pilifera con peli radicali e funzione assorbente (Fig. 11.1).

Le radici vere sono quelle provenienti dal seme, avventizie quelle che originano da una qualsiasi parte del cormo. A seconda della direzione e della ramificazione, la radice può essere (i) a *fittone*, quando s'è impiantata perpendicolarmente al terreno, assume uno sviluppo predominante ed è la continuazione delle radichette embrionali (per cui parte dalla base del fusto e ne continua la direzione); (ii) *fascicolata* (o *affastellata*), quando la radice primaria si atrofizza e si sviluppano alla base del tronco numerose radici secondarie, che assumono, ramificandosi, le stesse forme e dimensioni; (iii) *tuberosa*, quando la radice si sviluppa

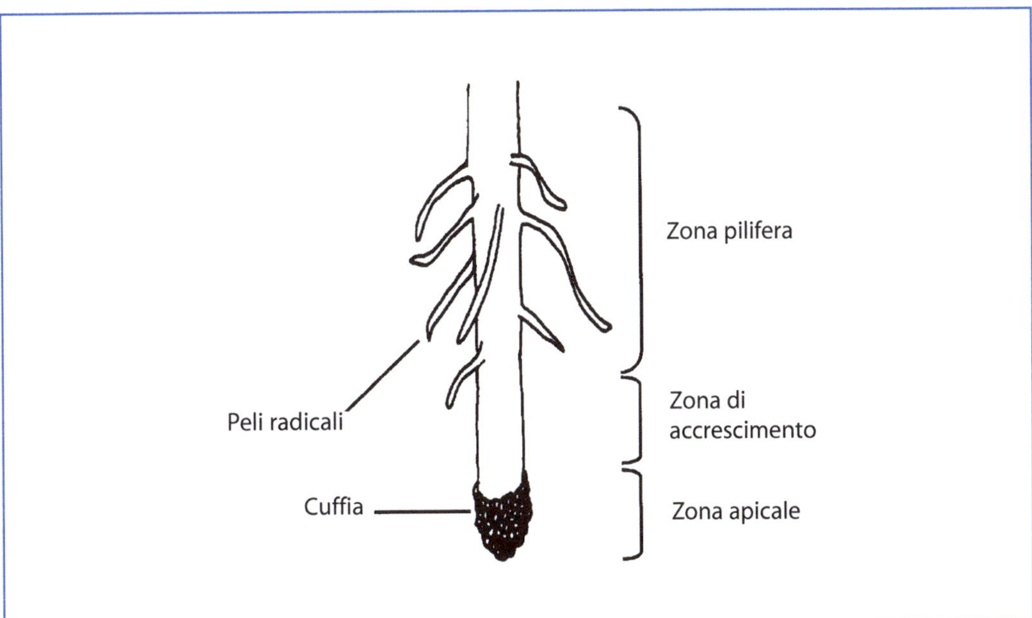

Fig. 11.1. Radice

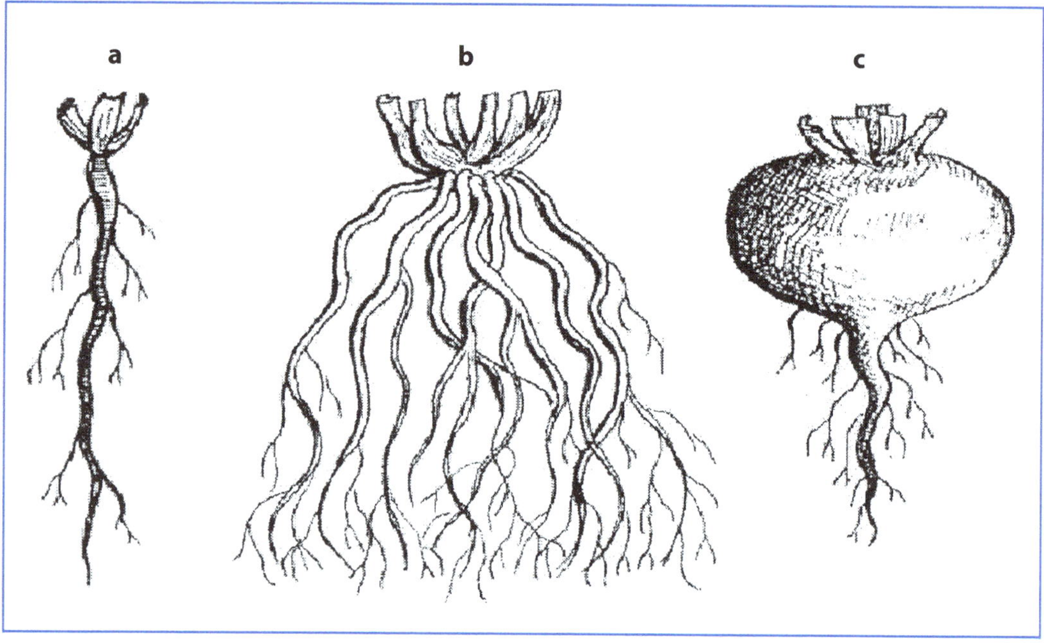

Fig. 11.2. Tipi di radice: **a** a fittone; **b** fascicolata; **c** tuberosa

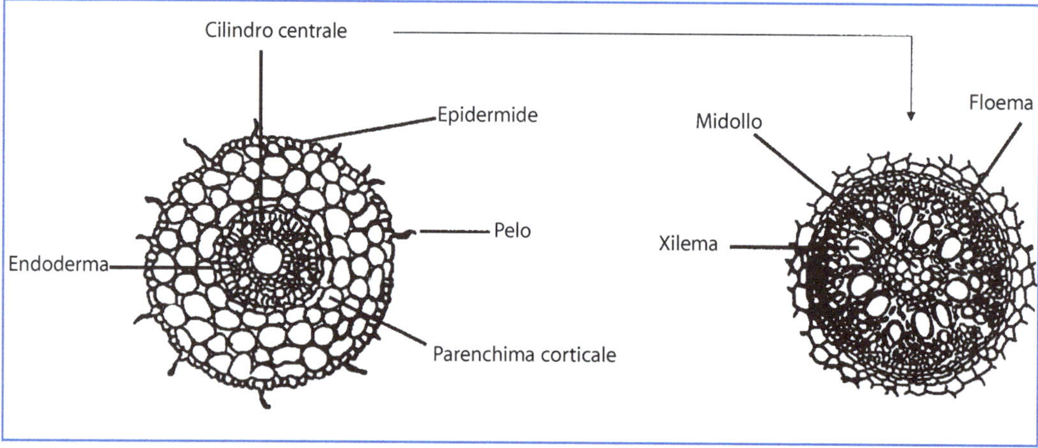

Fig. 11.3. Radice: struttura primaria delle mono e dicotiledoni

enormemente (s'ingrossa e si rigonfia di sostanze nutritizie) dando dei corpi ovoidali o conoidi (Fig. 11.2). Talora dal colletto della pianta si distaccano degli organi sotterranei, da non confondere con le radici, che recano delle gemme e perciò possono dare origine a nuovi individui ad una certa distanza dalla pianta madre: questi si chiamano *stoloni*.

La struttura primaria della radice presenta, dall'esterno all'interno: (i) un'*epidermide*, priva di cuticola e di stomi, recante nella zona pilifera peli assorbenti; (ii) un *parenchima corticale*, molto sviluppato, che può contenere cellule mucillaginose ed oleifere e canali secretori; (iii) un *endoderma*, o *fleoderma*, strato di cellule che delimita, internamente, il parenchima corticale; (iv) un *cilindro centrale*, che comprende il periciclo, la zona legnosa, nella quale sono immersi i fasci cribrosi (floema) e vascolari (xilema) che si alternano tra loro (struttura poliradiale) ed il midollo (Fig. 11.3).

Questa struttura si conserva immodificata nelle monocotiledoni, mentre nelle dicotiledoni cambia profondamente con il progredire dell'età; in particolare l'epidermide e la corteccia primaria regrediscono, mentre entrano in attività delle zone generatrici, una esterna o fellogeno, l'altra interna o cambio. Il fellogeno genera il sughero (esternamente) ed il felloderma (internamente) mentre il cambio (o meristema) dà luogo al cribro secondario (esternamente) ed al legno secondario (internamente). Nelle dicotiledoni, dunque, la radice assume a poco a poco la stessa struttura del fusto.

La radice, allo stato secco, ha una forma cilindrico-conica, con superficie grinzosa, senza nodi e senza tracce di licheni.

Altea

Radici decorticate ed essiccate di *Althaea officinalis* L. (Fam. *Malvaceae*)

Pianta erbacea perenne, con radici a fittone (lunghe 15-30 cm e spesse 1-2 cm), caule diritto peloso, ramificato (alto 50-170 cm), foglie alterne, picciolate, vellutate, fiori bianchi o rossi o porporini e frutti ad anello. Vive spontanea nei luoghi umidi e palustri dell'Europa centro-meridionale, Asia Minore, Siria, Asia centrale e America del nord. *Altea*: da αλθαεω = guarire, cioè che guarisce; *officinalis*: da *opus* + *facere*, luogo ove si producono preparazioni farmaceutiche. Componenti principali: mucillagine.

Droga originaria (esame macroscopico)

Colore: biancastro o grigio-giallastro
Odore: debole e caratteristico
Sapore: dolciastro, mucillaginoso
Frattura: facile, ineguale, fibrosa all'esterno (corteccia), granulosa all'interno (legno)
Aspetto: bastoncini diritti o lievemente contorti, solcati per il lungo, ricoperti di polvere bianca o grigia (per la presenza di amido e di ossalato di calcio). In commercio possono trovarsi anche decorticate e tagliate in cilindri (0,5-2 cm di spessore), o in cubi (0,5-0,8 cm di lati).

Droga polverizzata (esame microscopico)

La polvere, di colore bianco-giallastro, è caratterizzata da: numerosi granelli di amido, di varie dimensioni (5-20 micron) e forma (ovali, rotondi, reniformi, ellissoidali), ad ileo eccentrico, a volte fessurati centralmente; druse di ossalto di calcio (15 micron) ma non polvere cristallina; cellule mucillaginose; fibre liberiane, con pareti poco ispessite o poco lignificate, incolori, irregolari, dalle estremità aguzze o biforcante; frammenti di parenchima legnoso; vasi scalariformi.

Ceneri: non superiori al 7%, determinate su 1 g di droga polverizzata.

Elementi estranei: non più del 2% di radici lignificate ed altro materiale estraneo.

Saggi chimici (specifici o generici)

La droga polverizzata dà in acqua (1:10) una mucillagine incolore, priva di odore ammoniacale o acido, di reazione neutra, che assume colorazione gialla per aggiunta di idrato di potassio (asparagina).

La droga polverizzata dà con acqua acidulata con acido acetico un liquido che filtrato e sovrasaturato con ammoniaca deve dare un lieve intorbidamento per aggiunta di ossalato di ammonio.
R (reazione agli) alcaloidi, negativa; R iodio, positiva, su polvere ed estratto; R calcio, opalescenza bianca.

Saggi farmacologici

L'immersione di un arto di una rana (spinale) in una soluzione di acido cloridrico 1‰ provoca una reazione (movimento dell'arto) che viene a mancare quando l'arto è preventivamente immerso in un estratto (infuso) di altea.
L'assorbimento dei farmaci dati, contemporaneamente all'altea, viene ritardato tanto più quanto maggiore è la quantità di droga ingerita (modifica la biodisponibilità dei farmaci).

Esame alla luce di Wood: fluorescenza azzurra debolmente brillante.

Sofisticazioni, falsificazioni, succedanei

Con radici deteriorate, o molto vecchie, imbiancate con cloro o acido solforoso oppure spolverate con farina di frumento o con calce (estratto con acido acetico diluito, filtrato, saturato con ammoniaca dà precipitato con ossalato d'ammonio, mentre di norma si ha leggero inalbamento); con altre specie di *Althaea* (*narborensis*, *rosea*, *cavanillas*); si fa bollire 1 g di polvere con 100 ml d'acqua, si aggiungono 3-4 gocce di acido cloridrico e si filtra, il filtrato non deve modificarsi con 1-2 gocce di reattivo di Mayer; con radici di *Atropa belladonna* (al microscopio non si devono reperire cellule con sabbia cristallina).

Azioni: emolliente, protettivo.

Uso: infiammazione del cavo orale, tosse secca.

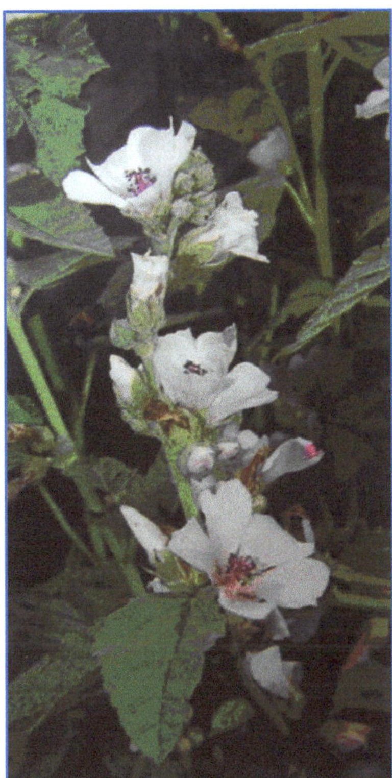

Althaea officinalis

Altea

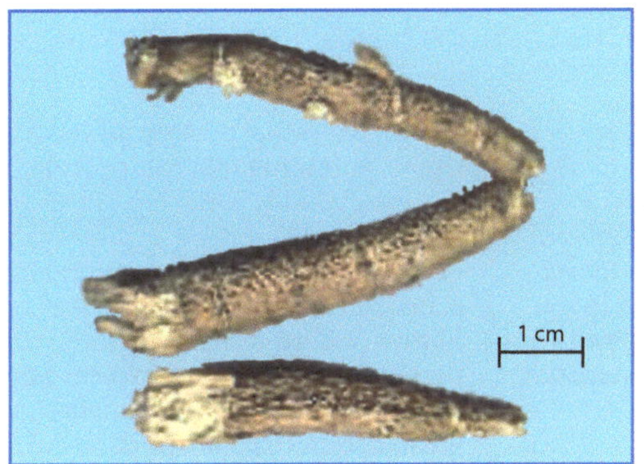

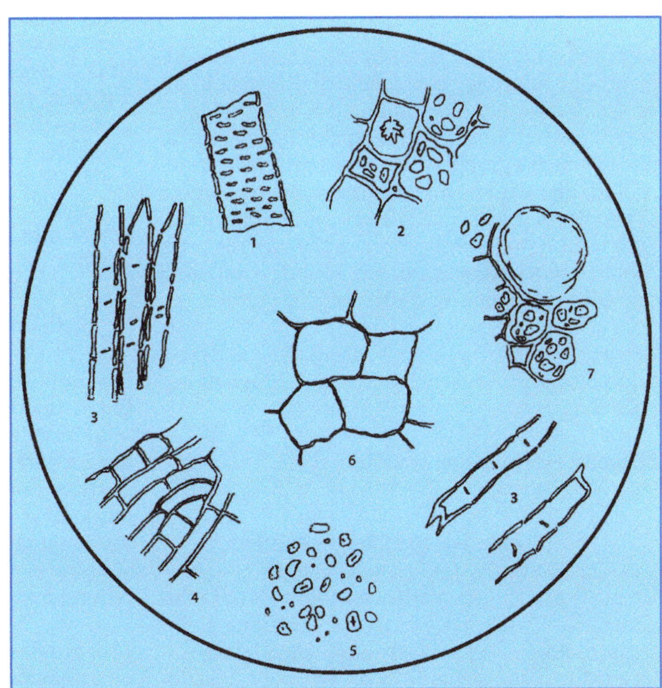

Altea: particolari della polvere
1) vasi scalariformi, 2) parenchima corticale e legnoso con druse di ossalato di calcio, 3) fibre liberiane, 4) cellule parenchimatiche, 5) amido, 6) sughero, 7) parenchima con cellula mucillaginosa

Echinacea

Radici di *Echinacea pallida* Nutt. (*E. angustifolia DC.* ed *E. purpurea* Moench) (Fam. *Asteraceae*) (*Sin. Rudbeckia angustifolia, Brauneria angustifolia*)

Pianta erbacea perenne alta 30-150 cm, con fusto semplice, cavo alla base, con foglie ovali o lanceolate, con fiori terminali, solitari, di colore viola, rosa o bianco, con radici fusiformi a fittone. Vive spontanea nelle zone temperate del Nord America e del Messico. *Echinacea*, da *Exivos* = riccio, per i semi che hanno, alla sommità, un margine membranoso con 4 denti (secondo altri perchè le piante sono scabre); *angustifolia*, per le foglie strette (nella *purpurea* sono ovali-acuminate con piccioli rossastri); *purpurea*, per i fiori rossi o rosei; *pallida*, per i fiori bianchi. Componenti principali: polisaccaridi ad alto peso molecolare (echinacina, ecc.), fenoli (cinarina, ecc.), echinacoside.

Droga originaria (esame macroscopico)

Colore: bruno
Odore: debolmente aromatico, caratteristico
Sapore: prima dolce e poi pungente
Frattura: fibrosa (a fibre corte)
Aspetto: pezzi cilindrici lunghi 10-20 cm e larghi 0,5-1 cm, lievemente inanellati, segnati da cicatrici a forma di V.

Droga polverizzata (esame microscopico)

La polvere, di colore giallo-bruno, presenta: frammenti di epidermide con cellule di dimensioni diverse: 40×80 µm (*E. pallida*) e 45×30 µm (*E purpurea*); sclereidi di fibre sclerenchimatiche, per lo più singole o a gruppi di 2-8 elementi; cavità secretrici (di diametro fino a 0,80 µm) contenenti gocce di olio di color giallo; cellule dell'epidermide e dell'esoderma (30×50 µm) che mostrano aree rossastre (fitomelamina); assenza di amido e di ossalato di calcio. La droga non va considerata in polvere.

Ceneri: non superiori al 9,0%, di cui non più del 2% acido insolubile, determinate su 1g di droga polverizzata.

Elementi estranei: non superiori al 3%.

Saggi chimici (specifici o generici)

Un ml di una tintura madre (etanolo 70%) di echinacea, riscaldata con 1,5 ml di una soluzione di floroglucinolo si colora in rosso cupo. Un ml della tintura madre con l'aggiunta di 0,1 ml di una soluzione di cloruro ferrico (3%) sviluppa una colorazione verde oliva tendente al bruno.

Saggi farmacologici

L'estratto totale di echinacea stimola nei ratti una risposta immunitaria (aumenta la fagocitosi, la chemotassi e la capacità ossidativa di neutrofili e macrofagi) (azione immunostimolante). L'estratto totale di echinacea riduce l'edema della zampa del ratto indotto da carragenina (azione antiflogistica). Macrofagi peritoneali di ratto incubati con un estratto totale di echinacea sono in grado di uccidere cellule tumorali e cellule infettate con parassiti (per es. *Leishmania enrietti*). L'incubazione dell'estratto di echinacea determina inibizione del virus influenzale, dell'herpes e del virus della sifilide.

Esame alla luce di Wood: debole fluorescenza azzurra.

Sofisticazioni, falsificazioni, succedanei

Con radici di *Parthenium integrifolium*, riconoscibili mediante cromatografia su strato sottile in base all'assenza dell'acido cicoresico o alla presenza degli esteri cinnamici dell'echinadiolo, dell'epossiechinadiolo, dell'echinaxantolo e del diidrossinardolo. Le radici di *P. integrifolium* si riconoscono, comunque, facilmente perchè di colore nero.

Azioni: immunostimolante, cicatrizzante.

Uso: profilassi e trattamento del raffreddore, rimarginazione delle ferite.

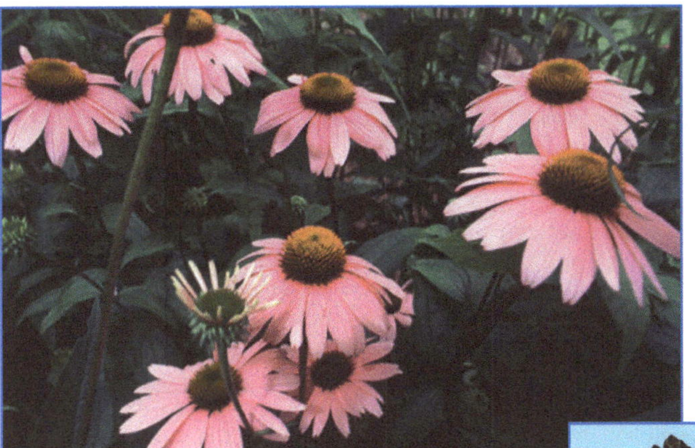

Echinacea angustifolia

Echinacea

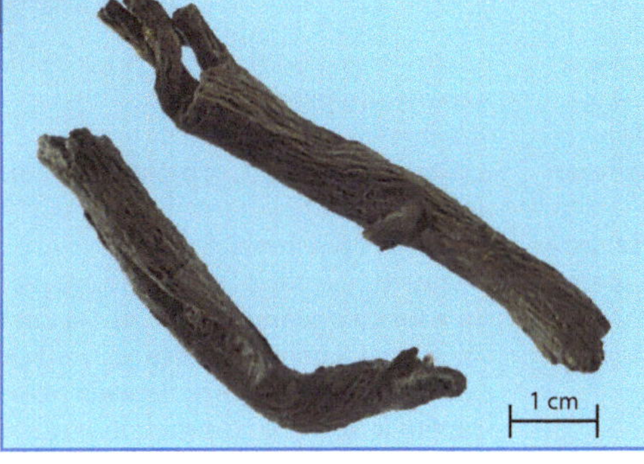

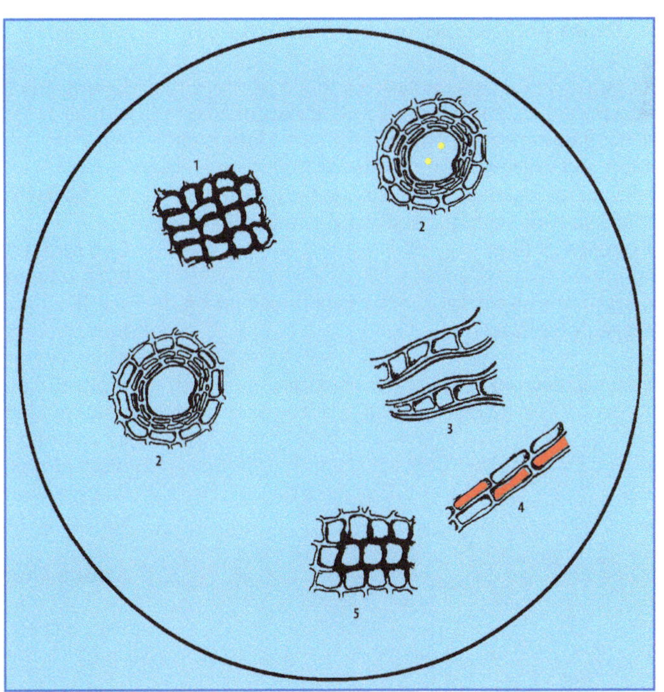

Echinacea: particolari della polvere
1) esoderma contenente depositi di fitomelanina, 2) cavità secretrice, 3) fibra sclerenchimatica, 4) epidermide, 5) esoderma circondato da depositi di fitomelanina

Genziana

Radici di *Gentiana lutea L.* (Fam. *Gentianaceae*)
(Sin. *Asterias lutea, Swertia lutea*)

Pianta erbacea perenne con radice a fittone, ramificata, tortuosa, lunga 12-20 cm, con caule eretto alto fino a 150 cm, foglie ovate, glabre, infiorescenze racemose gialle, terminali o all'ascella delle foglie superiori e per frutto una capsula ovoide. Vive spontanea nei pascoli montani (900-2000 metri) dell'Europa centro-meridionale e dell'Asia Minore. *Gentiana*: da Gentius, re dell'Illiria, che per primo sperimentò le proprietà stomatiche della pianta; *lutea*: giallo-oro, per il colore dei fiori. Componenti principali: eterosidi amari (amarogentina, gentiopicroside, genziopicrina, ecc.).

Droga originaria (esame macroscopico)

Colore: giallo-rossastro o rosso bruno, giallastro, giallo bruno
Odore: aromatico, caratteristico
Sapore: dapprima dolciastro, poi amaro netto e persistente
Frattura: facile, breve e netta
Aspetto: segmenti cilindrici di varie dimensioni e forme (generalmente di 1-4 cm di diametro, diritti o tortuosi), solcati longitudinalmente, grinzosi. Raramente la droga è commercializzata in fette longitudinali o a rotelle.

Droga polverizzata (esame microscopico)

La polvere, di colore giallastro o giallo bruno, è caratterizzata da: frammenti di vasi scalariformi e reticolati; frammenti di parenchima con cellule contenenti gocce oleose e minuti cristalli (aghiformi o laminari) di ossalato di calcio (0,5-1/3-6 micron); frammenti di sughero. Assenza d'amido, di cellule sclerose e di fibre.

Ceneri: non superiori al 5%, determinate su 1 g di droga polverizzata.

Elementi estranei: non superiori al 3%.

Saggi chimici (specifici o generici)

Estraendo con alcool etilico ed evaporando fino a secchezza, si ha un residuo giallo bruno che, ripreso con una soluzione acquosa satura di acido iodidrico, mostra una colorazione violetta per aggiunta di amido. R. amido, negativa; R. calcio, positiva; R. antrachinoni, negativa; R. alcaloidi, positiva.

Saggi farmacologici

L'estratto totale di genziana aumenta la secrezione acida gastrica nel cane e la secrezione di enzimi digestivi nella pecora (azione digestiva). L'estratto di genziana aumenta il flusso biliare nel ratto (azione coleretica).

Esame alla luce di Wood: fluorescenza giallo arancione.

Sofisticazioni, falsificazioni, succedanei

Con radici di altre specie di *Gentiana* (*asclepiadea*, *purpurea*, *campestris*, ecc.), meno pregiate, riconoscibili all'esame microscopico e perché di diametro minore; con rizomi di *Rumex alpinus* (odore differente; presenza di amido; R. antrachinoni, positiva; inoltre la polvere di *Rumex* si colora in rosso con potassa alcolica), con rizomi e radici di belladonna (*Atropa belladonna*) ed elleboro bianco (*Veratrum album*) e tuberi di aconito (*Aconitum napellus*) (presenza di amido; R. alcaloidi, positiva: sofisticazioni queste pericolose).

Azioni: amaro, eupeptico.

Uso: dispepsia.

Gentiana lutea

Genziana

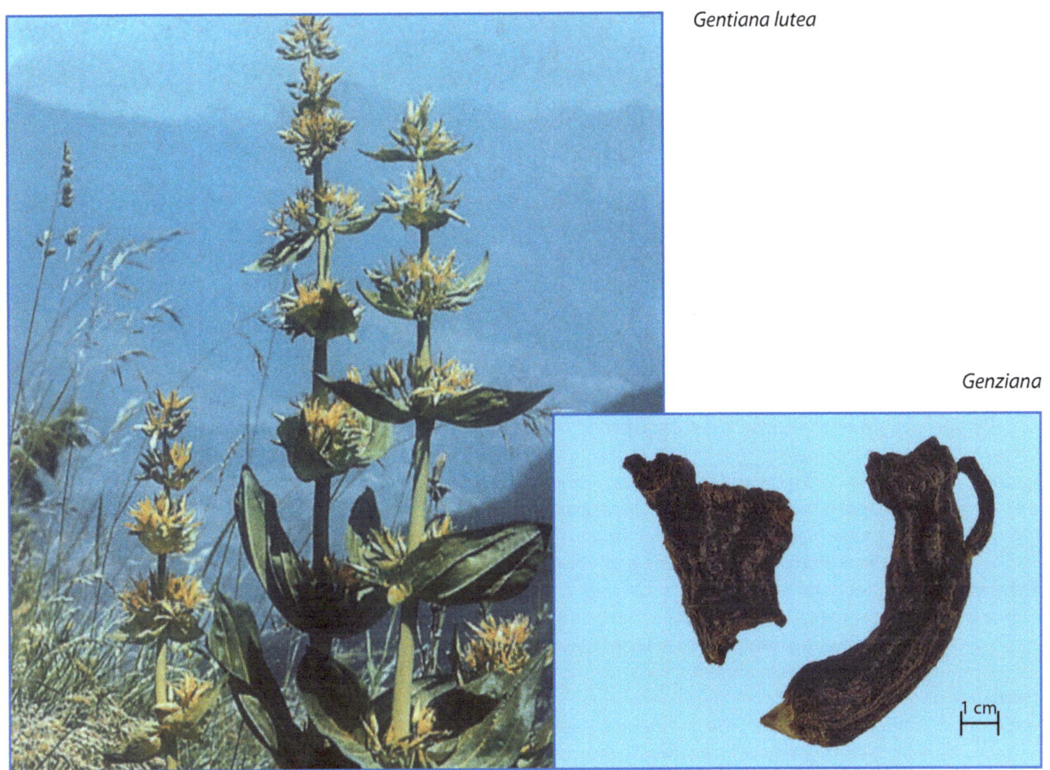

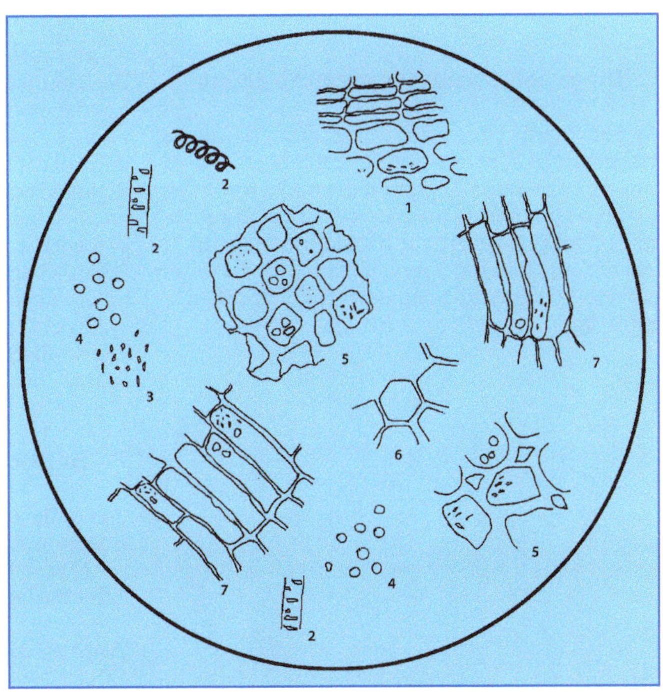

Genziana: particolari della polvere
1) sughero e collenchima, 2) vasi, 3) cristalli aghiformi di ossalato di calcio, 4) gocce oleose, 5) parenchima corticale con gocce oleose e cristalli di ossalato, 6) tessuto legnoso, 7) parenchima legnoso con gocce oleose e cristalli di ossalato di calcio

Ginseng

Radici di *Panax ginseng Meyer* e *P. quinquefolium L.* (Fam. *Araliaceae*)
(Sin. *P. quinquefolius L.*)

Pianta erbacea perenne alta 40-60 cm, con fusto eretto, foglie palmato composte, fiori bianchi e grappoli di bacche rosso-brillanti. Vive spontanea in Corea, Nepal, Cina, Siberia orientale. *Panax* da παν = tutto e αχος = rimedio, cioè rimedio per tutte le malattie, da cui *Panacea; ginseng* dal cinese *jin* = uomo e *chen* = ternario, che vuol dire la terna con l'uomo (ed il Cielo). Componenti principali: saponine triterpeniche (ginsenosidi o panaxosidi).

Droga originaria (esame macroscopico)

Colore: bruno chiaro tendente al giallo (se essiccata al sole) o al rosso (se esposta prima al vapore e poi essiccata artificialmente e successivamente al sole)
Odore: tenue, caratteristico
Sapore: leggermente piccante ed amarognolo all'inizio, poi dolciastro e leggermente mucillaginoso
Frattura: netta
Aspetto: corpo fusiforme (lungo fino a 20 cm e spesso 0,5-2,5 cm), ramificato, rugoso in senso longitudinale, recante nella parte superiore una capocchia (residuo di gemme) con cicatrici anulari.

Droga polverizzata (esame microscopico)

La polvere, di colore giallastro, è caratterizzata da: parenchima a parete sottile, contenente un'abbondante quantità di granuli di amido, rotondeggianti o spigolosi (4-10 micron); druse di ossalato di calcio (40-50 micron); vasi reticolati, con lume di 14-45 micron; parenchima del sughero con secreto giallognolo. Sono assenti le fibre di sclerenchima.

Ceneri totali: non superiori all'8% di cui non più dell'1% acido insolubile, determinate su 1 g di droga polverizzata.

Elementi estranei: non superiori al 2%.

Saggi chimici (specifici o generici)

5 g di droga polverizzata si mescolano con 0,1 ml di acido solforico; dopo 2 min si ha una colorazione marrone-rossiccia che, dopo 20 min, diventa rosso-violacea.

Saggi farmacologici

L'estratto totale di ginseng aumenta la resistenza degli animali di laboratorio quando questi vengono costretti ad eseguire esercizi fisici forzati (per es. nuoto). Il ginseng aumenta la sopravvivenza degli animali sottoposti a condizioni sfavorevoli (freddo, digiuno, radiazioni, stress). Il ginseng riduce i livelli ematici di colesterolo e trigliceridi e nel contempo aumenta il livello di lipoproteine ad alta densità (HDL) in animali nutriti con una dieta ad alto contenuto di colesterolo.

Esame alla luce di Wood: fluorescenza bianco-giallastra.

Sofisticazioni, falsificazioni, succedanei

Con radici di altre specie di *Panax*, che presentano cromatogrammi diversi.

Azioni: adattogeno, immunostimolante.

Uso: stati di stress e di debilitazione.

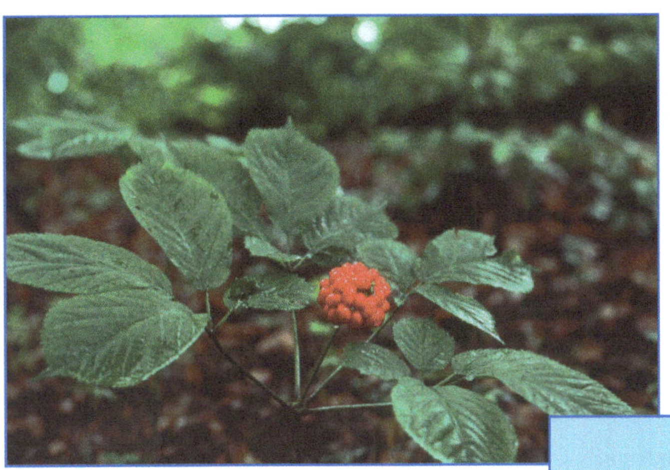

Panax ginseng

Ginseng

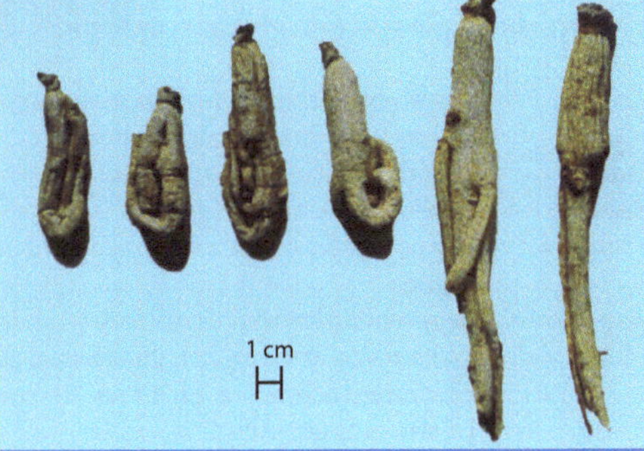

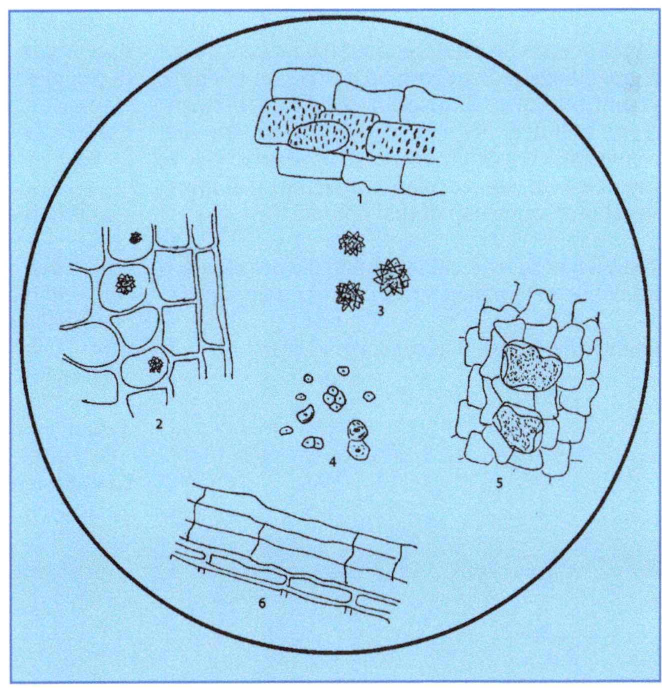

Ginseng: particolari della polvere
1) vaso reticolato, 2) parenchima della corteccia con druse di ossalato di calcio, 3) druse di ossalato di calcio, 4) amido, 5) parenchima del sughero con secreto giallognolo, 6) frammento di sughero

Liquirizia

Radici di *Glycyrrhiza glabra L.*, var. *typica* Reget Her. (Fam. *Leguminosae*)
(Sin. *Liquiritia officinalis* Moench., *G. laevis* Pallas.)

Pianta erbacea perenne (cespugliosa, alta 60-100 cm) con radice principale di circa 15 cm dalla quale partono lunghe (100-200 cm) e profonde radici secondarie a decorso orizzontale, con foglie picciolate glabre, composte, imparipennate, con fiori in spighe ascellari azzurrognole e per frutto un legume compresso, arcuato. Vive spontanea nei terreni argilloso-silicei o calcarei del piano o delle colline del bacino mediterraneo. *Glycyrrhiza*: da γλυχός + ριζα, dolce radice, per il sapore dolciastro; *glabra*: senza peli, per i frutti e le foglie glabri; *laevis*, senza peli. Componenti principali: acido glicirrizico.

Droga originaria (esame macroscopico)

Colore: grigio bruno o rosso-bruno (esternamente), giallastro (all'interno)
Odore: debole, particolare, terroso
Sapore: dolciastro e mucillaginoso
Frattura: fibrosa nella corteccia, scheggiata nel legno
Aspetto: segmenti cilindrici dritti (0,5-3 cm larghi e 15-20 cm lunghi), rigati, con solchi longitudinali e cicatrici di radichette e di germogli.

Droga polverizzata (esame microscopico)

La polvere, giallo chiara, è caratterizzata da: piccoli granelli d'amido rotondi od ovali (2-20 micron); prismi ottaedrici di ossalato di calcio (10-35 micron); esili fibre liberiane a pareti molto ispessite, contenenti cristalli prismatici di ossalato di calcio; frammenti di vasi reticolati e scalariformi di diverso calibro; frammenti di tubi cribrosi.

Ceneri: non superiori al 10% e non più del 2% acido insolubile, determinate su 1 g di droga polverizzata.

Elementi estranei: non superiori al 2%.

Saggi chimici (specifici o generici)

La liquirizia trattata con acido solforico all'80% si colora in giallo-arancione. L'estratto alcolico s'intorbida con l'acqua e poi deposita un sedimento giallastro solubile in ammoniaca. R. amido, positiva; R. calcio, positiva.

Saggi farmacologici

L'estratto totale di liquirizia inibisce nel ratto l'infiammazione prodotta da iniezione di carragenina nell'aponeurosi plantare (azione antiflogistica) e l'ulcera sperimentale indotta da indometacina (azione antiulcera). *In vitro* l'estratto di liquirizia riduce le contrazioni di segmenti isolati di intestino di coniglio (azione spasmolitica).

Esame alla luce di Wood: colorazione bruna.

Sofisticazioni, falsificazioni, succedanei

Con radici di *Abrus precatorius* (di odore sgradevole, amarognolo), di specie di *Berberis*, prive di fibre liberiane, di *Ononis spinosa*, amarognola, frattura biancastra; con rizomi di *Polypodium vulgare*, amarognoli, ecc.

Azioni: espettorante, antiflogistico, antiulcera.

Uso: catarro, correttivo del sapore.

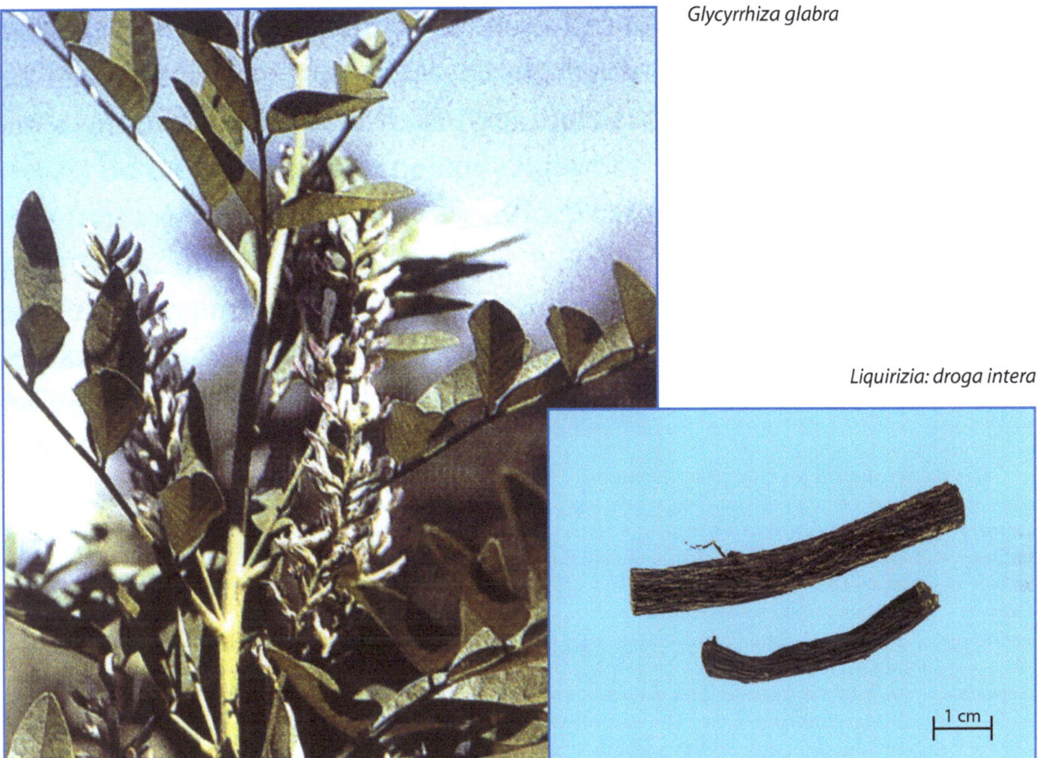

Glycyrrhiza glabra

Liquirizia: droga intera

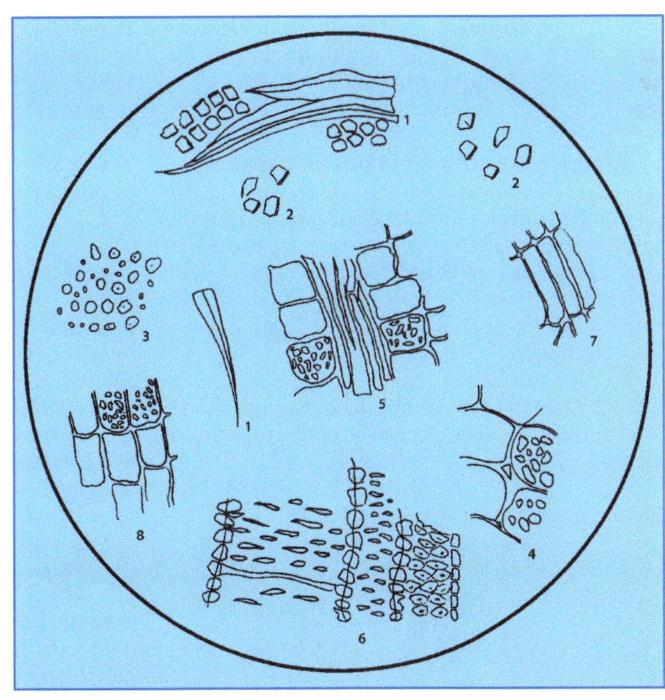

Liquirizia: particolari della polvere
1) fibre liberiane con parete stratificata, 2) cristalli prismatici di ossalato di calcio, 3) granuli di amido, 4) parenchima corticale con amido, 5) parenchima corticale con amido e floema, 6) frammenti di vasi reticolati e scalariformi, 7) parenchima legnoso, 8) tessuto midollare

Poligala

Cespi radicali di *Polygala senega L.* o *virginiana* (Fam. *Polygalaceae*)
(Sin. *P. grandiflora* Walt. e var. *albida* Mich, *rosea* Mich, *tenuifolia* Pursh., *latifolia* Toney e Gray)

Pianta erbacea perenne, piccola, con radice bruniccia, tortuosa, caule cespitoso, ramificato, foglie alterne, brevemente picciolate, squamose (le inferiori), oblungo-lanceolate (le superiori), fiori bianchi riuniti in grappoli terminali. Vive spontanea su terreni aridi, duri, pietrosi, soleggiati delle regioni montagnose e rocciose dell'America settentrionale.
***Poligala* da πολυς + γαλα = molto + latte, cioè che accresce la secrezione lattea; *senega* da Senekas, una tribù indiana del Nord America ad ovest dell'attuale stato di New York che usava la radice come rimedio contro il morso del crotalo, nome attribuito anche in quel paese ad un lago e ad un fiume ed alle relative cascate (*Seneka-falls*); *virginiana:* della Virginia. Componenti principali: saponine.**

Droga originaria (esame macroscopico)

Colore: bruno-rossastro o bruno-nerastro
Odore: debole, aromatico (simile al salicilato di metile)
Sapore: disgustoso, acre, bruciante
Frattura: netta, uniforme (corteccia), scheggiata (legno)
Aspetto: se intera è fatta da una testa bitorzoluta o cespite (1-2 cm) con impronte e residui dei cauli tagliati, da cui si diparte una radice conica, poco ramificata, tortuosa (3-16 cm lunghi e 0,2-1,3 cm larghi), recante una cresta longitudinale nella concavità e semianelli trasversali nella convessità. Più di frequente si ritrova in pezzi.

Droga polverizzata (esame microscopico)

La polvere, di colore bruno-chiaro, è caratterizzata da: cellule sugherose brune; vasi; frammenti di parenchima con cellule a pareti spesse e contenenti goccioline oleose. Non deve mostrare cellule sclerenchimatiche, granuli di amido, cristalli di ossalato di calcio.

Ceneri: non superiori all'8%, di cui non più del 3% acido insolubile, determinate su 1 g di droga polverizzata.

Elementi estranei: non superiori al 2%.

Saggi chimici (specifici o generici)

La droga polverizzata (5 g) si lascia macerare in etere (30 g), quindi si filtra ed al filtrato si aggiungono 20 ml di acqua tiepida; evaporato l'etere, la soluzione acquosa deve colorarsi in violetto con cloruro ferrico. Bollita per pochi minuti con acqua (1:100) dà un liquido che, filtrato e diluito con acqua (1:25), schiumeggia abbondantemente. R. alcaloidi, negativa; R. calcio, negativa; R. amido, negativa.

Saggi farmacologici

Determinazione dell'indice emolitico (non deve essere inferiore a 1:4000 quando viene usata una soluzione di cloruro di sodio tamponata a pH = 7. 4 e sangue di bue defibrinato) e dell'indice schiuma.

Esame alla luce di Wood: debole fluorescenza bluporporina o azzurro-grigiastra.

Sofisticazioni, falsificazioni, succedanei

Con radici di altre specie del genere *Polygala* (*alba*, *vulgaris*, *siberica*, *chinensis*, ecc.) meno attive (si riconoscono perché prive di cresta); di *Panax quinquefolium*, *Asclepias vincentoxica*, *Gillenia trifoliata*, *Cypripedium parviflorum* (presenza di amido); di *Richardsonia scabra* (presenza di rafidi di ossalato di calcio); di *Andrachne aspera* o *Polygala indiana* o *pakistana* (assenza della cresta). Come succedaneo si adopera la *Primula officinalis* (fiori e radici, più ricche di saponine).

Azioni: espettorante, emetico.

Uso: catarro.

Polygala senega

Poligala

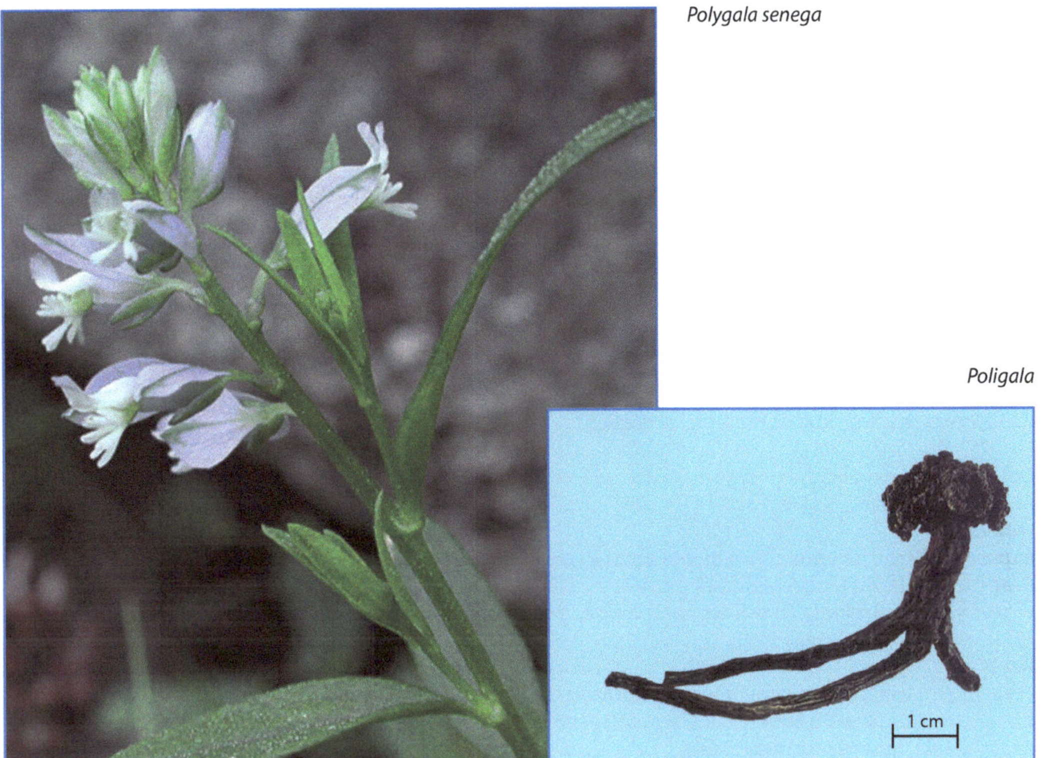

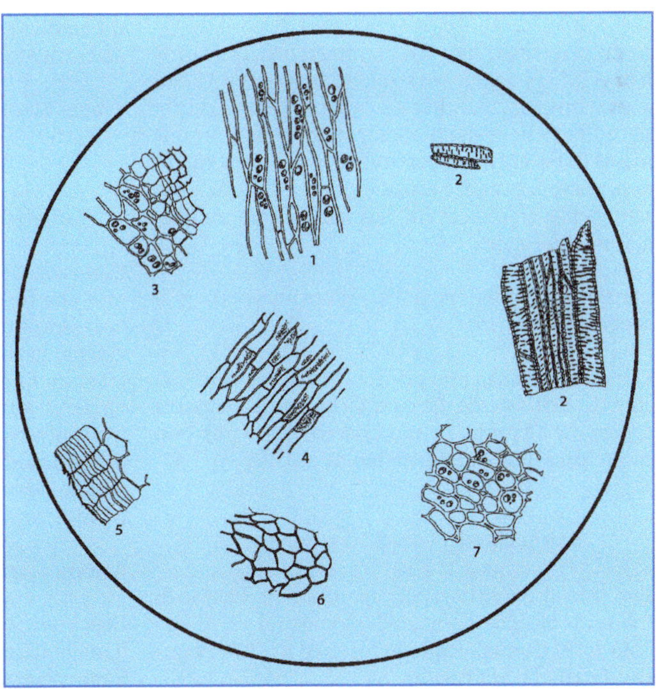

Poligala: particolari della polvere
1) parenchima in sezione longitudinale, 2) vasi, 3) sughero e felloderma con gocce oleose, 4) sughero con granuli, 5) sughero, 6) sughero della corona della radice, 7) parenchima in sezione trasversale

Ratania

Radici essiccate di *Krameria triandra* Ruiz et Pavon (Fam. *Polygalaceae*)

Arbusto (30-60 cm) con grosse radici ramificate, con stelo suddiviso e ricoperto di peli gialli (che poi cadono), foglie semplici, intere, ovato-acuminate, fiori rossi a grappoli terminali e per frutto una capsula globosa ispide. Vive spontaneo sulle pendici aride e sabbiose delle montagne peruviane, boliviane e brasiliane (sulle Ande) (tra i 900 ed i 3000 m). *Krameria*, dedicata a J. Georg. Heim. Kramer, medico austriaco autore di opere di Botanica sistematica; *triandra* da τρί + ανδρός, tre + uomini, cioè con tre stami; *ratania*: da ratana, nome peruviano della droga, forse per il comportamento strisciante e rampicante della pianta. Componenti principali: tannini.

Droga originaria (esame macroscopico)

Colore: rosso bruno o rosso-nerastro, se è vecchia

Odore: nullo

Sapore: astringente e lievemente amaro (corteccia); quasi nullo (legno)

Frattura: scheggiata (per il legno), fibrosa (per la corteccia)

Aspetto: grossi segmenti cilindrici (0,3-0,8 cm larghi e 3-20 cm lunghi), contorti e ramificati, a superficie screpolata, squamosa, fessurata.

Droga polverizzata (esame microscopico)

La polvere, rosso-bruna, è caratterizzata da granelli di amido (5-30 micron) isolati (semplici) o saldati a 4-5 (composti); larghi prismi di ossalato di calcio; fibre liberiane gialle a contorno irregolare; frammenti di parenchima corticale con cellule a contenuto rosso o bruno; libro con gruppi di fibra a pareti spesse; frammenti di vasi con piccole punteggiature aureolate.

Ceneri: non superiori al 6%, determinate su 1 g di droga polverizzata.

Elementi estranei: non più del 5% di frammenti del colletto della stessa droga e di radici di diametro superiore a 25 mm. Le radici decorticate possono essere presenti in quantità molto piccole.

Saggi chimici (specifici o generici)

L'estratto alcolico (1:10) per aggiunta di un eccesso di soluzione alcolica d'acetato di piombo (al 3% in etanolo 70%) dà un precipitato rosso ed il filtrato è anch'esso colorato in rosso.

L'estratto acquoso di ratania deve, a freddo, con l'aggiunta di alcune gocce di soluzione diluita di cloruro ferrico, colorarsi intensamente in verde (per la presenza di acido tannico). R. tannino, positiva; R. amido, positiva; R. calcio, positiva; R. alcaloidi, negativa.

Saggi farmacologici

Determinazione della dose minima capace di provocare agglutinazione completa, dopo 4-6 ore di riposo: termine di confronto una soluzione di tannino (acido tannico 0,1 g in 100 ml di soluzione fisiologica). L'estratto totale di ratania riduce la diarrea indotta nei topi da olio di ricino (azione antidiarroica) e l'edema della zampa di ratto indotto da carragenina (azione antiflogistica).

Esame alla luce di Wood: colorazione porporino-rossastra.

Sofisticazioni, falsificazioni, succedanei

Con radici di altre specie di *Krameria* (la *tomentosa* che fornisce la ratania della Nuova Granata, la *argentea* e la *ixina* che forniscono la ratania brasiliana, la *cistroides* che fornisce la ratania del Cile) tutte queste radici differiscono dalla peruviana per il colore, la grandezza e la struttura ed inoltre, polverate, con acetato di piombo danno a differenza di quella officinale, precipitato grigio-violetto (invece che rosso) ed il filtrato è incolore (invece che rosso).

Azioni: astringente.

Uso: astringente, associata ad antisettici intestinali, nelle diarree. Sottoforma di soluzione nelle infiammazioni del cavo orale.

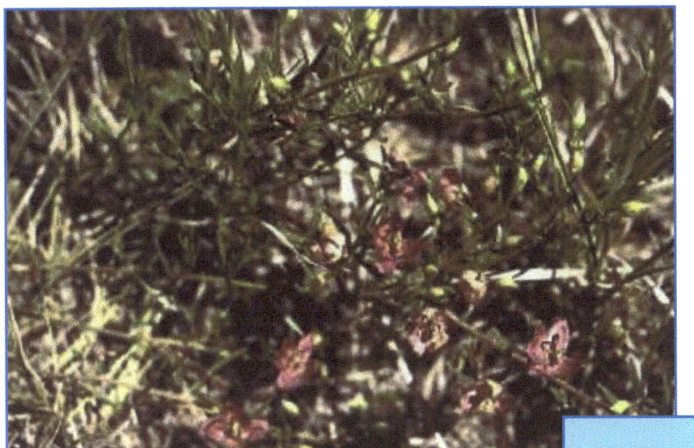

Krameria triandra

Ratania

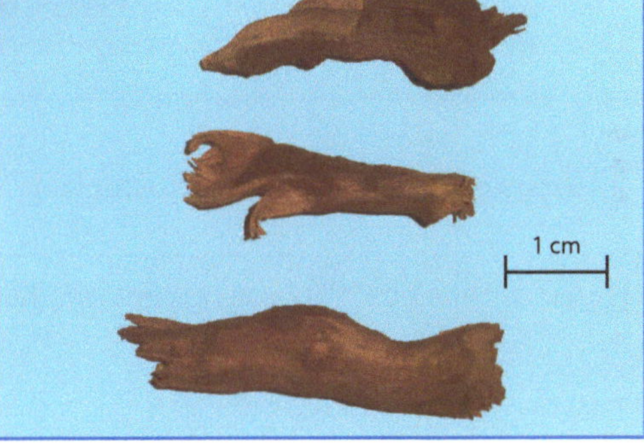

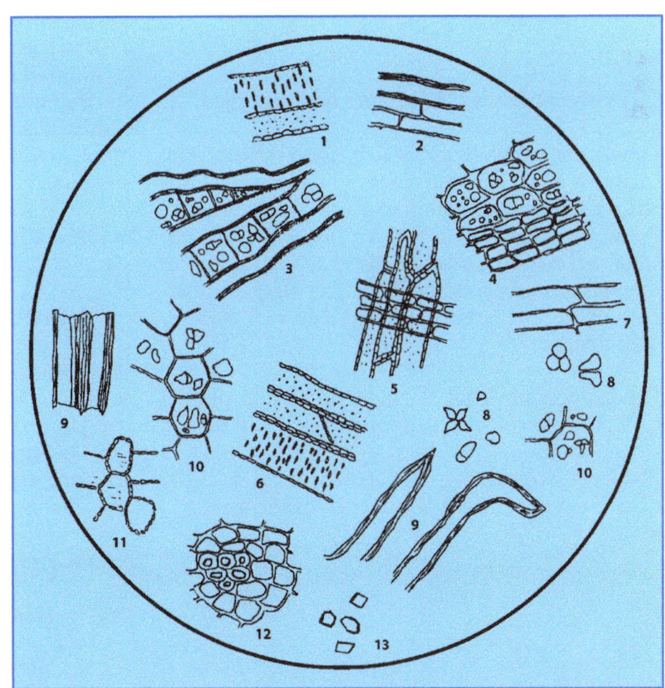

Ratania: particolari della polvere
1) vasi, 2) libro e fibre liberiane, 3) parenchima corticale e fibre liberiane, 4) parenchima con sughero, 5) fibre liberiane con raggi midollari, 6) vasi, 7) libro, 8) amido, 9) fibre liberiane, 10) parenchima corticale con amido, 11) sughero visto di fronte, 12) libro con al centro fibre liberiane, 13) prismi di ossalato di calcio

Rauwolfia

Radici di *Rauwolfia serpentina* Benth. (Fam. *Apocynaceae*)
(Sin. *Ophioxylon serpentinum* Willol., *O. trifoliatum* Gaertn. = *R. trifoliata* Benth.)

Arbusto glabro alto fino ad un metro, laticifero, con radici a fittone provviste di radichette secondarie, con rami cilindrici, con foglie verticillate a tre, brevemente picciolate, obovate, a margine intero, con infiorescenze subterminali bianche o rosa pallide, con frutto a drupa di colore nero o porpora scuro. Vive spontaneo nelle regioni tropicali con clima umido e caldo (India, Pakistan, Ceylon, Giava, Siam, ecc.). Specie affini si trovano nelle zone equatoriali africane (*R. vomitoria*) e americane (*R. tetraphylla*).
***Rauwolfia*, nome creato dal monaco marsigliese Charles Plumier per onorare Leonard Rauwolff, botanico tedesco del 1500; *reserpina*, per la forma serpeggiante delle radici e perché ritenuta efficace contro il veleno dei serpenti. *Ophioxylon* da οφισ = serpente e ξυλον = legno, cioè legno del serpente; *trifoliatum* per i verticilli trimeri delle foglie. Componenti principali: alcaloidi (reserpina, yoimbina, ajmalina, papaverina, tebaina, ecc.).**

Droga originaria (esame macroscopico)

Colore: giallo-grigiastro o bruniccio
Odore: inodore (bagnata assume un lieve odore di patata)
Sapore: amaro intenso
Frattura: corta ed irregolare
Aspetto: segmenti cilindrici o conici (lunghi 10-12 cm e larghi 0,3-2 cm), tortuosi, leggeri, rugosi e con solchi longitudinali.

Droga polverizzata (esame microscopico)

La polvere di colore giallo-grigiastro o bruniccio, è caratterizzata da numerosi granuli di amido (isolati o riuniti in 2-3) nel libro e nel legno, sferoidali, con ilo irregolare, stellato a Y (5-35 micron); cristalli prismatici di ossalato di calcio (20 micron di diametro); parenchimia xilematico; raggi midollari; sughero e felloderma; tracheidi e vasi tracheidali; floema.

Ceneri: non superiori al 12,0%, di cui non più del 2,0% acido insolubile, determinate su 1 g di droga.

Elementi estranei: non deve contenere più del 2,0% di steli e non più del 3,0% di altro materiale organico.

Saggi chimici (specifici o generici)

Una soluzione idroalcolica di rauwolfia dà, a caldo, una colorazione rosa con reattivo vanillico (vanillina 1 g in acido cloridrico concentrato 100 ml).

Saggi farmacologici

L'estratto totale di rauwolfia inibisce le contrazioni dell'ileo di cavia *in vitro* indotte da aceticolina. L'estratto di rauwolfia determina un effetto ipotensivo prolungato: questa azione è più intensa negli animali che respirano naturalmente, meno intensa in quelli sottoposti a respirazione artificiale e nulla negli animali spinali. La rauwolfia antagonizza l'azione analgesica provocata nei topi dalla morfina.

Esame alla luce di Wood: fluorescenza blu-giallastra.

Sofisticazioni, falsificazioni, succedanei

Altre rauwolfie (*heterophylla*, *vomitoria*, *micrantha*, *densiflora*, *verticillata*, ecc.) meno attive. Tali sofisticazioni si riconoscono per la disposizione dell'amido (amido abbondante nel legno, scarsissimo o assente nel libro, al contrario della *verticillata* che presenta amido scarsissimo nel legno).

Azioni: simpaticolitico.

Uso: ipertensione lieve.

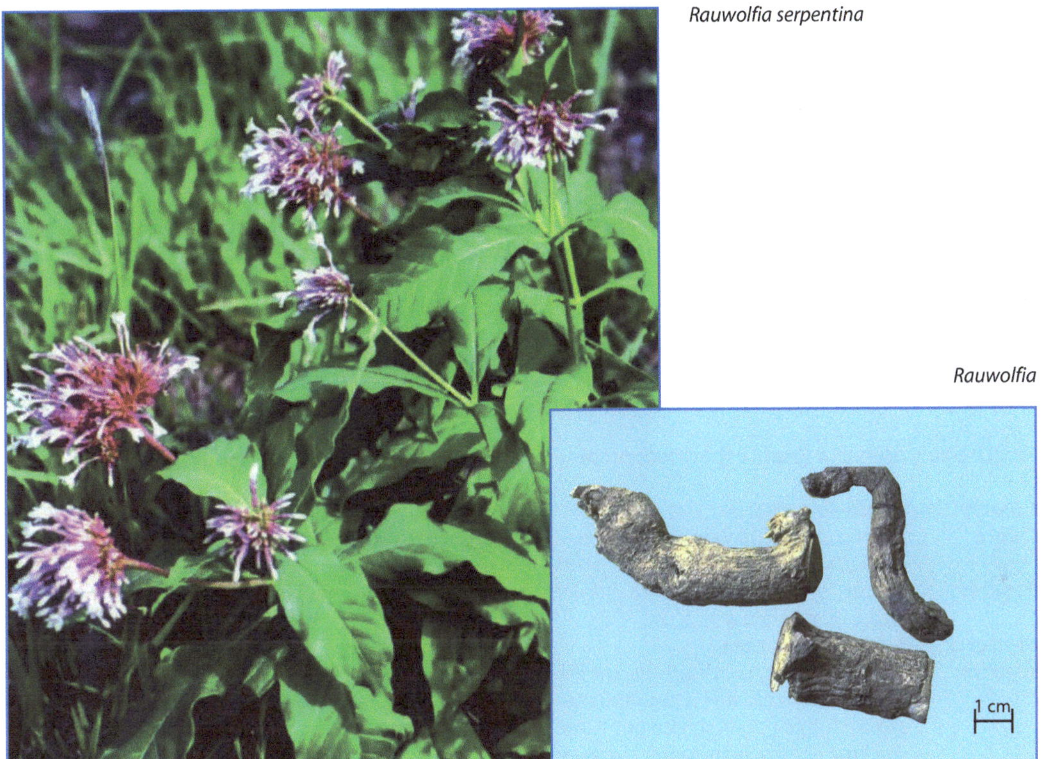

Rauwolfia serpentina

Rauwolfia

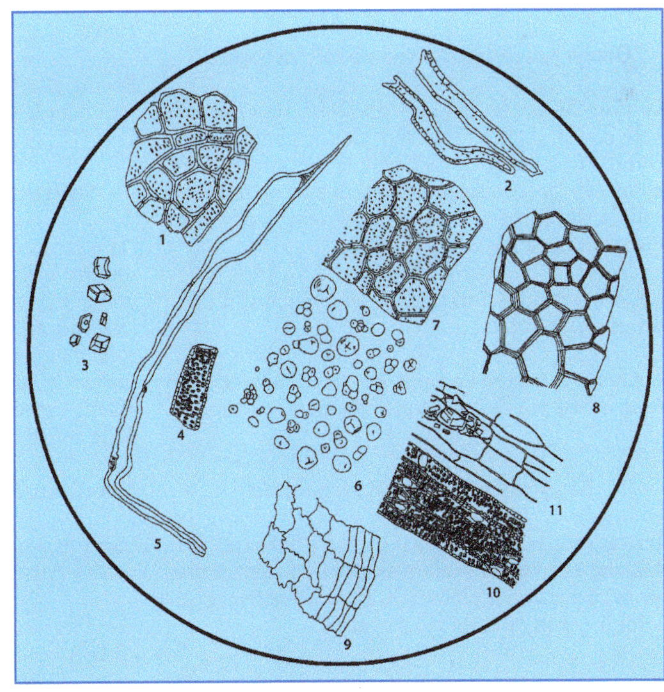

Rauwolfia: particolari della polvere
1) parenchima xilematico e raggi midollari, 2) xilema, 3) prismi di ossalato di calcio, 4) vasi, 5) fibra periciclica del rizoma, 6) amido, 7) raggio midollare, 8) sughero, 9) sughero e felloderma, 10) tracheidi e vasi tracheidali, 11) floema con cristalli di ossalato di calcio

Valeriana

Radici di *Valeriana officinalis* L. (Fam. *Valerianaceae*)
(Sin. *Valeriana sylvestris* Black. Dod.)

Pianta erbacea perenne con rizoma verticale (1,4-6 cm), radici fascicolate, caule eretto (80-200 cm) cilindrico, cavo, ramificato in cima, con foglie basali a rosetta, picciolate, quelle caulinarie sessili, opposte, fiori a corimbo terminali, bianchi o carnicini e per frutto un achenio munito di pappo. Vive spontanea nei luoghi umidi ed ombrosi, dal mare alla montagna, in Europa e nell'Asia del Nord. *Valeriana*: da *valere*, cioè che dà salute o da *Valerianus* o *Valerius*, personaggi che per primi l'avrebbero usata in medicina; *officinalis*: *opus* + *facere*, luogo ove si producono preparazioni farmaceutiche. Componenti principali: olio essenziale, valepotriati, lignani, aminoacidi, alcaloidi.

Droga originaria (esame macroscopico)

Colore: bruno-chiaro
Odore: penetrante, particolare, canforaceo (assomiglia a quello dell'urina di gatto)
Sapore: debole, aromatico, dapprima dolciastro, poi acre-amarognolo
Frattura: netta, quasi cornea
Aspetto: ceppo radicale, costituito da un rizoma conico-ovoidale (0,12-1 cm largo e 2-6 cm lungo) cavo, striato per tutta la sua lunghezza e fornito inferiormente di un'abbondante chioma di radici (larghe 0,1-0,3 cm e lunghe 8-12 cm).

Droga polverizzata (esame microscopico)

La polvere, bruno-chiara è caratterizzata da: granelli di amido (3-20 micron), alcuni semplici, altri riuniti tra loro a 2-6; vasi; peli; epidermiale del rizoma e della radice; frammenti di parenchima con cellule amilifere e cellule contenenti goccioline oleose. Manca l'ossalato di calcio.

Ceneri: non superiori al 13%, determinate su 1 g di droga polverizzata.

Elementi estranei: non più del 5% della base dello stelo e non più del 2% di altri elementi estranei.

Saggi chimici (specifici o generici)

Trattata con acido solforico si colora in rosso ciliegia, che poi vira al viola e all'azzurro (per la presenza di goccioline oleose). R. amido, positiva; R. alcaloidi, positiva; R. calcio, negativa.

Saggi farmacologici

Si abituano i ratti ad associare un dolore (stimolo elettrico) con un rumore (suono di un campanello) ed a saltare dalla metà di una cameretta, dove si produce lo stimolo all'altra metà. Quando l'addestramento è completo si osserva che i ratti saltano appena sentono il suono del campanello, senza che necessariamente intervenga lo stimolo elettrico. Sotto l'azione della valeriana l'animale rimane indifferente o reagisce di meno.

Si sistema il ratto in una gabbia oscillante oppure in una gabbia attraversata da un fascio luminoso e si registra la frequenza dei movimenti che l'animale fa in condizioni normali e sotto l'azione della valeriana.

Esame alla luce di Wood: fluorescenza blu-verdastra debole ed opaca.

Sofisticazioni, falsificazioni, succedanei

Con radici di altre specie del genere *Valeriana*, sempre attive, ma di minor pregio (*rossa*, *celtica*, *maggiore*, *valerianella* ecc.); di *Aristolochia reticulata* (odore canforato), *Asclepias curassavica*, *Spigelia marylandica*, *Geum urbanum* (inodori); di *Veratrum album* (velenosa). Il dosaggio delle ceneri e della essenza è molto utile per il riconoscimento delle sofisticazioni.

Azioni: ansiolitico, ipnotico.

Uso: ansia, insonnia.

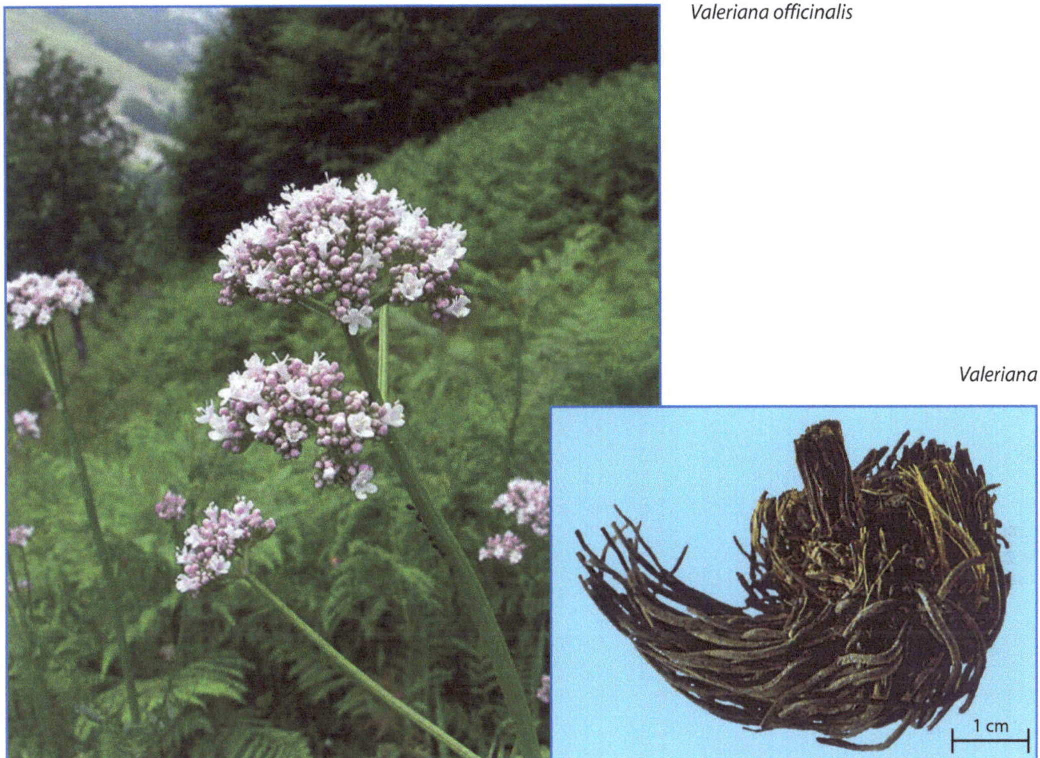

Valeriana officinalis

Valeriana

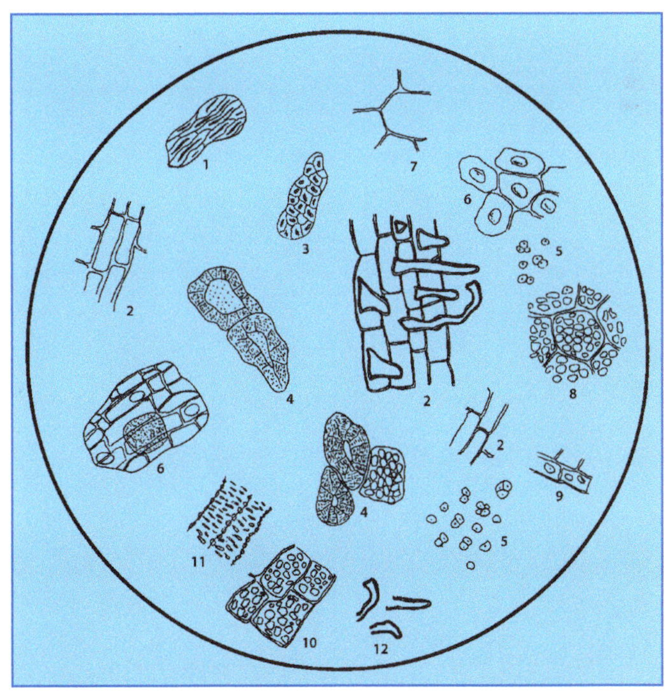

Valeriana: particolari della polvere
1) libro, 2) epidermide della radice, 3) libro in sezione trasversale, 4) cellule sclerose del rizoma, 5) amido, 6) ipoderma con gocce oleose, 7) epidermide del rizoma, 8) parenchima midollare, 9) endoderma, 10) parenchima corticale, 11) vasi, 12) peli

12 Rizomi

Sono fusti sotterranei poco (o per nulla) ramificati che si sviluppano ora verticalmente (Fig. 12.1a), ora orizzontalmente (Fig. 12.1b) nel terreno. Cilindrici, allungati, rigonfi (in essi si accumulano i materiali di riserva che servono allo sviluppo della pianta nel prossimo periodo vegetativo), i rizomi sono privi di clorofilla, ma portano foglie, radici e gemme che si sviluppano in fusti aerei e in polloni (Fig. 12.1).

Anatomicamente i rizomi sono distinti dai tronchi aerei per il fatto che presentano una più ampia corteccia ed i fasci vascolari sono spinti verso l'interno e spesso sono separati dalla corteccia per l'endosperma.

Allo stato secco i rizomi sono dei corpi allungati che recano impronte e cicatrici dell'impianto di foglie, germogli, radici e residui di squame. Si distinguono dalle vere radici per le squame o per le loro cicatrici, oltre che per la struttura anatomica.

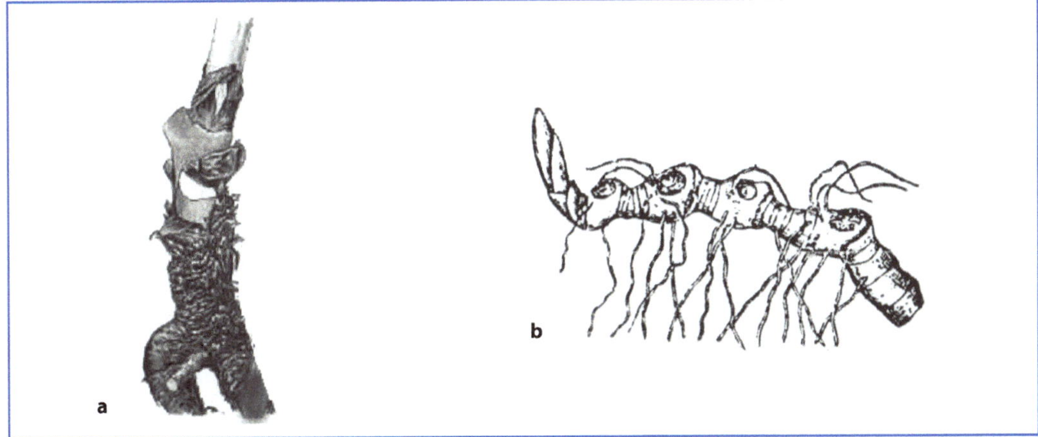

Fig. 12.1 a, b. Rizoma di *Rheum palmatum* (**a**) e di *Polygonatum multiflorum* (**b**)

Cimicifuga

Rizomi (e radici) di *Cimicifuga racemosa* (Nutt.) Bart. (Fam. *Ranunculaceae*) (Sin. *Actaea racemosa* L. – *A. monogyna* Walt. – *Cimicifuga serpentaria* Pursh. – *Macrotys actaeoides* Schmaltz.)

Pianta erbacea diffusa nelle foreste e su terreni montuosi; alta fino a 2 m, foglie composte grandi e fiori piccoli di colore bianco. E' indigena del Nord America, dal Canada (Quebec, Ontario) al Missuri, alla Giorgia ad alla Florida.
***Cimicifuga* dal latino, *cimex* = cimice e *fugare* = mettere in fuga, allusione all'odore che allontana le cimici; *Actaea* da αχτεα = sambuco, allusione alle bacche che assomigliano a quelle del sambuco; *racemosa*, per i fiori a grappolo. Componenti principali: glicosidi triterpenici.**

Droga originaria (esame macroscopico)

Colore: bruno scuro
Odore: sgradevole che si attenua nel tempo
Sapore: acre ed amaro
Frattura: cornea
Aspetto: pezzi legnosi 2-15 cm lunghi e 0,5-3 cm larghi, di consistenza dura, recanti caratteristiche ramificazioni ricurve di 3 cm di lunghezza

Droga polverizzata (esame microscopico)

La polvere, di colore bruno scuro è caratterizzata da: granuli di amido; residui del parinchima corticale; floema con presenza di sclereidi; tessuto vascolare con punteggiature (depressioni o cavità).

Ceneri: non superiori al 10% (di cui non più del 4% acido insolubile con riferimento a 100 g di droga), determinata su 1 g di droga polverizzata.

Elementi estranei: non superiori al 2%.

Saggi chimici (specifici o generici)

A 0,5 ml di tintura madre di cimicifuga, posta in un disco di porcellana, si aggiungono 0,1 ml di acido cloridrico (3 M) e si porta a secco a bagnomaria. Al residuo si aggiunge 0,1 ml di una soluzione di dimetilamminobenzaldeide (1 g/l) in acido solforico: si sviluppa una colorazione violetta. A 2 ml di tintura madre, si aggiungono 0,2 ml di acido solforico concentrato. La soluzione, scaldata leggermente a bagnomaria, si colora dapprima in rosso e poi in violetto.

Saggi farmacologici

L'estratto di cimicifuga somministrato a topi (25-100 mg/kg *per os*) abbassa la temperatura corporea in maniera dose-dipendente e prolunga il sonno indotto da ketamina. In una ratta trattata con un estratto di cimicifuga risulta aumentato il peso dell'utero (effetto uterogenico). Ratti trattati con un estratto di cimicifuga vengono sacrificati ed i livelli sierici degli ormoni pituitari (LH ed FSH) e della prolattina vengono determinati usando il RIA (dopo 3 giorni di trattamento si osserva una significativa riduzione dell'ormone LH soltanto).

Esame alla luce di Wood: fluorescenza azzurro-grigiastra.

Sofisticazioni, falsificazioni, succedanei

Con rizomi (e radici) di altre specie di *Actaea* soprattutto *A. podocarpa* (= Cimicifuga americana), di colore giallo e con diverse specie di *Actaea* vendute in Asia e Giappone come cimicifuga cinese (*A. cimicifuga*, *A. dahurica*, *A. heraclaifolia*, ecc.)

Azioni: di tipo estrogeno.

Uso: disturbi della menopausa.

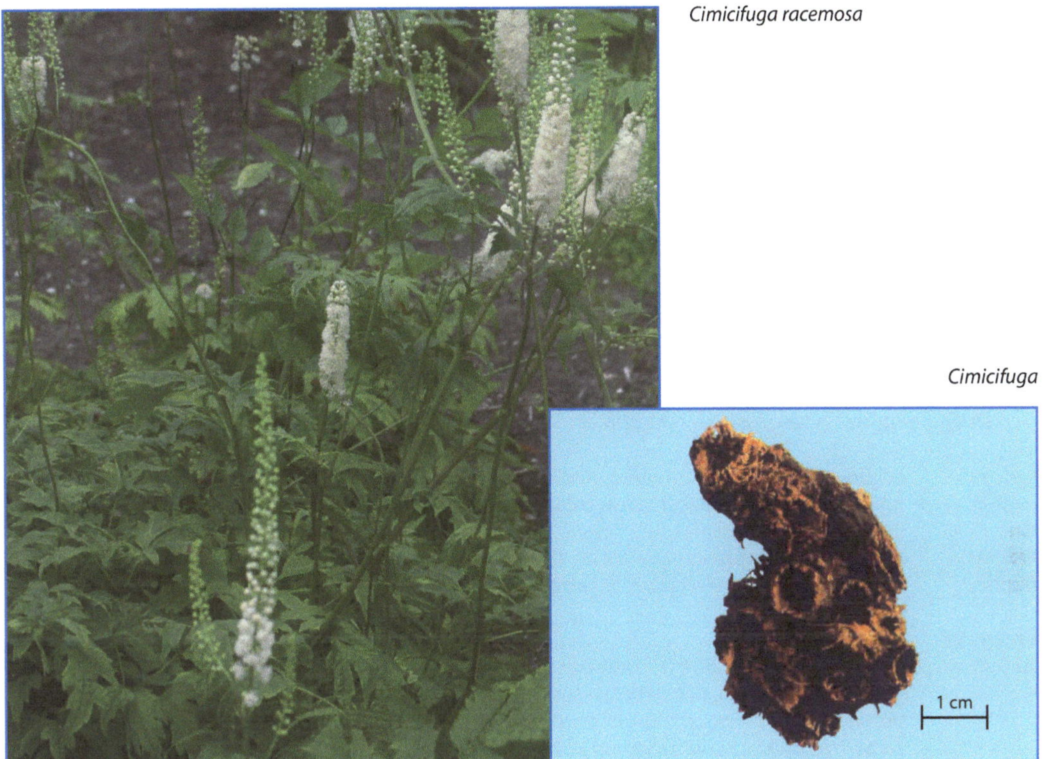

Cimicifuga racemosa

Cimicifuga

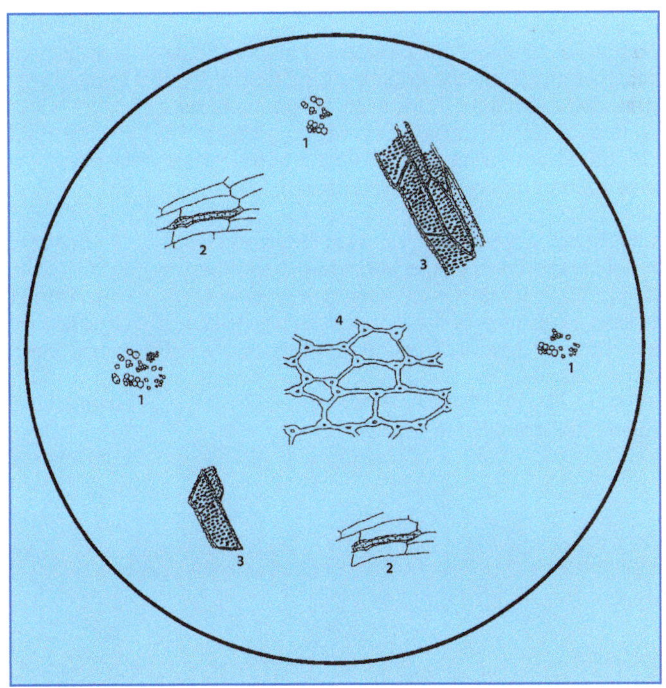

Cimicifuga: particolari della polvere
1) granuli di amido, 2) frammenti di floema con sclereidi, 3) tessuto vascolare con punteggiature ordinate in sequenza, 4) frammenti di parenchima corticale

Kava

Rizomi (e radici) di *Piper methysticum* Forst. (Fam. *Piperaceae*)

Arbusto eretto di circa 3 m con rami nodosi e radici piccole, numerose e contorte. Vive spontaneo nelle isole della Polinesia occidentale (Fiji, Samoa, Tonga, Papua, Vanuato, Nuova Guinea), Tahiti e nelle isole Sandwich. *Piper* da pepe e *methysticum* che intossica (in riferimento alle proprietà tossiche della droga). Le parti sotterranee (rizoma e radici) venivano usate dagli aborigeni australiani nella preparazione di una bevanda. Componenti principali: kavapironi (kavaina)

Droga originaria (esame macroscopico)

Colore: grigio-marrone esternamente, giallognolo con isolate macchie di colore marrone internamente
Odore: leggermente aromatico
Sapore: lievemente piccante (come il pepe), amaro
Frattura: fibrosa
Aspetto: pezzi lievemente contorti, lunghi circa 5 cm e larghi circa 1,5 cm. Spesso sono presenti radici contorte che s'intrecciano tra di loro e con il rizoma

Droga polverizzata (esame microscopico)

La polvere, di colore dal giallastro al marrone chiaro, è caratterizzata da: granuli sferici di amido, di grandezza variabile; frammenti di parenchima a contenuto cellulare grigio brunastro (preparato in cloralio idrato); frammenti di fibre a pareti spesse; xilema con punteggiature scalariformi.

Ceneri: non devono superare il 5,36% quando il materiale organico viene rimosso ad una temperatura di 440 °C. Se il valore è compreso tra 5,36% e 5,93% la kava è considerata di seconda scelta. Se le ceneri superano il 5,93%, la droga deve essere lavata e di nuovo seccata.

Elementi estranei: non superiori al 3%.

Saggi chimici (specifici o generici)

Una goccia di acido solforico applicata alla droga, polverizzata e posta su una mattonella, produce una colorazione rosso ciliegia. La droga polverizzata è trattata con alcool assoluto; per evaporazione del solvente si formano cristalli prismatici di metisticina che polarizzano dal rosso violetto al giallo e sviluppano una colorazione violetta se vengono disciolti in acido solforico.

Saggi farmacologici

Si basano sull'osservazione dei cosiddetti riflessi condizionati (vedi la valeriana). Altri metodi consentono di misurare l'intensità dello stato convulsivo (elettroshock) prima e dopo trattamento con kava.

Esame alla luce di Wood: fluorescenza rosso-giallastra.

Sofisticazioni, falsificazioni, succedanei

Con rizomi e radici di *Piper wichmannii* C. DC., specie selvatica della quale ha preso proabilmente origine il *P. methysticum*.

Azioni: ansiolitico, ipnotico.

Uso: ansia, insonnia.

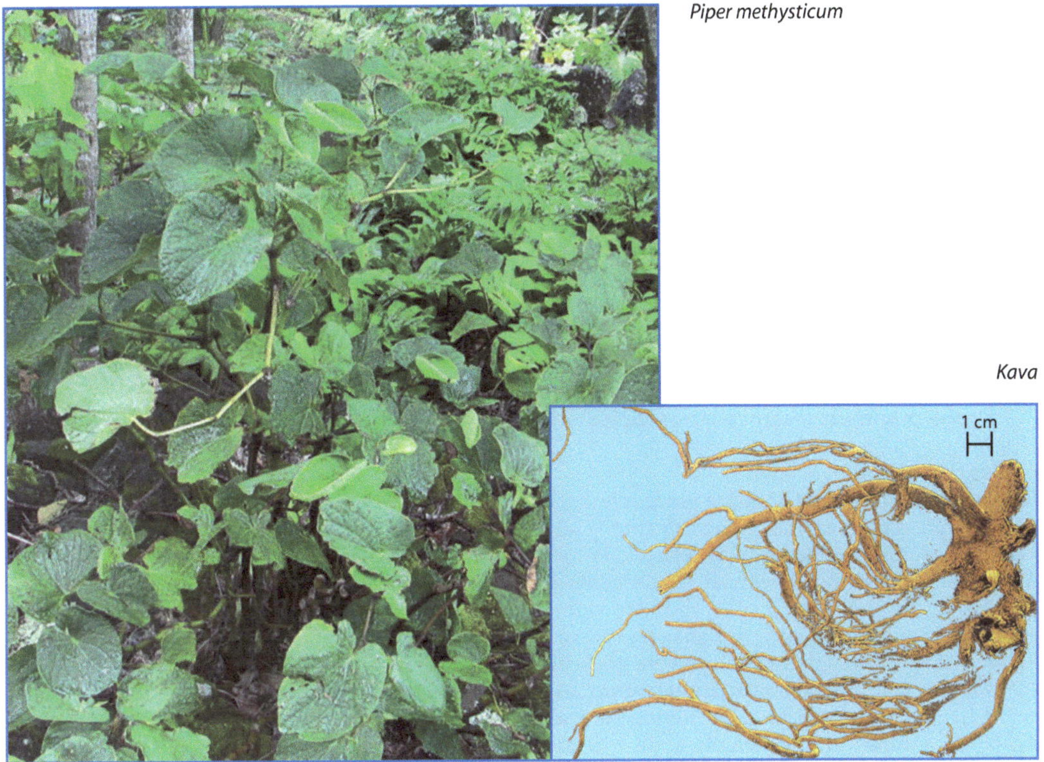

Piper methysticum

Kava

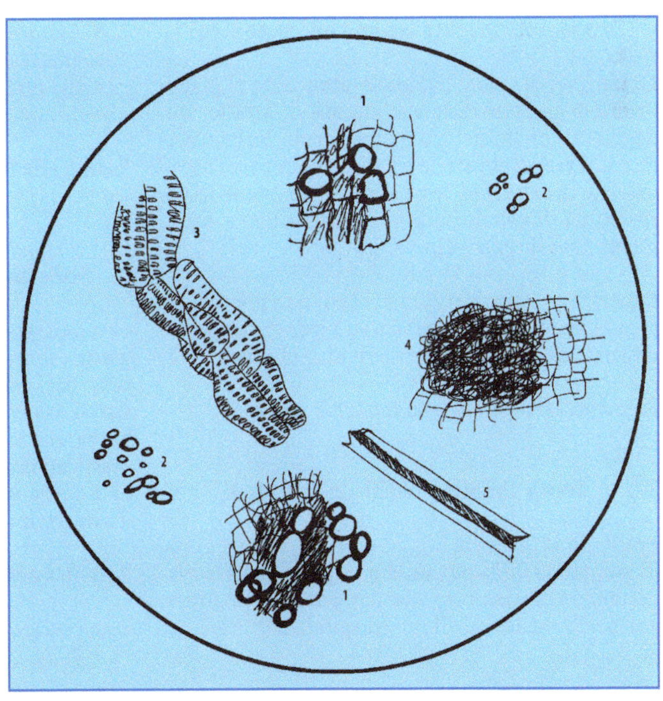

Kava: particolari della polvere
1) parenchima corticale, 2) granuli singoli di amido, 3) xilema, 4) periderma, 5) frammento di fibra

Rabarbaro

Rizomi di *Rheum palmatum* L. (var. *tanguticum* Baillon) e R. *officinale* Baillon (Fam. *Polygonaceae*)

Pianta erbacea perenne di alta montagna (2000-4000 m) con rizomi verticali, caule ramificato, foglie lungamente picciolate. Vive spontanea su terreni argillo-silicei, umidi, dell'Asia occidentale, della Siberia orientale e dell'Iraq orientale.
***Rheum* da ρεω = scorro (cioè che purgo) o da *Rha* = antico nome del fiume Volga; *palmatum* = a guisa di palma (per l'aspetto delle foglie); *officinale*, delle officine farmaceutiche; *tanguticum*, del Tangut (o Sifan), regione montagnosa dell'Asia centrale tra il Ku-Ku-Noor e il Seciuan. Componenti principali: sennosidi.**

Droga originaria (esame macroscopico)

Colore: giallo-ocra smorto
Odore: forte, caratteristico e gradevole
Sapore: amaro, aromatico, astringente
Frattura: difficile (necessita la sega)
Aspetto: grossi pezzi legnosi, piano convessi (3-6 × 7-10 cm) o cilindro conici (4 × 8-10 cm), di consistenza dura, cosparsi di una fine polvere giallastra e segnata da un reticolo biancastro o carnicino a maglie a losanga o ovali. Masticato, scricchiola sotto i denti e colora la saliva in giallo.

Droga polverizzata (esame microscopico)

La polvere, di colore dal giallo-arancione al giallo-bruno, è caratterizzata da: granuli di amido tondeggianti con ilo stellato o puntiforme, isolati (4-18 micron) o aggruppati da 2 a 5 (30 micron); druse di ossalato di calcio (20-200 micron); frammenti di parenchima di cellule amilifere e cristallifere; frammenti di vasi reticolati.

Ceneri: non superiori al 12%, di cui non più dell'1% acido insolubile, determinate su 1 g di droga polverizzata(quasi completamente acido solubile).

Elementi estranei: non superiori al 2%.

Saggi chimici (specifici o generici)

Bollita in acqua (1:10) dopo aver aggiunto 3 gocce di soluzione di idrato sodico, dà, dopo raffreddamento, un filtrato rosso-bruno, che sovrasaturato con acido cloridrico diluito ed agitato con etere, colora questo in giallo. R. antrachinoni, positiva; R. calcio, positiva; R. amido, positiva; R. glucosidi, positiva.

Saggi farmacologici

Si osservano le caratteristiche delle feci espulse dal topo e dal ratto. Le feci, normalmente dure e dal tipico aspetto a pallina (*pellet*), diventano, in seguito alla somministrazione di rabarbaro, molli e poltacee. Inoltre la quantità di feci emesse è maggiore nell'animale trattato. Si osservano le variazioni di tono e dei movimenti automatici di un'ansa intestinale *in vitro* in seguito all'aggiunta di rabarbaro nel bagnetto per organi isolati.

Si esamina la velocità di spostamento del contenuto intestinale nell'animale (ratto o topo) che ha ricevuto una sospensione di carbone vegetale, 30-60 minuti dopo essere stato trattato con rabarbaro.

Esame alla luce di Wood: fluorescenza rosso-arancione.

Sofisticazioni, falsificazioni, succedanei

Con rabarbari cinesi coltivati (più leggeri, giallo-grigiastri, senza reticolo sulla superficie esterna); con rabarbari europei a foglie orbicolari (leggeri, rossastri, senza reticolo sulla superficie esterna); con rabarbari officinali già esauriti (scarso sapore amaro, masticati non scricchiolano sotto i denti); con radici di *Rumex hymenosepalus* (mancanza di reticolo, fluorescenza diversa o assente alla luce di Wood).

Azioni: lassativo.

Uso: costipazione.

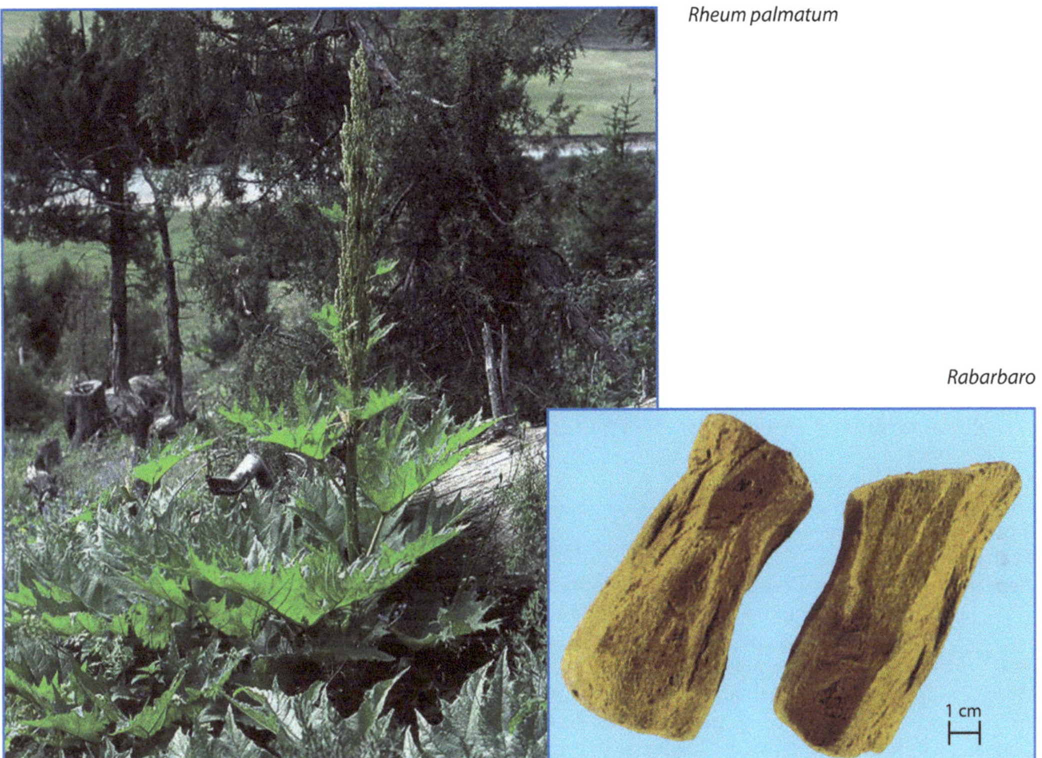

Rheum palmatum

Rabarbaro

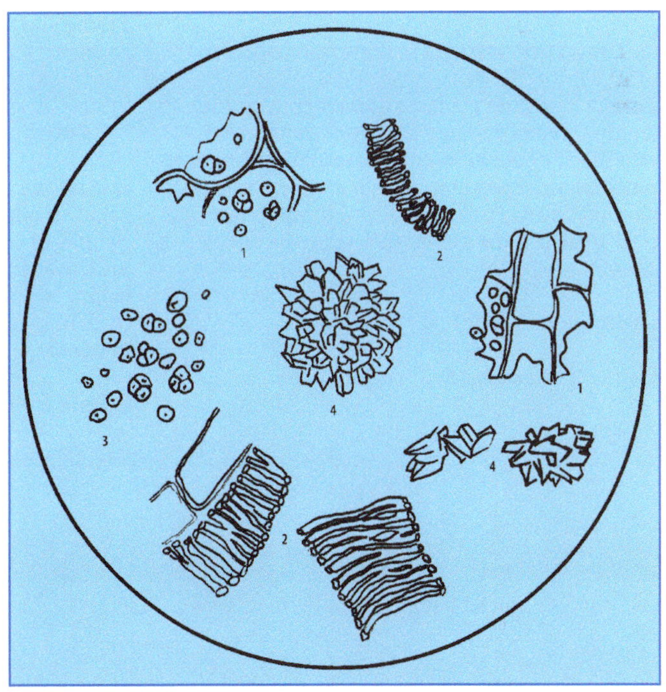

Rabarbaro: particolari della polvere
1) tessuto parenchimatico con amido e gocce, 2) vasi, 3) amido, 4) druse di ossalato di calcio

Zenzero

Rizoma di *Zingiber officinale* Ros. (Fam. *Zingiberaceae*)

Pianta erbacea perenne, alta circa 1,5 m, con rizoma digitato, carnoso, foglie lanceolate e fiori apicali a forma di spiga. Vive spontanea in Asia ed in India. Oggi si coltiva in Cina, in Australia, nelle isole dell'arcipelago indiano e nell'America, soprattutto nella Giamaica. In commercio è noto come "zenzero giamaicano" e "zenzero indiano", a seconda della provenienza geografica. *Zingiber*, dall'indiano *Zengibil*. Componenti principali: olio essenziale (gingeroli, zingerone, ecc.).

Droga originaria (esame macroscopico)

Colore: giallo pallido
Odore: aromatico, gradevole
Sapore: pungente
Frattura: breve
Aspetto: frammenti lunghi 4-15 cm, compressi sui lati, recanti fini striature longitudinali sulla superficie e sul bordo superiore 3 o 4 prolungamenti (1-3 cm lunghi), ottusi alla loro estremità. Hanno aspetto di una mano. In commercio si trova lo "zenzero bianco" (decorticato) e lo "zenzero nero" (ricoperto dalla sua corteccia).

Droga polverizzata (esame microscopico)

Polvere di colore giallastro contenente: granuli di amido ovoidali o trapezoidali (5-60 micron lunghi), stratificati e con ilo eccentrico; residui di fibre sclerenchimatiche recanti cellule dentate; frammenti di parenchima con cellule oleifere e di vasi punteggiati ed anellati. Sono assenti peli, sclereidi, ossalato di calcio.

Ceneri: non superiori al 7-8%.

Elementi estranei: non superiori al 2%.

Saggi chimici (specifici o generici)

La droga polverizzata, inumidita leggermente con acido solforico concentrato, si colora in rosso. Si agitano per 2 min 2 g di zenzero con 10 ml di acido acetico diluito: il filtrato non deve produrre, al saggio del calcio, un precipitato.

Saggi farmacologici

Riduce le contrazioni di strisce di stomaco di ratto indotte *in vitro* da diversi agonisti.

Riduce i conati di vomito indotti nel cane dal cisplatino.

Esame alla luce di Wood: fluorescenza di un azzurro chiaro tendente al giallo.

Sofisticazioni, falsificazioni, succedanei

Con rizomi di *Zingiber mioga*, di sapore meno pungente, di odore che ricorda il bergamotto, contiene granuli di amido composti o meno eccentrici. La presenza di carbonato di calcio, aggiunto per abbellire la droga viene svelata versando acido acetico diluito sulla droga: non si deve osservare effervescenza.

Azioni: antiemetico, eupeptico, colagogo.

Uso: nausea e vomito, dispepsia.

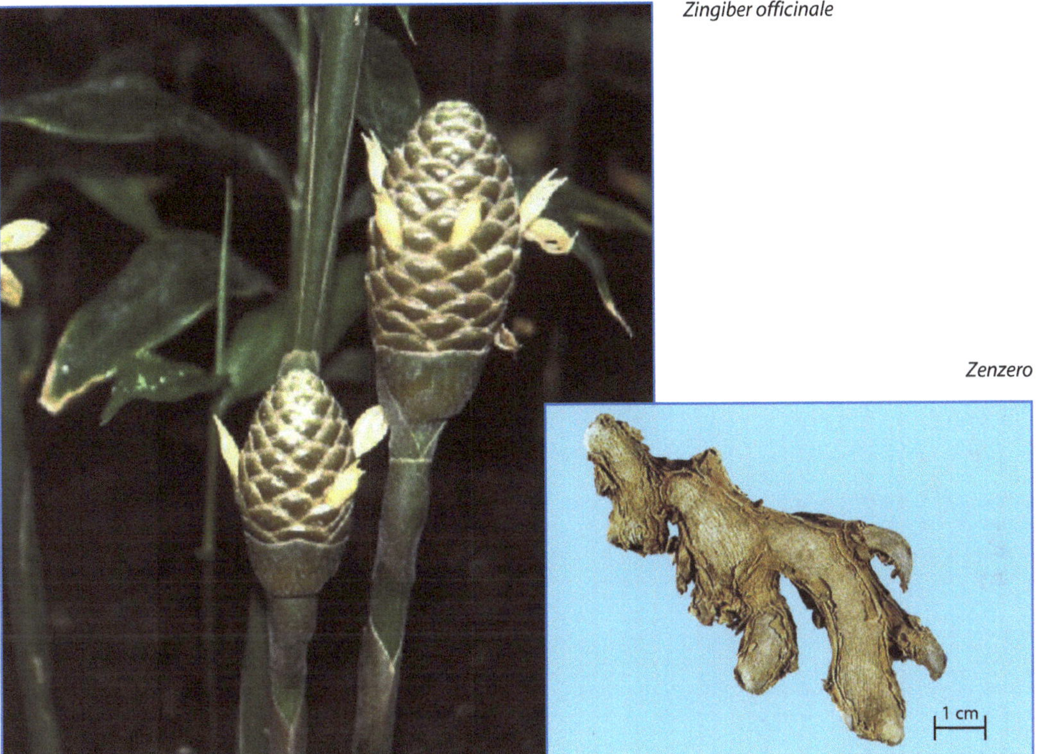

Zingiber officinale

Zenzero

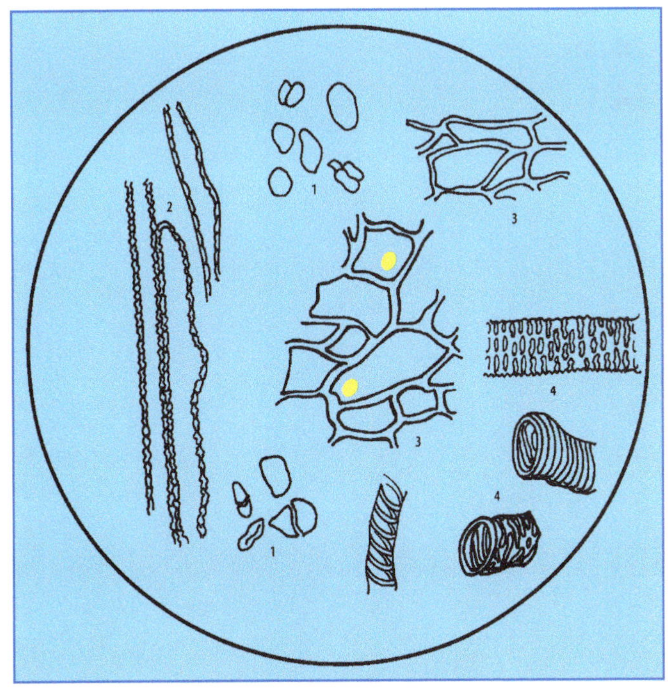

Zenzero: particolari della polvere
1) amido, 2) fibre sclerenchimatiche con cellule dentate, 3) parenchima, 4) vasi

13 Fusti e cortecce

Il fusto è quella parte della pianta che porta gli organi appendicolari. Può essere aereo o sotterraneo (rizoma, tubero o bulbo). Il primo prende il nome di *caule* se erbaceo (*Lobelia inflata*, ecc.) *di suffrutice*, se legnoso solo alla base, di *stipite*, se legnoso, non ramificato, con foglie (palma); di *fusto* (o tronco), se legnoso e ramificato (*Fagus sylvatica*, ecc.). Le ramificazioni possono essere terminali (o dicotomiche), sia eguali che diseguali e laterali (o monopodiche), sia a grappolo (o racemo) che a cima unipara o pluripara.

Le erbe sono le piante con caule erbaceo, suffrutici sono le piante con fusto lignificato alla base, frutici le piante con fusto tutto lignificato e sviluppato a cespuglio (ramificato alla base), alberi le piante con fusto legnoso e ramificato soltanto in alto. A secondo della durata i fusti si distinguono in annuali, biennali e perenni.

La struttura primaria del fusto presenta un epidermide, un cilindro corticale ed un cilindro centrale o stele (Fig. 13.1 a). Questa struttura cambia profondamente negli anni; in particolare il cambio genera verso l'esterno il floema secondario e verso l'interno lo xilema secondario (la produzione elevata di xilema rispetto a quella del floema genera la produzione di cerchie annuali, ciascuna corrispondente ad un anno di vita della pianta) (Fig. 13.1 b).

Per corpo corticale o corteccia si comprende tutto ciò che sta nella pianta esternamente al cambio. Le cortecce di uso farmaceutico derivano da piante di più anni di vita; pertanto l'epidermide delle cortecce primarie si lacera e scompare, mentre negli strati sottostanti si sviluppa il fellogeno che produce esternamente il sovero ed internamente il felloderma (Fig. 13.2). Nella corteccia si possono osservare cellule sclerosate, solitarie, riunite a gruppi o formanti un anello; segue la corteccia secondaria (libro), formata da strati di tessuto parenchimatico o di tessuto liberiano (fibre, cribri, ecc.). Questa porzione è percorsa da raggi midollari.

Allo stato secco la corteccia si presenta rugosa e scabra, in pezzi piatti o arrotolati. Le superfici di frattura mostrano un aspetto spugnoso (o granuloso) esternamente (ciò dipende dalle cellule del parenchima corticale che possono presentarsi serrate e con pareti ispessite): internamente la frattura è in genere fibrosa.

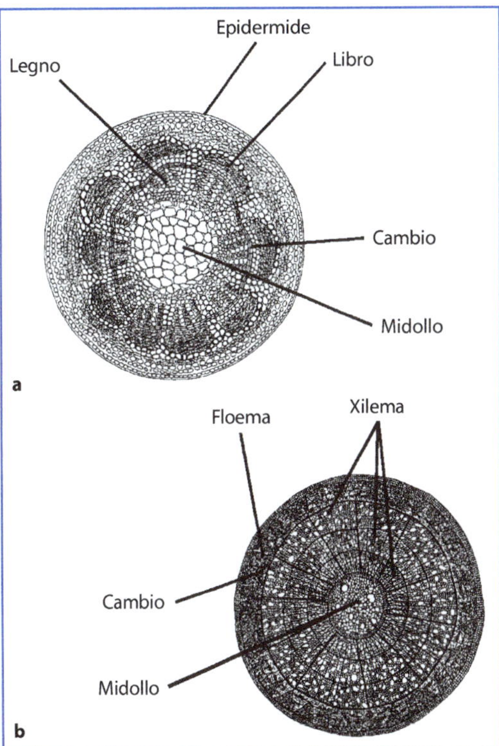

Fig. 13.1. Fusto: struttura primaria **a** e secondaria **b**. Nella struttura secondaria si possono osservare tre cerchie annuali

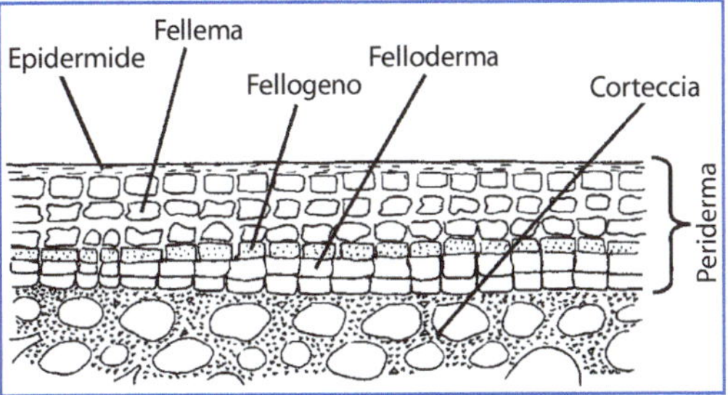

Fig. 13.2. Accrescimento secondario della corteccia

Cannella

Corteccia di rami essiccata (liberata del sughero esterno e del parenchima sottostante) di *Cinnamomum zeylanicum* Nees (o *C. cassia* Nees) (Fam. *Lauraceae*) (Sin. *Laurus cinnamomum* L., Sin. *Cinnamomum verum* Presl.)

Piccolo albero a fusto dritto, con rami lisci e quadrangolari, con foglie sempre verdi, opposte, coriacee, picciolate, con fiori terminali ramificati, bianco-giallastri. Vive spontaneo nell'isola di Ceylon (*C. zeylanicum*) e nel sud-est della Cina (*C. cassia*). Attualmente viene coltivato in Sri Lanka. *Cinnamomum*, dall'ebraico *kinnamon*, dall'arabo *kinomon* e dal greco χιν (Cina) e αμωμον (odoroso, profumato); *zeylanicum*, dall'isola di Ceylon. Componenti principali: olio essenziale (eugenolo, aldeide cinnamica, ecc.).

Droga originaria (esame macroscopico)

Colore: fulvo-pallido (giallo-marrone)
Odore: aromatico, molto forte
Sapore: dolciastro, aromatico
Frattura: fibrosa (cannella di Ceylon); netta (cannella cinese)
Aspetto: cilindri o cannelli di lunghezza variabile (5-10 cm), costituiti da un certo numero di cortecce (da 5 in poi), arrotolate le une nelle altre, recanti macchie, dalle quali partono delle strie biancastre longitudinali. Più è sottile la corteccia e più è pregiata la droga. La cannella della Cina è costituita da una sola corteccia arrotolata, presenta verruche e cicatrici, ma non le strie biancastre della cannella di Ceylon.

Droga polverizzata (esame microscopico)

La polvere, di colore dal giallo al bruno rossastro, è caratterizzata da: fibre liberiane sottili (500-900 micron); cellule sclerose arrotondate, con pareti punteggiate, canalicolate; abbondanti granuli di amido (3-10 micron), semplici o composti; rari cristalli aghiformi di ossalato di calcio; cellule oleifere a pareti suberizzate; residui di raggi midollari. Non deve presentare frammenti di sughero.

Ceneri: non superiori al 6%, determinate su 2 g di droga polverizzata.

Elementi estranei: non superiori al 2%.

Saggi chimici (specifici o generici)

Aggiungendo ad 1 ml di tintura madre 0,5 ml di una soluzione acetonica e cloridrica di dinitrofenilidrazina ed agitando vigorosamente per 1 minuto, si forma un precipitato rosso-arancione.
Aggiungendo a 2 ml di tintura madre 1 ml di una soluzione ammoniacale di nitrato d'argento, si forma un precipitato grigio-nerastro.

Saggi farmacologici

Somministrata a ratti ne accelera il transito intestinale. Esalta le contrazioni dell'utero di ratta isolato *in vitro*. Provoca vasocostrizione nel ratto.

Esame alla luce di Wood: fluorescenza azzurra.

Sofisticazioni, falsificazioni, succedanei

Con cortecce di *C. laureirii* o *C. obtusifolium* (cannella di Saigon: granuli di amido di 5-25 micron); di *C. burmanii* (cannella di Giava: cristalli tubulari di ossalato di calcio); di *Cannella alba* (cannella bianca: di colore rosso o giallo aranciato chiaro esternamente, bianco-giallastro internamente), di *Cinnamomum selvatici* (ricca di cellule sclerose e di fibre liberiane).

Azioni: antimicrobico, eupeptico, carminativo, correttivo.

Uso: dispepsia, flatulenza, meteorismo.

Cinnamomum zeylanicum

Cannella

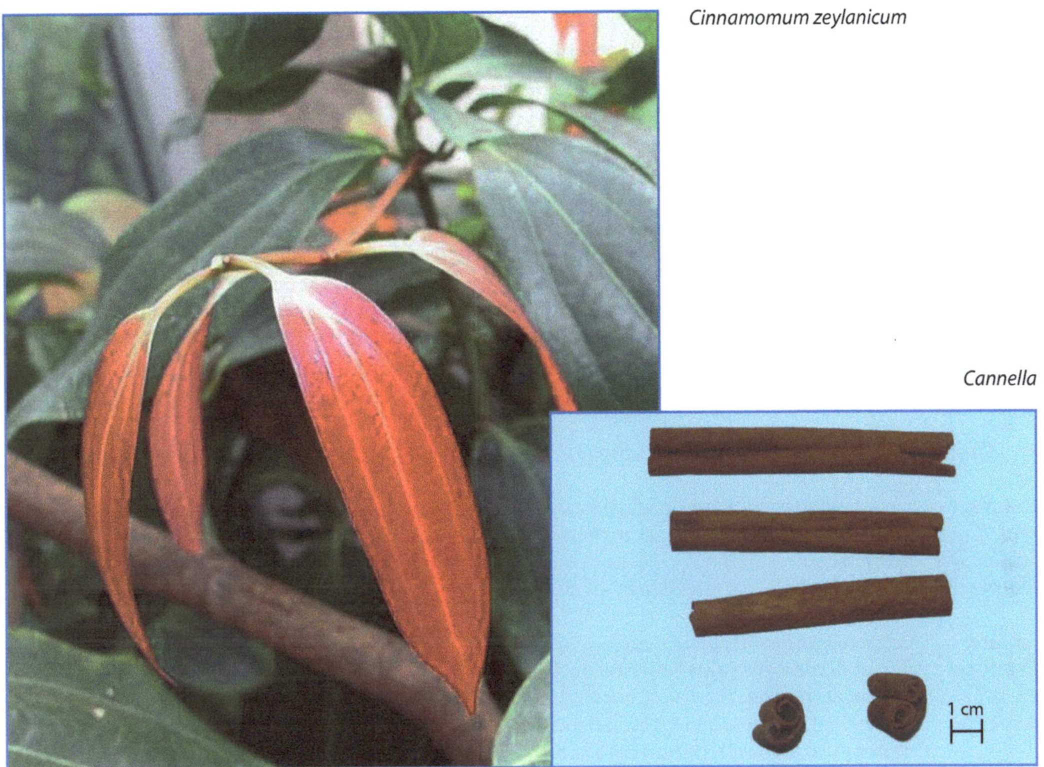

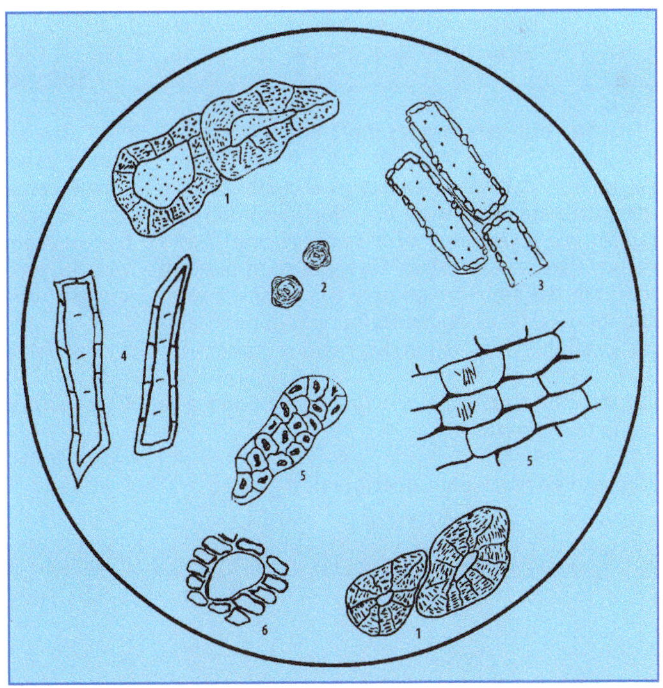

Cannella: particolari della polvere
1) cellule sclerose, 2) amido, 3) raggi midollari, 4) fibre liberiane, 5) parenchima corticale con cristalli aghiformi di ossalato di calcio, 6) cellula oleifera

Cascara

Corteccia essiccata di *Rhamnus purshiana* DC. (Fam. *Rhamnaceae*)
(Sin. *Frangula purshiana* DC.)

Arbusto o alberello di 3-6 metri (nei paesi di origine può raggiungere i 12-14 metri), con tronco rugoso a scorza bruniccia, rami non spinosi a scorza bianco-grigiastra, foglie ovate ellittiche, brevemente picciolate, con piccoli fiori bianchi, riuniti in ombrelle ascellari e per frutto una bacca ovoide, nerastra. Vive spontanea lungo la costa occidentale di tutta l'America del Nord. *Cascara* in spagnolo significa corteccia; *sagrada* in spagnolo significa sacra (in riferimento ad alcune piante della stessa famiglia dette anche spine di Cristo); ραμνος: dal greco arbusto spinoso; *purshiana*: in onore di Pursh che tra il 1794 ed il 1814 descrisse la pianta sotto il nome di *R. alnifolia*. Componenti principali: cascarosidi.

Droga originaria (esame macroscopico)

Colore: bruno-grigiastro, bruno-giallastro, grigio-olivastro, grigio-bruno o bruno-purpureo

Odore: nullo o debole, caratteristico, aromatico

Sapore: amaro, sgradevole, persistente

Frattura: facile, breve e granulosa all'esterno, fibrosa all'interno

Aspetto: pezzi piatti o a doccia o arrotolati a tubo oppure a spirale (larghi 2-10 cm e lunghi 10-20 cm), dello spessore di 1,5-4 mm. La superficie esterna è liscia, con lenticelle biancastre, allungate trasversalmente. La superficie interna è liscia, giallastra o rosso-bruna.

Droga polverizzata (esame microscopico)

La polvere, dal bruno-giallastro al verde oliva, è caratterizzata da: granuli di amido sferoidali (3-8 micron) ed ilo eccentrico; cristalli prismatici ed a rosette (druse) d'ossalato di calcio; frammenti di tubi cribrosi; fibre cristallifere con prismi monoclini di ossalato di calcio; frammenti di parenchima a cellule poligonali gialle; raggi midollari.

Ceneri: non superiori al 6%, determinate su 1 g di droga polverizzata.

Elementi estranei: non superiori all'1%.

Saggi chimici (specifici o generici)

La droga in polvere trattata con alcoli caustici si colora in rosso. L'estratto acquoso fatto a caldo, filtrato e raffreddato, si colora in giallo arancione per aggiunta di ammoniaca. R. antrachinoni positiva; R. calcio positiva; R. tannino positiva.

Saggi farmacologici

Vedi rabarbaro.

Esame alla luce di Wood: colorazione arancio-bruno debole.

Sofisticazioni, falsificazioni, succedanei

Con altre specie di *Rhamnus* (*cathartica*, fluorescenza grigio-violetta alla luce di Wood; *oleoides*, fluorescenza giallo-verdastra alla luce di Wood; *alpina*, grigio-violetta alla luce di Wood; *fallat*, frattura molto fibrosa, ecc.), ma tutte meno attive della *purshiana*. Sofisticata con cortecce di *Alnus glutinosus*, *Prunus padus*, ecc.

Azioni: lassativo.

Uso: costipazione.

Rhamnus purshiana

Cascara

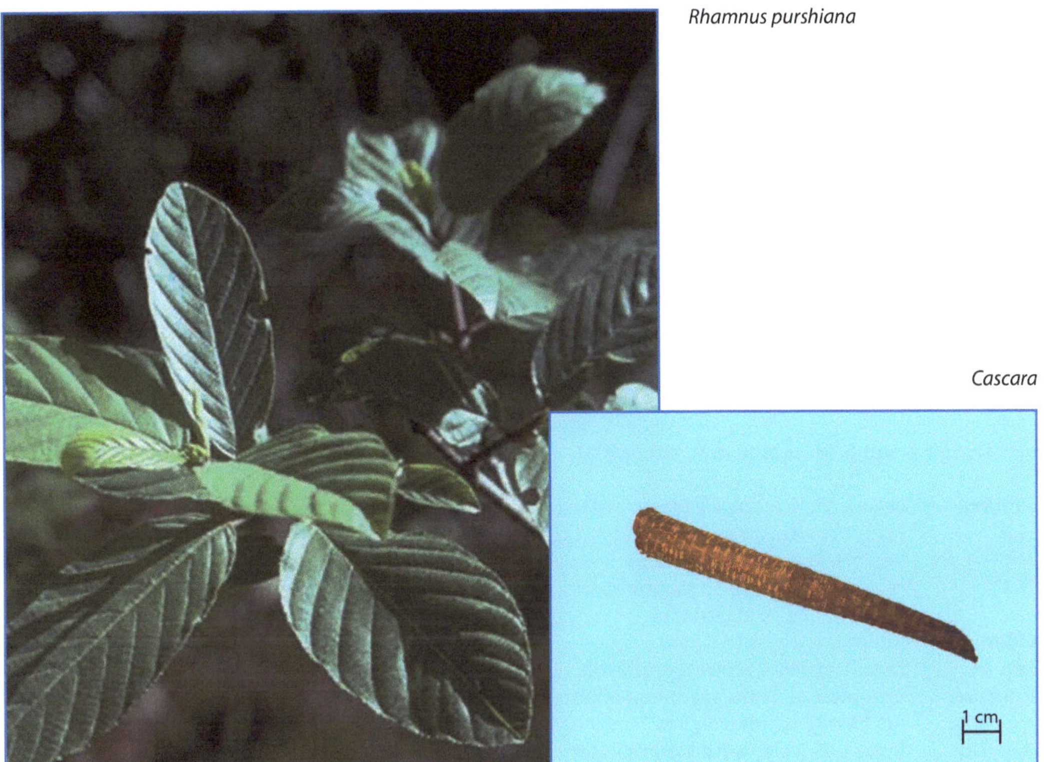

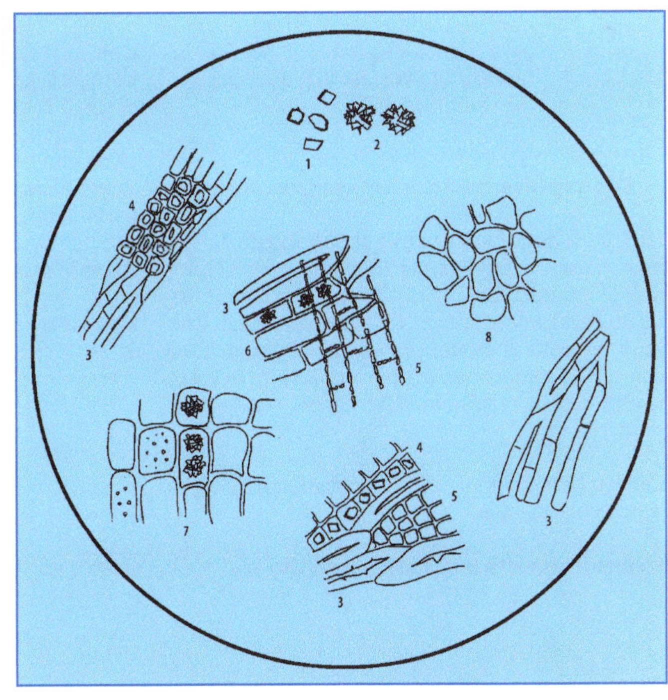

Cascara: particolari della polvere
1) prismi di ossalato di calcio, 2) druse di ossalato di calcio, 3) fibre liberiane, 4) cellule cristallifere, 5) raggi midollari, 6) parenchima corticale con druse di ossalato di calcio, 7) parenchima corticale con druse di ossalato di calcio ed amido, 8) sughero

Frangola

Corteccia disseccata dei fusti e dei rami di *Rhamnus frangula* L. (Fam. *Rhamnaceae*) (Sin. *Frangula alnus* Mill.)

Arbusto con pochi rami, non spinosi, alto dai 2 ai 5 m. Vive spontaneo nei boschi (terreni sabbiosi ed umidi) fino a 1000 m di altitudine, di tutta Europa centro-meridionale, dell'Asia Minore e dell'Africa settentrionale.
***Rhamnus* da ραμνος = arbusto spinoso; *frangula* = frangere, spezzare, cioè che spezza (rompe) le rocce su cui vegeta o perché ha rami e legno facilmente spezzettabili; *alnus*, dal celtico *aln* che significa vicino ai fiumi. Componenti principali: glucofranguline.**

Droga originaria (esame macroscopico)

Colore: la superficie esterna è bruno-rossiccia (rami giovani) o grigio-bruna (rami vecchi), la superficie interna è striata per il lungo, gialla se seccata da poco, rosso-bruna se stagionata
Odore: nullo
Sapore: mucillaginoso, amaro, sgradevole
Frattura: irregolare, dentata, granulosa all'esterno, fibrosa all'interno
Aspetto: pezzi a doccia, a tubi o arrotolati in doppio tubo, dello spessore di 1-2 mm, con superficie liscia (se provengono da rami giovani), o ruvide (da rami vecchi), con numerose lenticelle, verrucose, bianco-grigiastre. Superficie interna bruno-rossastra, liscia, con striature longitudinali.

Droga polverizzata (esame microscopico)

La polvere, bruno-giallastra, è caratterizzata da: numerosi frammenti di fasci e fibre; rari e piccoli granuli di amido, cellule cristallifere con prismi di ossalato di calcio e frammenti di parenchima con druse di ossalato di calcio; frammenti di parenchima con cellule a contenuto giallo che si colora in rosso con gli alcali; raggi midollari; cellule sclerose assenti.

Ceneri: Non superiori all'8%, determinate su 1 g di droga polverizzata.

Elementi estranei: non superiori all'1%.

Saggi chimici (specifici o generici)

Con alcali caustici e con ammoniaca dà una colorazione rossa. R. antrachinoni positiva; R. calcio positiva; R. glucosidi positiva; R. tannino molto debole.

Saggi farmacologici

Vedi rabarbaro.

Esame alla luce di Wood: colorazione rosso-arancio.

Sofisticazioni, falsificazioni, succedanei

Con cortecce di specie ad attività eguale, ma di minore intensità (*R. alpina, R. carniolica, R. rupastris*, ecc.); di *R. catartica* (con poche lenticelle e frattura fibrosa); di *Alnus glutinosa* o *ontano* (superficie interna con creste sporgenti), di *Cornus sanguinea* o sanguinella (senza lenticelle), di *Prunus padus* (superficie interna bruna).

Azioni: lassativo.

Uso: costipazione.

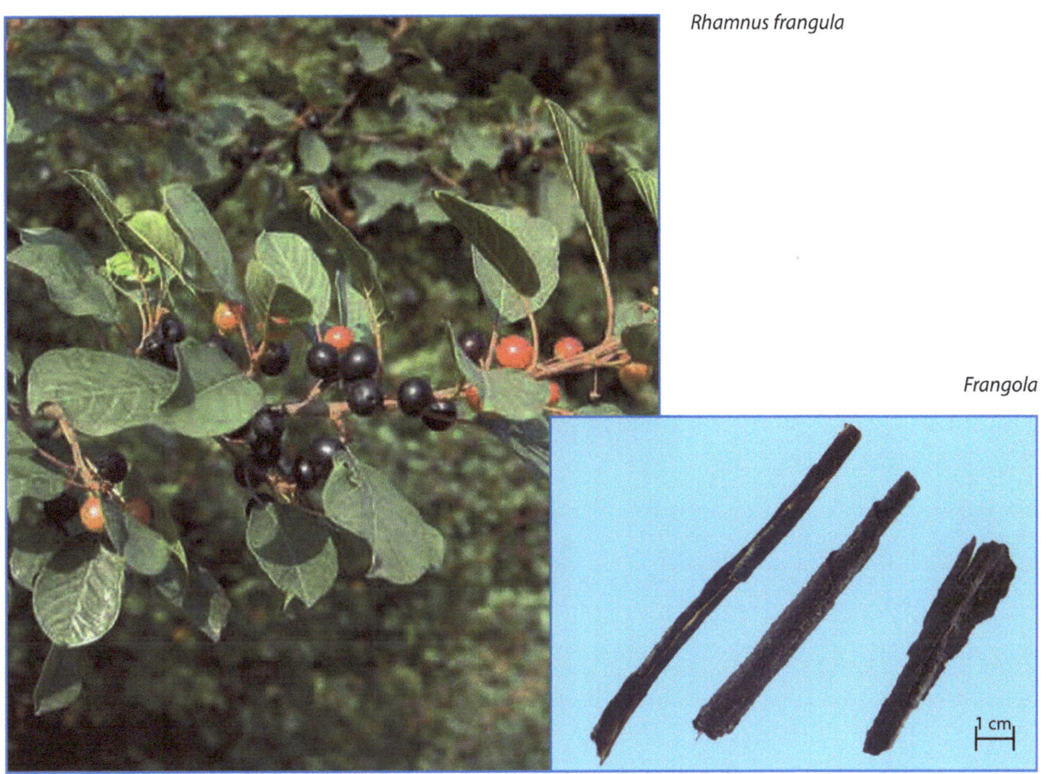

Rhamnus frangula

Frangola

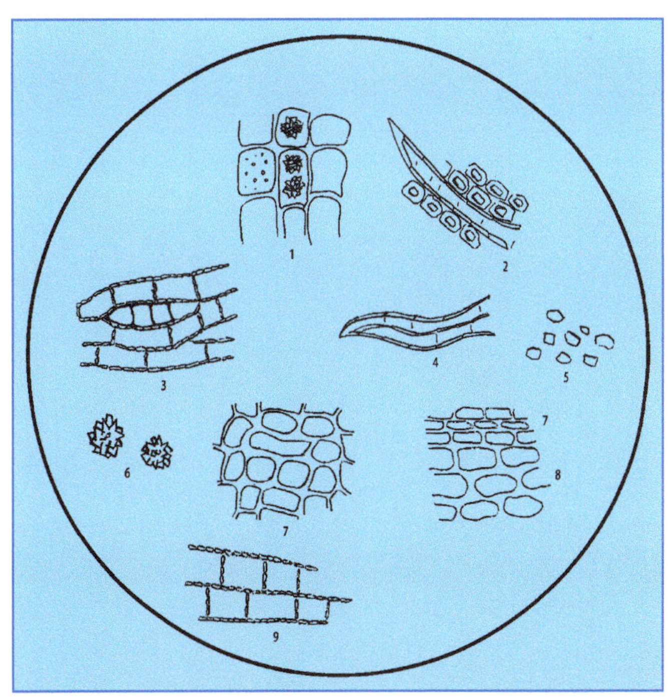

Frangola: particolari della polvere
1) parenchima corticale interno con druse di ossalato di calcio e piccoli granuli di amido, 2) fibra liberiana e cellule cristallifere, 3) raggi midollari con al centro parenchima corticale, 4) fibre liberiane, 5) prismi di ossalato di calcio, 6) druse di ossalato di calcio, 7) sughero, 8) collenchima, 9) raggi midollari

14 Foglie

Le foglie sono appendici verdi dei fusti e dei rami. Quelle aeree (monofilli) sono molto sviluppate e portano clorofilla; quelle sotterranee (catafilli) sono ridotte a squame (scilla) [precisamente i catafilli sono foglie metamorfosate, sessili, povere o prive di clorofilla, che si trovano o solo alla base del germoglio o su tutta la sua estensione (qualora sia sotterraneo)]. Le foglie sono costituite da un *gambo* o *picciolo* e da un *lembo* o *lamina* (Fig. 14.1). Il picciolo (o la lamina) si attacca al fusto a livello di un nodo (e può essere cilindrico, schiacciato, alato, ecc.). Nella lamina si distingue una base, un apice, un margine, una pagina superiore ed una inferiore e le nervature. La lamina può essere, inoltre, intera o composta. A seconda della forma questa può essere capelliforme, aghiforme, lineare, spatolata, reniforme, lanceolata, ovata, cuoriforme, sagittiforme, palmato-lobata, palmato-partita, ecc. (Fig. 14.2).

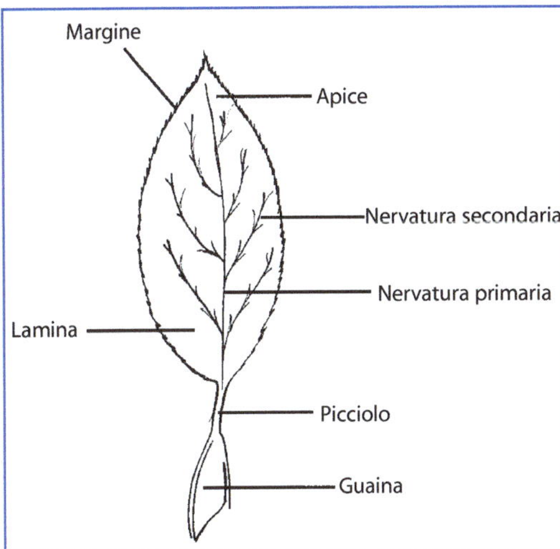

Fig. 14.1. Elementi della foglia

La lamina composta può essere paripennata, imparipennata, composta bipennata, palmato composta (Fig. 14.2).

Il margine della lamina può essere intero, oppure seghettato, dentato, crenato, sinuato, ecc. (Fig. 14.3).

La nervatura può essere uninervia, parallelinervia, curvinervia, peltatinervia e palminervia (Fig. 14.4).

L'apice può essere acuto (acuminata), ottuso, arrotondato. In base alla inserzione le foglie possono essere aperte, se sono isolate, opposte, alterne, verticillate (tutte in giro), fascicolate (a fasci), sessili (prive di picciolo) (Fig. 14.4).

In base all'aspetto delle pagine le foglie si dividono poi in lisce, ruvide, glabre (senza peli), pubescenti (con lunghi e morbidi peli), irte (con peli per lo più corti e rigidi), ciliate (peli sui margini), verrucate (cosparse di verruche), aculeate (cosparse di aculei), ecc.

Il tessuto fondamentale della foglia (mesofillo) è simmetrico quando presenta superiormente ed inferiormente un tessuto a palizzata che racchiude in mezzo un tessuto lacunoso (Fig. 14.5 a); è asimmetrico quando presenta superiormente un tessuto a palizzata ed inferiormente un tessuto lacunoso (Fig. 14.5 b). I fasci cribro-vascolari percorrono le nervature delle foglie e constano di una parte vascolare in alto e cribrosa in basso.

Le foglie possono presentare delle formazioni (peli, stomi, ecc.) che sono molto importanti da un punto di vista diagnostico.

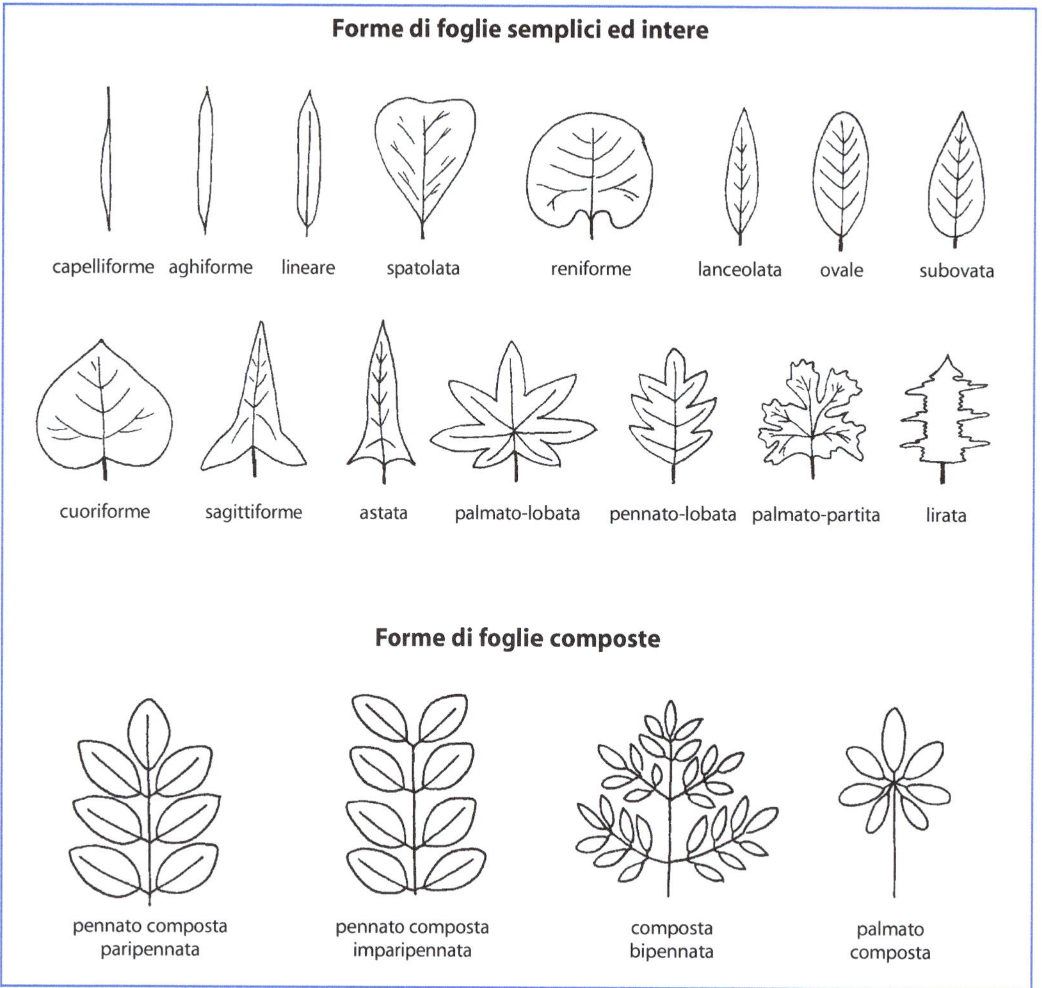

Fig. 14.2. Tipi di foglie

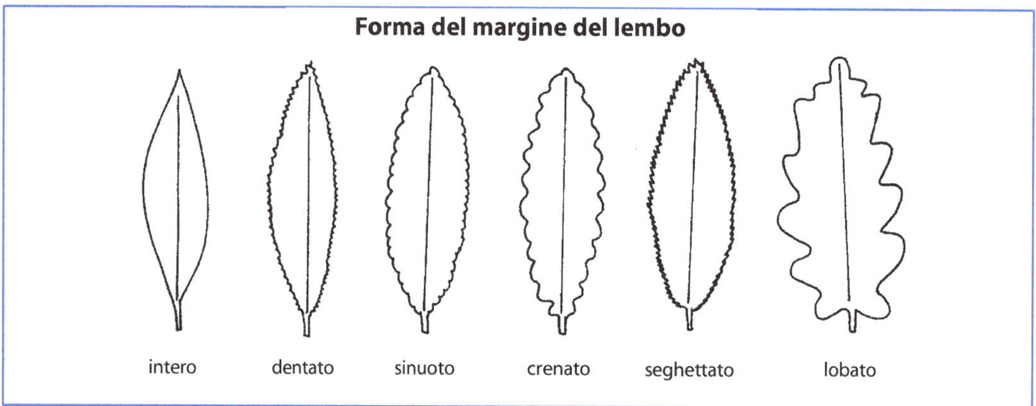

Fig. 14.3. Margine della foglia

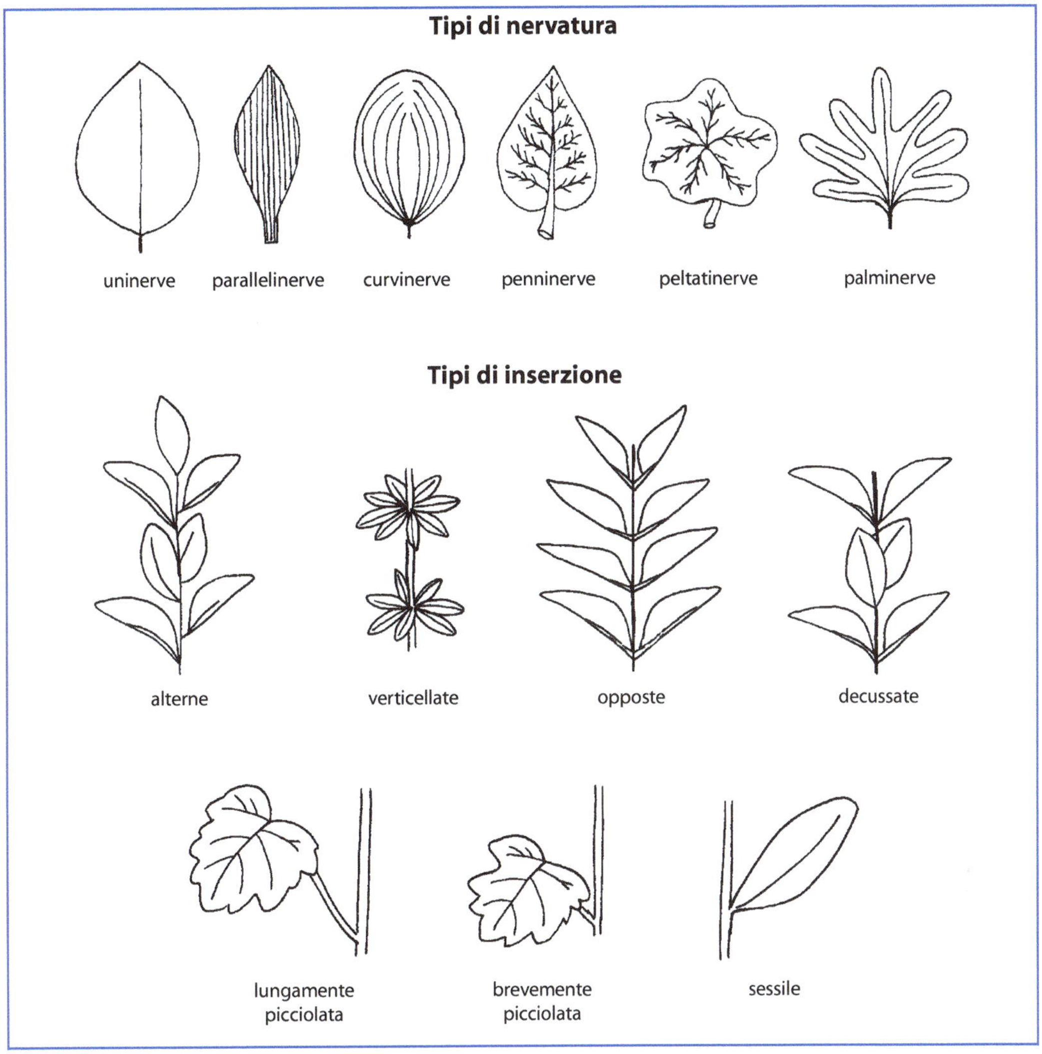

Tipi di nervatura
uninerve
parallelinerve
curvinerve
penninerve
peltatinerve
palminerve
Tipi di inserzione
alterne
verticellate
opposte
decussate
lungamente picciolata
brevemente picciolata
sessile

Fig. 14.4. Nervature ed inserzione delle foglie

a
b
Peli
Stomi
Tessuto a palizzata
Peli
Tessuto lacunoso
Peli

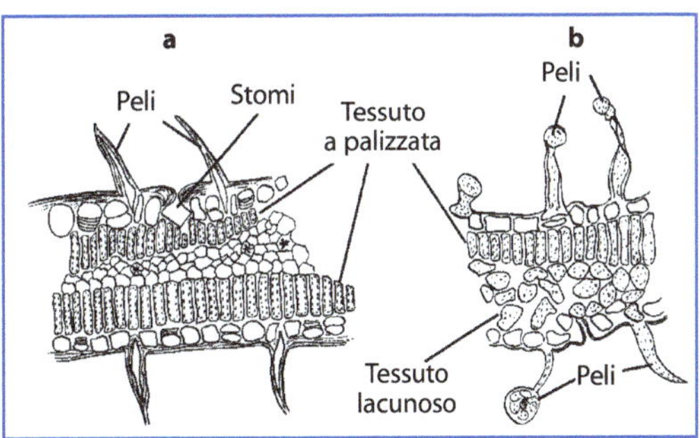

Fig. 14.5. Foglia con mesofillo simmetrico **a** ed asimmetrico **b**

Amamelide

Foglie essiccate di *Hamamelis virginiana* L. (Fam. *Hamamelidaceae*)

Arbusto di circa 3 m, a rami piuttosto radi, ricoperti di peli brunastri a foglie alterne picciolate, obovate, dentate, pubescenti; fiori in fascetti ascellari o sul fusto. Vive spontaneo nei terreni pietrosi degli Stati Uniti e del Canada.
***Hamamelis* da αμα + μηλον = insieme con + frutti (perché sulla pianta si hanno contemporaneamente fiori e frutti); *virginiana*: della Virginia, perché originaria di questa regione. Componenti principali: tannini (amamelitannino, ecc.).**

Droga originaria (esame macroscopico)

Colore: dal verde scuro al verde bruno (rossiccio o nerastro la vecchia)
Odore: lieve o nullo
Sapore: decisamente astringente ed a volte amaro
Aspetto: foglie (lunghe 8-15 cm e larghe 5-10 cm) accartocciate, frammentate, arrossate e compresse in masse più o meno compatte, picciolo corto e robusto, nervature secondarie ben evidenti sulla pagina inferiore.

Droga polverizzata (esame microscopico)

La polvere, verde brunastra, è caratterizzata da: peli stellati o frammenti di questi; prismi di ossalato di calcio; frammenti di epiteli con stomi; frammenti di epidermide con petiole; idioblasti.

Ceneri: non superiori al 7%, determinate su 1 g di droga polverizzata.

Elementi estranei: non più del 3% di steli, determinati su 100 g di droga.

Saggi chimici (specifici o generici)

L'estratto acquoso filtrato si colora in blu-verde o in verdastro, per aggiunta di cloruro ferrico. In pratica 0,5 g di droga, finemente polverizzata, vengono lasciati a macerare in 10 ml di alcool per 2 ore. Quindi si filtra e 2 ml del filtrato vengono portati a 100 ml per aggiunta di alcool. La soluzione, per aggiunta di 0,5 ml di una soluzione di cloruro ferrico in alcool (100 g/l), da verde-chiaro diventa di colore verde-scuro. R. tannino positiva; R. amido negativa; R. ossalato di calcio positiva.

Saggi farmacologici

I saggi sono basati sull'azione vasocostrittrice della droga, grazie alla quale si ha: cianosi della coda di topo, cianosi e necrosi della cresta di gallo.

Esame alla luce di Wood: colorazione rossa-arancione intensa.

Sofisticazioni, falsificazioni, succedanei

Con foglie di nocciolo o di *Corylus avellana* (più larghe, struttura microscopica diversa); di *Betula alba* (picciolo più lungo, lamina più piccola, glabra, granulosa); di castagno o di *Castanea vulgaris* (lembo oblungo-lanceolato, nervature secondarie molto più abbondanti).

Azioni: astringente, antinfiammatorio.

Uso: emorroidi, vene varicose.

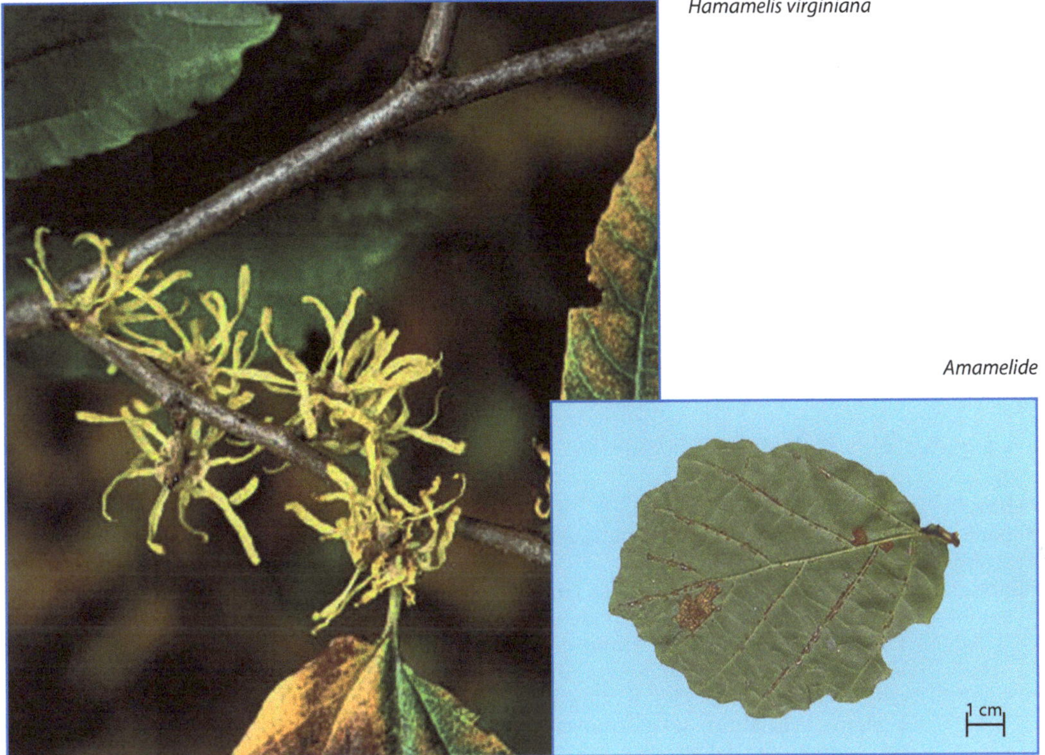

Hamamelis virginiana

Amamelide

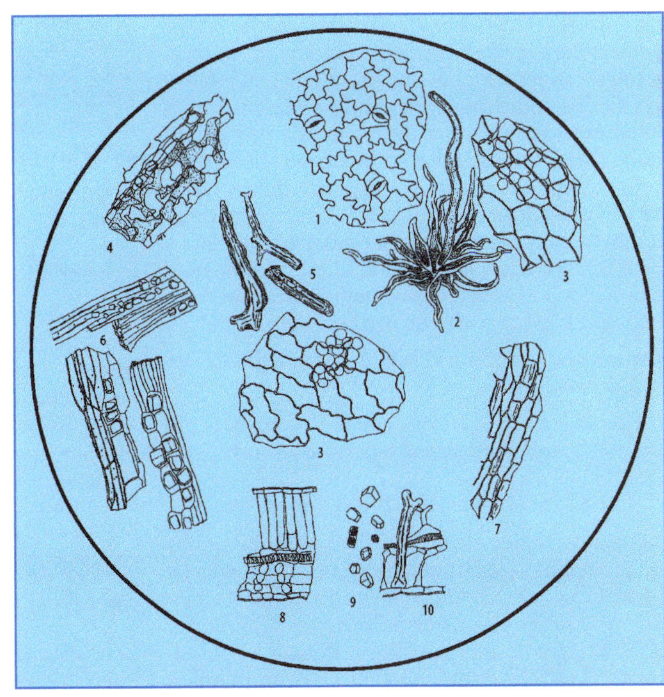

Amamelide: particolari della polvere
1) epidermide inferiore con stomi, 2) pelo stellato, 3) epidermide superiore, 4) mesofillo con prismi di ossalato di calcio, 5) idioblasti, 6) fibre con prismi di ossalato di calcio, 7) epidermide con petiole, 8) sezione trasversale della lamina, 9) prismi di ossalato di calcio, 10) lamina con idioblasto

Belladonna

Foglie essiccate di *Atropa belladonna* L. (Fam. *Solanaceae*)

Pianta erbacea perenne, pubescente, vischiosa, fetida, alta da 0,5 a 1,2 m, che vive spontanea nei luoghi freschi ed ombrosi delle zone submontane e montane dell'Europa centro-meridionale, dell'Asia occidentale, dell'Africa settentrionale e dell'America del Nord.
***Atropa* da α + τρέπειν = senza + flessione (inflessibile) oppure da *atr* + *pe* = tagliare + avere (con il compito di tagliare); in entrambi i casi, attributi di Atropa, mitologica parca che tagliava il filo della vita per la sua grande velenosità. *Bella* + *donna* = belladonna, perché nel medioevo e nel rinascimento le donne italiane, per rendersi più belle, ne usavano le bacche a scopo cosmetico per dare lucentezza agli occhi ed ampiezza alle pupille. Componenti principali: alcaloidi (josciamina, atropina, ecc.).**

Droga originaria (esame macroscopico)

Colore: verde scuro
Odore: inodore o debolmente viroso
Sapore: sgradevole e leggermente amaro, acre
Frattura: friabile
Aspetto: foglie raggrinzite, accartocciate, contorte, spesso rotte, accompagnate da ramoscelli, fiori e frutti. La lamina della foglia (lunga 5-20 cm e larga 3-10 cm) è acuminata all'apice, il margine è intero e le nervature si anastomizzano in prossimità del margine.

Droga polverizzata (esame microscopico)

La polvere, verde-scura, è caratterizzata da: cellule epidermiche sinuose con stomi accompagnati da 3-4 cellule annesse, di cui una più piccola; peli tettori cilindro-conici, pluricellulari (150-300 micron di lunghezza, 15-17 micron di larghezza); peli ghiandolari brevi (70-100 micron) formati da un peduncolo unicellulare e da una testa pluricellulare clavata; peli ghiandolari lunghi (200-305 micron) formati da un lungo peduncolo uniseriato, pluricellulare e da una piccola capocchia unicellulare; frammenti di parenchima con cellule contenenti cristalli di ossalato di calcio (1,5-7 micron ogni cristallo).

Ceneri: non superiore al 14%, di cui non più del 3% acido insolubile.

Elementi estranei: la droga non deve contenere più del 3% di steli di diametro superiore a 5 mm.

Saggi chimici (specifici o generici)

Agitata con acido cloridrico diluito e filtrato si ha un precipitato sul filtrato con reattivo di Mayer. La identificazione può anche eseguirsi in questo modo: 1 g di droga finemente polverizzata si agita, per 2 minuti, con 10 ml di acido solforico 0,1 N; si filtra ed al filtrato si aggiungono 1 ml di ammoniaca e 5 ml di acqua e si agita con 15 ml di cloroformio. Si essicca lo strato cloroformico su solfato di sodio anidro e si filtra. Si evapora il solvente, si aggiungono 0,5 ml di acido nitrico fumante e si porta a secco a bagnomaria. Per aggiunta di 10 ml di acetone e di una soluzione di idrossido di potassio (30 g/l) in alcool, goccia a goccia, si sviluppa una colorazione violetta.

R. alcaloidi positiva; R. ossalato di calcio positiva.

Saggi farmacologici

L'aggiunta di belladonna in un bagno per organi isolati, nel quale è sospeso un ansa intestinale (ileo di cavia), riduce o blocca le contrazioni indotte da acetilcolina.

Si pone davanti all'occhio del gatto, ad una distanza fissa, una intensa sorgente luminosa che produce miosi. Si osserva quindi come la miosi venga modificata dalla instillazione di una soluzione di belladonna nel sacco congiuntivale di un occhio, mentre l'altro occhio rimane come controllo.

Esame alla luce di Wood: fluorescenza arancio-rossastra, debole, brillante.

Sofisticazioni, falsificazioni, succedanei

Con foglie di: *Phytolacca decandra* (del tutto glabre, più allungate, cellule del tessuto spugnoso con rafidi di ossalato di calcio lunghe 80-110 micron), di *Ailanthus glandulosa* (fetide anche da secche, cellule del tessuto spugnoso con druse di ossalato di calcio); di *Scopolia carniolica* (del tutto glabre, più piccole, cellule del tessuto spugnoso con polvere cristallina di ossalato di calcio, ma anche con qualche drusa). Le foglie di *S. carniolica* non rappresentano una vera frode in quanto contengono circa lo 0,5% di alcaloidici tropanici.

Azioni: parasimpaticolitico.

Uso: spasmi del tratto gastrointestinale e delle vie biliari.

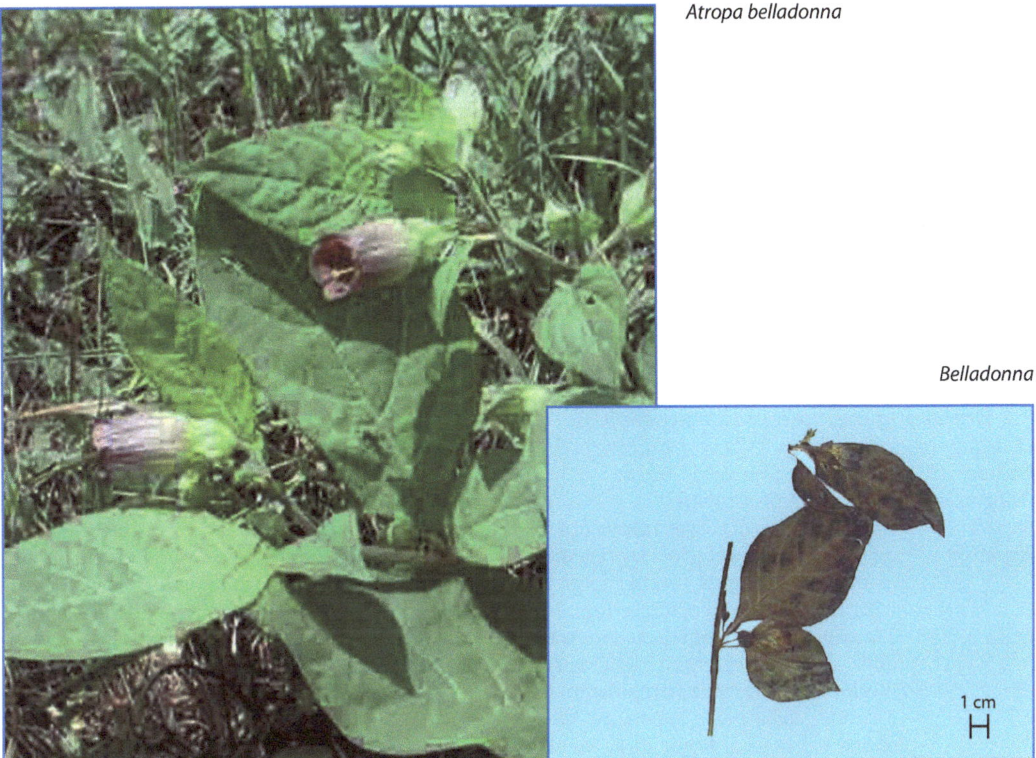

Atropa belladonna

Belladonna

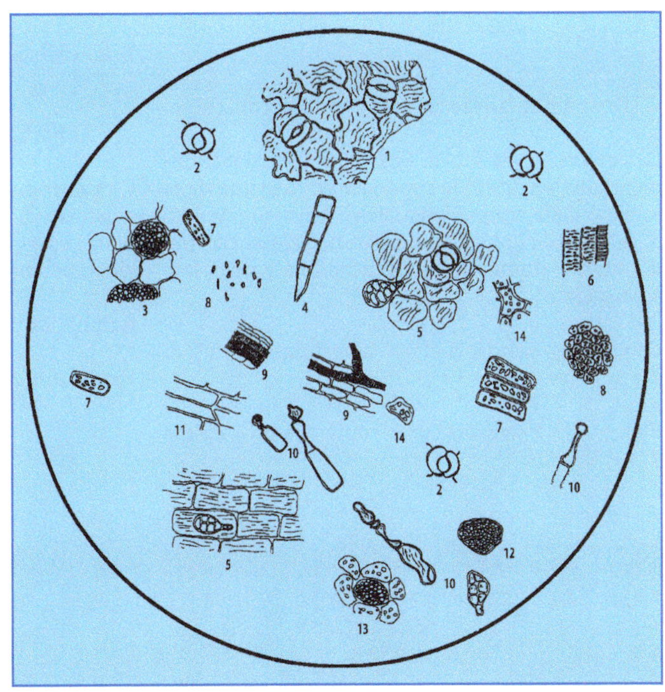

Belladonna: particolari della polvere
1) epidermide inferiore, 2) stoma, 3) tessuto fondamentale con cellule cristallifere, 4) pelo tettore, 5) epidermide superiore, 6) vasi, 7) cellule a palizzata, 8) cristalli pulverulenti di ossalato di calcio, 9) tracheidi, 10) pelo ghiandolare, 11) collenchima, 12) cellule cristallifere, 13) mesofillo con cellule cristallifere, 14) mesofillo

Biancospino

Foglie e sommità fiorite disseccate di *Crataegus oxyacantha* (L) Jacq. e *C. laevigata* DC. (Fam. *Rosaceae*) (Sin. *Crataegus monogyna* Jacq.)

Arbusto o piccolo albero ramificato, alto circa 2 m, con rami spinosi, foglie ovali incise (da 3 a 7 lobi), fiori bianchi a corimbo e per frutti bacche dal rosso al giallo-bruno. Vive spontanea in Europa, Africa settentrionale, Asia occidentale ed America settentrionale. *Crataegus* da κραταιος = forte, allusione alla durezza del legno; *oxyacantha* da οξύς = aguzzo e ακανθα = spina, per le spine acute; *monogyna* da μονογενης = unigenito, per il sol seme. Componenti principali: procianidine.

Droga originaria (esame macroscopico)

Colore: da verde-scuro a verde-bruno
Odore: debolmente profumato
Sapore: debolmente dolce o leggermente amaro
Aspetto: foglie brevemente picciolate presentano una lamina (lunga 3-4 cm e larga 2-3 cm) arrotondata all'apice. Le foglie di *C. laevigata* hanno lobi decussati, profondi, finemente dentati nella parte inferiore della lamina (irregolarmente dentati nella parte superiore della lamina nel caso di foglie di *C. monogyna*). I fiori presentano un ricettacolo grigio-verde; l'ovario, saldato sul ricettacolo, presenta da uno a cinque lunghi stili.

Droga polverizzata (esame microscopico)

La polvere, verde-scura, è caratterizzata da: frammenti dell'epidermide superiore ed inferiore della foglia e della corona; endotecio; druse di ossalato di calcio; peli unicellulari a pareti spesse e rari peli a ciuffo; stomi anomocitici; polline triangolare arrotondato.

Ceneri: non superiori al 6%, determinate su 1 g di droga polverizzata.

Elementi estranei: non deve contenere più dell'8% di steli legnosi.

Saggi chimici (specifici o generici)

Un grammo di droga, finemente polverizzata, si agita per 5 minuti con 10 ml di metanolo a bagnomaria a 65 °C. Si lascia raffreddare, quindi si filtra e si porta a volume di 10 ml con metanolo. Un ml di questa soluzione, si mescola con 1 ml di tricloruro di antimonio e di anidride acetica (in parti uguali): si ha una colorazione gialla che vira al rosso, dopo riscaldamento per 1 minuto a bagnomaria a 100 °C.

Saggi farmacologici

Si incanula la carotide dell'animale e si valuta l'azione ipotensiva di un estratto di biancospino.

Esame alla luce di Wood: fluorescenza giallo-bruna.

Sofisticazioni, falsificazioni, succedanei

Con fiori di altre specie di *Crataegus*, di *Sorbus aucuparia* e di *Prunus spinosa* (prugnolo, detto anche biancospino in alcune regioni italiane) (si differenziano perché l'ovario ha un unico carpello).

Azioni: inotropo positivo, coronarodilatatore.

Uso: insufficienza cardiaca congestizia (stadio I-II).

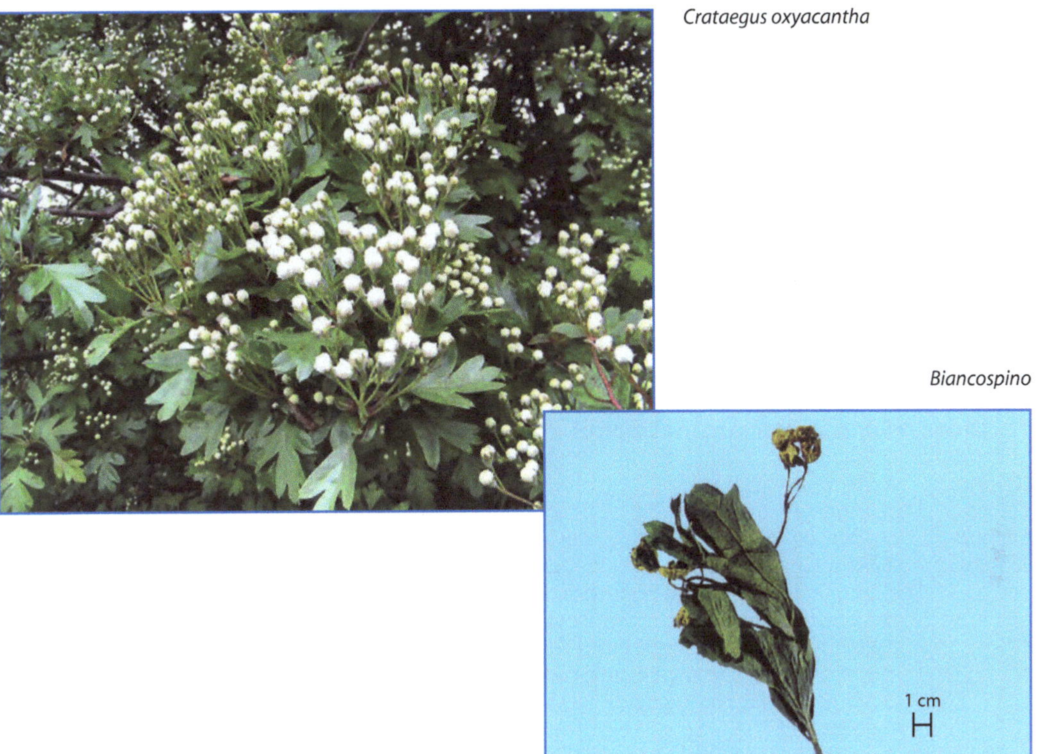

Crataegus oxyacantha

Biancospino

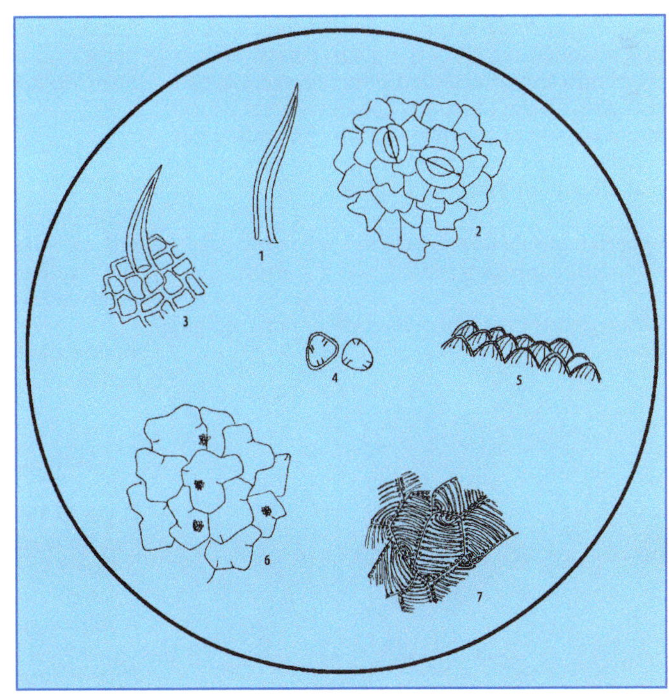

Biancospino: particolari della polvere
1) pelo, 2) frammento di epidermide inferiore con stomi anomocitici, 3) frammento di epidermide con pelo, 4) polline triangolare arrotondato, 5) frammento dell'epidermide superiore della corona con papille, 6) frammento dell'epidermide inferiore della corona con druse di ossalato di calcio, 7) frammento di endotecio

Boldo

Foglie essiccate di *Peumus boldus* Molina (Fam. *Monimiaceae*)
(Sin. *Boldea fragrans* Juss, *Boldoa fragrans* Endl., *Boldus boldus* Lyons)

Arbusto cespuglioso o piccolo albero (5-8 m) sempreverde, con rami sottili e scuri, con foglie opposte, brevemente picciolate, con fiori bianco-giallastri riuniti in corimbi. Vive spontaneo nelle regioni aride, collinari o montagnose del Cile e del Perù.
***Peumus*, nome cileno della pianta; *boldus*, da D. Boldo, botanico spagnolo; *fragrans*, dal gradito profumo (sfregando le foglie la droga esala un odore aromatico e canforato). Componenti principali: alcaloidi (boldina).**

Droga originaria (esame macroscopico)

Colore: verde, verde-grigio
Odore: lievemente aromatico
Sapore: canforaceo, pungente, amarognolo
Aspetto: foglie a lamina intera (larghe 2-5 cm e lunghe 3-7 cm), ovale o ellittica, di rado arrotolata a tubo, recanti nella pagina superiore numerosi punti rialzati, più chiari, che danno una ruvidezza particolare (a lingua di gatto o a grattugia)

Droga polverizzata (esame microscopico)

La polvere, verde-grigiastra, è caratterizzata da: peli semplici, unicellulari, a pareti ispessite, isolati o riuniti a rosetta, stellati, biforcati, ecc. Nei ciuffi di peli, i raggi (da 4 a 7) appaiono corti e tozzi; stomi con anche 7 cellule annesse; ghiandole unicellulari ad essenza piuttosto grosse; rari cristalli aghiformi di ossalato di calcio.

Ceneri: non superiori al 14%, di cui non più del 6% acido insolubile, determinate su 1 g di droga.

Elementi estranei: non più del 5% di rametti lignificati.

Saggi chimici (specifici o generici)

Dibattuta con acqua ed alcool, il filtrato con percloruro di ferro si colora in verde bottiglia. Dibattuta con acido nitrico diluito e trattata con ammoniaca, soda o potasse caustiche, assume una colorazione rosso-giallastra. Per una più esatta identificazione, si aggiungono ad 1 g di droga polverizzata 10 ml di alcool all'80% e si riscalda all'ebollizione per 15 minuti. Si filtra a freddo, si evapora a bagnomaria il filtrato, fino ad avere un volume di 1 ml. Si aggiunge quindi una goccia di ammoniaca diluita e si agita per 2 minuti con 5 ml di etere. Si essicca la fase eterea su solfato di sodio anidro e si filtra. Si evapora l'etere in una capsula e si aggiungono 2 ml di una soluzione di vanillina (10 g/l) in acido cloridrico: si ha una colorazione rosso-lilla per alcuni minuti. R. tannino positiva; R. alcaloidi positiva; R. calcio positiva.

Saggi farmacologici

Somministrata al ratto aumenta il flusso biliare. La bile, raccolta in una provetta, viene esaminata per le sue caratteristiche fisiche e chimiche: viscosità, residuo secco totale, ecc.

Esame alla luce di Wood: né fluorescenza, né colorazione.

Sofisticazioni, falsificazioni, succedanei

Foglie di *Viburnum tinus* o lentaggine, acute, oblunghe, senza punti sporgenti più chiari e ruvidi, picciolo peloso. La presenza di rami non deve superare il 2%.

Azioni: antispastico, coleretico, eupeptico.

Uso: dispepsia, spasmi gastrointestinali.

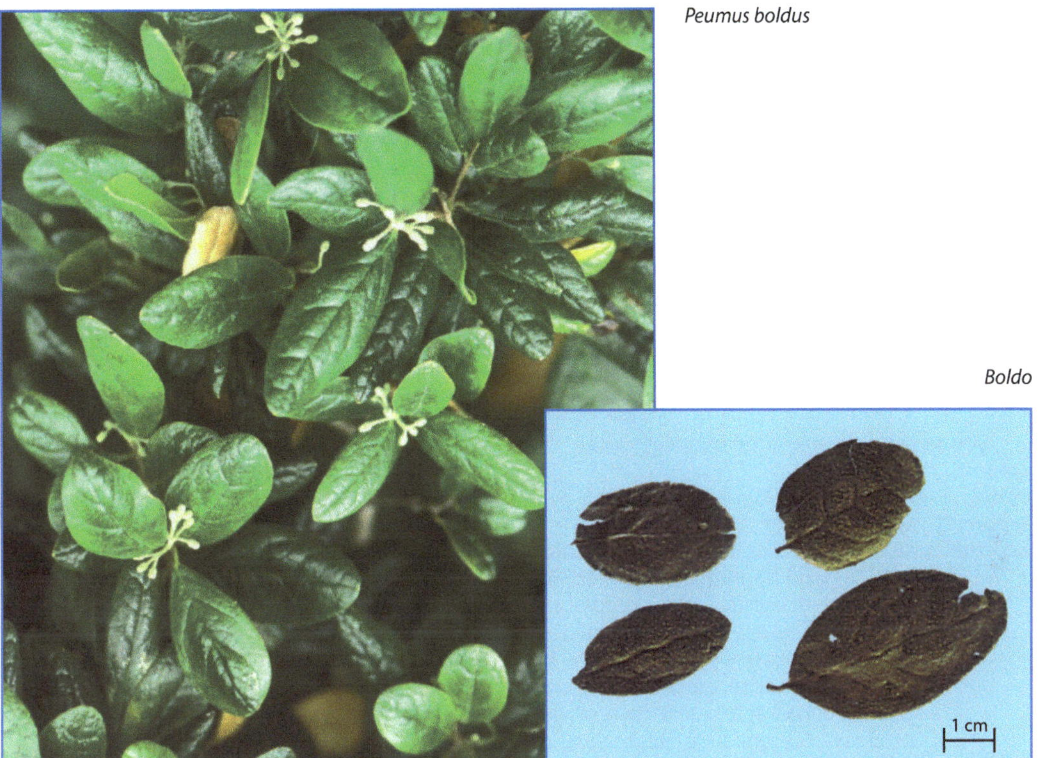

Peumus boldus

Boldo

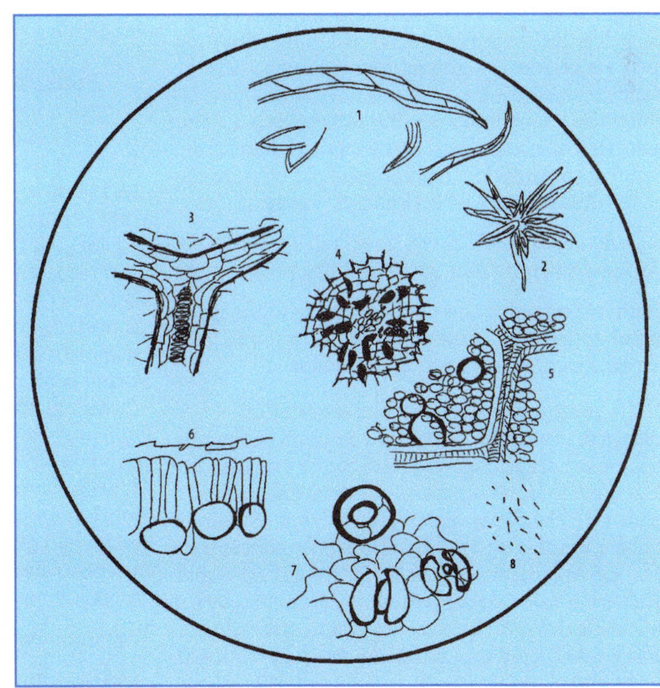

Boldo: particolari della polvere
1) peli con cuticola incurvata, 2) peli a ciuffo, 3) nervature fogliari, 4) base di squame ghiandolari con cellule epidermiche ispessite contenenti aria, 5) frammento fogliare con cellule a palizzata e cellule secretrici dell'essenza rotondeggianti, 6) cellule a palizzata con cellule secretrici dell'essenza nel mesofillo, 7) mesofillo fogliare con stomi trasparenti e squama ghiandolare; 8) cristalli aghiformi di ossalato di calcio

Digitale

Foglie essiccate di *Digitalis purpurea* L. e di *D. lanata* Ehrmandt (Fam. *Scrophulariaceae*)

Pianta erbacea bienne o perenne con radice a fittone, caule eretto (0.5-1 m), robusto, coperto di peluria, foglie basali (grandi e picciolate) a rosetta e foglie caulinarie (progressivamente più piccole andando verso l'alto e sessili) alterne. Vive spontanea nei terreni silicei, umidi e montagnosi dell'Europa centro-occidentale.
***Digitalis*: ditale, perchè la corolla ha la forma di un ditale da cucito; *purpurea*: color porpora; *lanata*, per il lobo mediano della corolla pubescente (*lanatus*) e per il calice con tomento (insieme di peli) denso di aspetto lanoso. Componenti principali: glicosidi della digitossigenina, gitassigenina, digossigenina, ecc.**

Droga originaria (esame macroscopico)

Colore: verde cupo
Odore: nullo
Sapore: acre e amaro
Aspetto: foglie raggrinzite, accartocciate, contorte ed in parte frantumate perché friabili. La superficie della foglia è rugosa, coperta di peli, specie nella pagina inferiore ed in particolare sulle nervature. La lamina (larga 4-10 cm e lunga 10-30 cm) è ovata, ad apice subacuto, a margine crenato; il picciolo è lungo circa un quarto della lunghezza della lamina.

Droga polverizzata (esame microscopico)

La polvere, di colore verde-grigiastro, è caratterizzata da: peli tettori, uniseriati, conici ed a punta ottusa, fatti da 3-5 cellule; peli ghiandolari corti con breve peduncolo unicellulare a capocchia uni e bi-cellulare; peli ghiandolari lunghi con peduncolo fatto da 3-4 cellule uniseriate con capocchia sferica unicellulare; frammenti di epidermide con presenza di piccoli stomi. Sono assenti le scleridi ed i cristalli di ossalato di calcio.

Ceneri: non superiori al 13%, di cui più del 4-5% acido insolubile, determinate su 1 g di droga polverizzata.

Elementi estranei: non deve contenere foglie glabre le cui epidermidi presentano cellule a pareti punteggiate a corona di rosario (*D. lanata*).

Saggi chimici (specifici o generici)

Dieci g di infuso 1:20 si agitano con 10 ml di cloroformio, quindi si aggiungono 3 ml di etere e 5 ml di alcool, si decanta lo strato superiore e si raccoglie quello cloroformico che, filtrato ed evaporato, lascia un residuo il quale, disciolto in 2 ml di acido acetico concentrato, per aggiunta di una traccia di cloruro ferrico e quindi di acido solforico concentrato contenente 0,05% di solfato ferrico dà nella zona di contatto un anello bruno, mentre l'acido assume lentamente colorazione azzurra fino al verde azzurro. R. glucosidi positiva.

Saggi farmacologici

(i) La digitale, opportunamente preparata e diluita, provoca la morte dell'animale da laboratorio (cavia, rana) per arresto del cuore in sistole. Con questo saggio si stabilisce in realtà la tossicità della droga, non l'azione cardiaca.
(ii) La digitale, iniettata nella vena sottoascellare del piccione, provoca vomito. Anche questo metodo presenta dei limiti, perché l'effetto tossico non è la medesima cosa dell'azione farmacologica della digitale.
(iii) Si saggia l'azione della digitale sul cuore *in vivo*, provvisto cioè di tutte le sue connessioni nervose e vascolari, e sul cuore isolato.

Esame alla luce di Wood: colorazione porpora-rossa debole.

Sofisticazioni, falsificazioni, succedanei

Succedanee sono le foglie di *D. lanata* [foglie più strette e più lunghe (2-4 × 12-25 cm) e con margine intero]; di *D. lutea* [foglie più strette e più lunghe (3-6 × 14-28 cm) e con margine seghettato]; di *D. ambigua* [foglie più strette ma della stessa lunghezza (3 × 10-30 cm)]; di *D. micrantha* [foglie simili a quelle della *D. lutea*, ma ancora più strette]; di *D. thapsi* [foglie lanceolate (1,5-5-15 cm), giallo-verdastre]. Sofisticazioni sono fatte con foglie di *Verbascum thapsus* (giallo-biancastre con peli molto fitti, lunghi e ramosi, che formano sulla nervatura mediana una lanuggina biancastra o giallastra); di *Borrago officinalis* e *Symphytum officinale* (ovali-lanceolate, grandi, ruvide al tatto); di *Salvia sclarea* (larghe); di *Inula helenium* e *I. conyza* (i peli sono uniseriati, ma provvisti di una grossa cellula basale; le nervature secondarie si staccano quasi ad angolo retto della nervatura principale); di *Salvia sclerosa* (diverse per l'odore e per la presenza di grosse ghiandole ottocellulari).

Azioni: inotropo positivo.

Uso: insufficienza cardiaca congestizia (in passato).

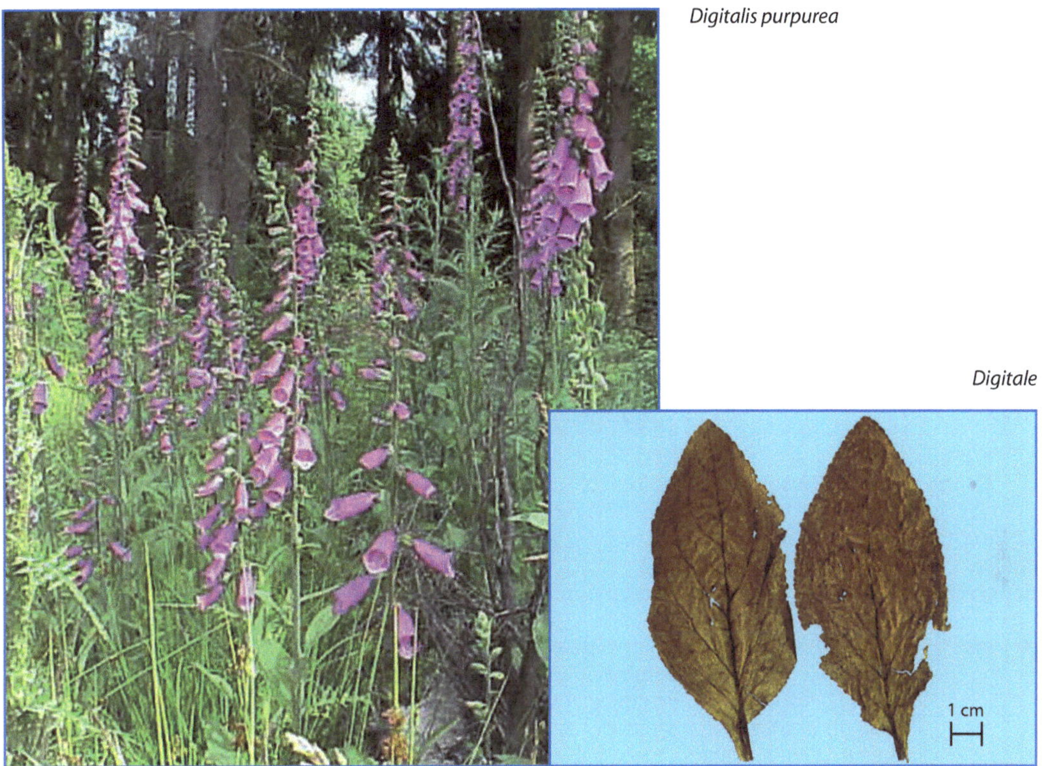

Digitalis purpurea

Digitale

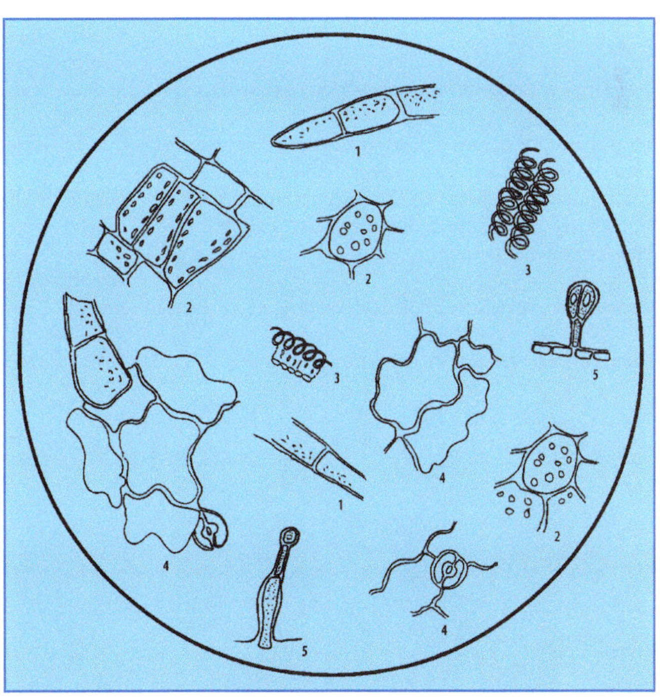

Digitale: particolari della polvere
1) pelo tettore pluricellulare, 2) tessuto a palizzata, 3) vasi, 4) epidermide con stoma e pelo, 5) pelo ghiandolare pluricellulare

Eucalipto

Foglie essiccate di *Eucalyptus globulus* Labill. (Fam. *Myrtaceae*)

Alberi di notevoli dimensioni (alti dai 20 ai 50 metri), originari dell'Australia e della Tasmania. Si presentano sempreverdi, con corteccia cenerina che desquama spontaneamente, con rami quadrangolari recanti foglie opposte (giovani rami) sessili, ovali o alterne (rami adulti), picciolate, falciformi, coriacee, con fiori solitari ascellari o riuniti in 2-3 e portati da un breve asse e con frutto una capsula legnosa quadrangolare che aprendosi lascia uscire numerosi semi. *Eucalyptus* dal greco ευ = bene e χαλυπτου = copro, allusione all'opercolo che chiude il calice nel boccio fiorale; *globulus* = globuloso, per la forma sferoidale del fiore. Componenti principali: olio essenziale costituito prevalentemente da eucaliptolo o cineolo (fino all'80%).

Droga originaria (esame macroscopico)

Colore: verde-grigiastro
Odore: aromatico, canforico
Sapore: appena amaro, resinoso, caldo, poi amarognolo e fresco
Aspetto: foglie (o frammenti di foglie) distese o piegate su se stesse, a lamina intera (larga 1-3 cm e lunga 10-20 cm), glabre, con numerose punteggiature traslucide dovute alle ghiandole dell'essenza con qualche punto bruno-grigiastro, rilevato, ruvido, dovuto a cellule sugherose.

Droga originaria (esame macroscopico)

La polvere, di colore grigio-verdastra, è caratterizzata da: tessuto a palizzata con druse di ossalato di calcio; prismi di ossalato di calcio; stomi anomocitici; grosse ghiandole di origine sclero-lisigenica; fibre sclerenchimatiche.

Ceneri: non superiore al 9%, calcolate su 1 g di droga.

Elementi estranei: non superiori al 5%.

Saggi chimici (specifici o generici)

Una soluzione acquosa di eucalipto dà con alcool (circa 5 ml) ed acqua di bromo (ottenuta agitando 3 ml di bromo con 100 ml di acqua sino a saturazione) una colorazione gialla. R. tannini positiva; R. ossalato di calcio positiva.

Saggi farmacologici

Si valuta l'azione bechica dell'eucalipto in ratti nei quali viene stimolata la tosse.

Esame alla luce di Wood: colorazione porpora-verde debole.

Sofisticazioni, falsificazioni, succedanei

Foglie di altre specie di *Eucalyptus*, ma meno pregiate.

Azioni: espettorante, antispastico, balsamico, rubefacente.

Uso: catarro, mialgia.

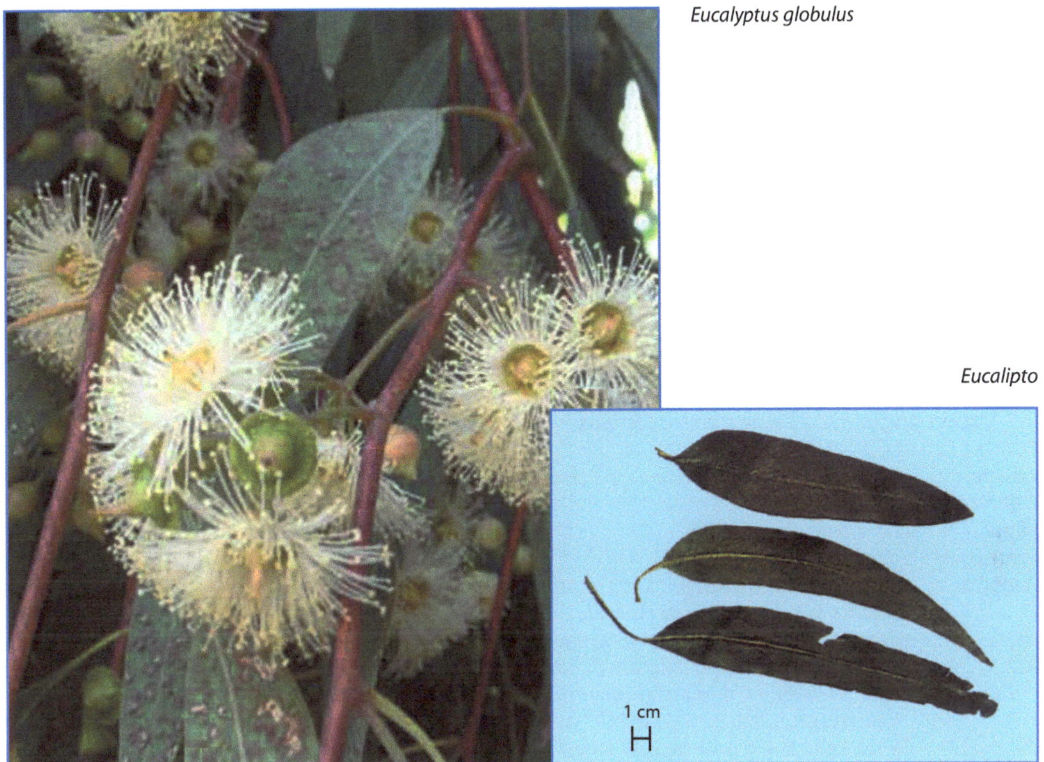

Eucalyptus globulus

Eucalipto

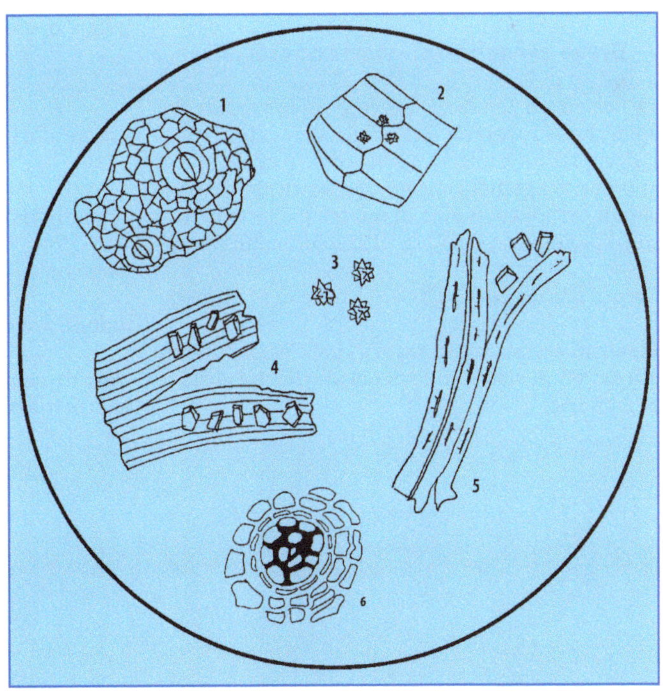

Eucalipto: particolari della polvere
1) epidermide inferiore con stoma anomocitico, 2) tessuto a palizzata con druse di ossalato di calcio, 3) druse di ossalato di calcio, 4) fibre sclerenchimatiche con druse di ossalato di calcio, 5) fibre, 6) sacca secretrice

Ginkgo

Foglie essiccate di *Ginkgo biloba* L. (Fam. *Ginkgoaceae*)
(Sin. *Salisburia adiantifolia* J.E. Smith e *Pterophyllus salisburiensis* Nelson)

Albero alto anche 40 metri, con un tronco di un metro di diametro, con rami lunghi che portano foglie sparse, verdi ed a forma di ventaglio, picciolate. I frutti carnosi, di colore giallo-bruni, sono simili a piccole prugne. Vive spontanea in Corea, Cina e Giappone. Componenti principali: lattoni terpenici (ginkgolidi), flavonoidi.

Droga originaria (esame macroscopico)

Colore: grigio-giallastro o marrone giallastro
Odore: inodore
Sapore: lievemente amaro
Frattura: scheggiata
Aspetto: foglie intere o accartocciate, frammentate e mescolate a frammenti di piccioli. Le foglie, (larghe 5-12 cm e lunghe 4-8 cm) hanno la lamina a forma di ventaglio con margine superiore intero, ondulato ed a volte bilobato; la nervatura è parallela e si estende dalla base della lamina (picciolo) al margine apicale.

Droga polverizzata (esame microscopico)

La polvere, di colore giallastra, è caratterizzata da: epidermide superiore con cellule allungate, irregolari; epidermide inferiore con cellule piccole; stomi anomocitici grandi circa 60 micron; druse di ossalato di calcio; goccioline di secreto giallastro grosse 3-25 micron (con Sudan III si colorano in rosso).

Ceneri: non superiori all'11%, calcolate su 1 g di droga.

Elementi estranei: non superiori al 7%, di cui non più del 5% di steli e non più del 2% di altre sostanze estranee.

Saggi chimici (specifici o generici)

Ad 1 ml di tintura madre (etanolo 70%) di ginkgo si aggiungono 10 ml di acqua e 0,1 ml di cloruro ferrico (al 10% in acqua): si sviluppa una colorazione verdastra. Un ml della tintura madre, con l'aggiunta di 50 mg di magnesio ed 1 ml di acido cloridrico (allo 0,5%), sviluppa una colorazione rossa.

Saggi farmacologici

Un estratto standardizzato di ginkgo (EGb 761) riduce il danno cellulare indotto dalla proteina β-amiloide (proteina coinvolta nella patogenesi dell'Alzheimer). Il ginkgo migliora la circolazione capillare in animali trattati con violetto di genziana.

Esame alla luce di Wood: non nota.

Sofisticazioni, falsificazioni, succedanei

Non note.

Azioni: antiossidante, nootropo, antiischemico.

Uso: demenza, arteriopatie periferiche ostruttive (es. *claudicatio intermittens*), tinnito.

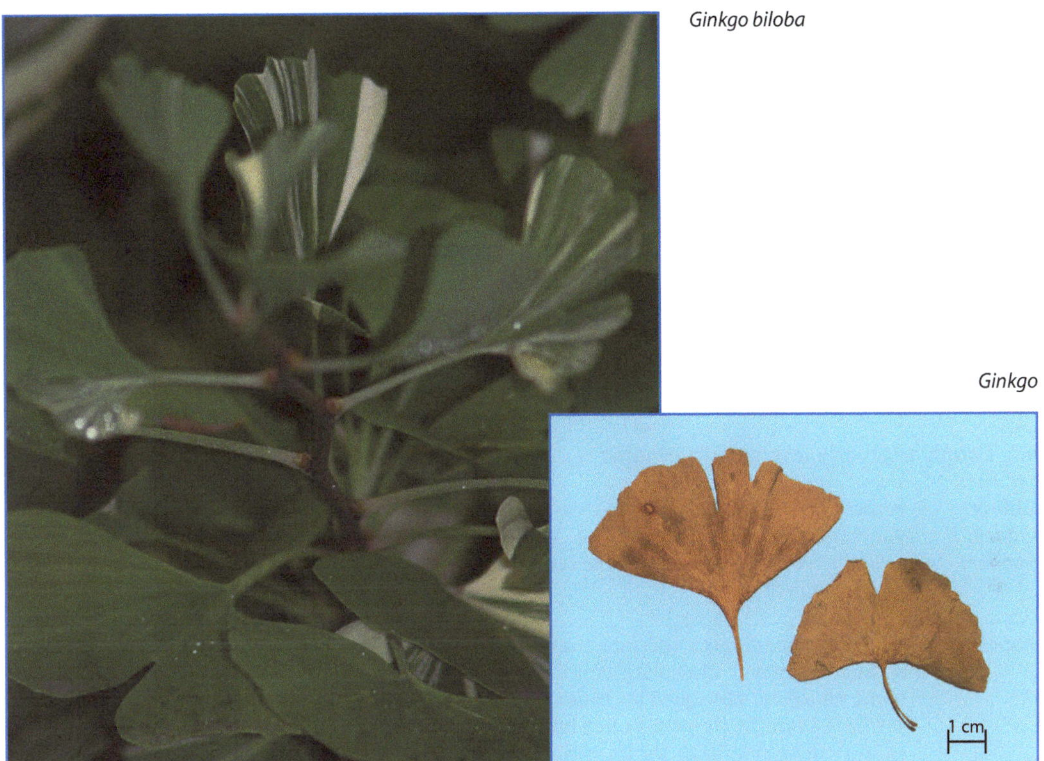

Ginkgo biloba

Ginkgo

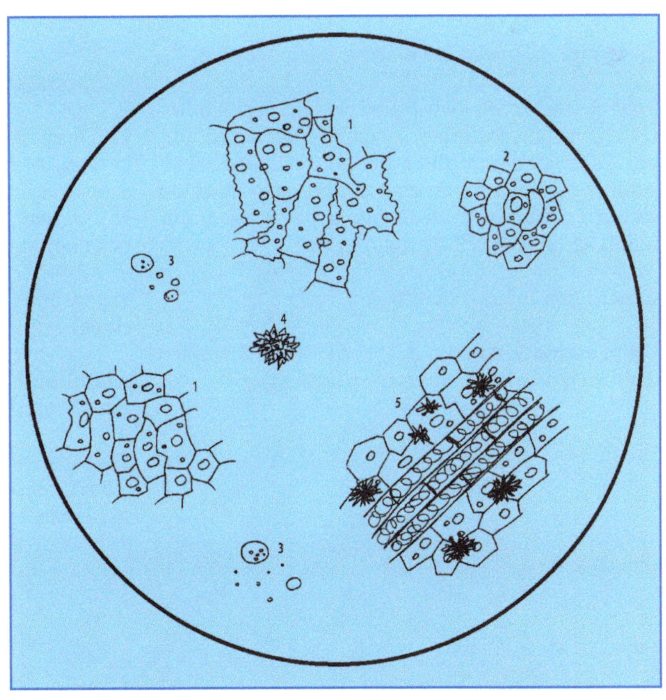

Ginkgo: particolari della polvere
1) epidermide superiore con gocce di secreto, 2) epidermide inferiore con stoma anomocitico, 3) gocce di secreto, 4) drusa di ossalato di calcio, 5) mesofillo con druse di ossalato di calcio lungo le nervature fogliari

Menta

Foglie di *Mentha piperita* L. (Fam. *Lamiaceae*)

Pianta erbacea perenne, alta fino ad un metro, con fusto erbaceo eretto, quadrangolare, ramificato, con foglie opposte, picciolate o sessili, con fiori disposti in verticillastri a spiga cilindrica e con frutti dati da 4 acheni. La *M. piperita*, ibrido di tre specie di *Mentha* (*M. silvestris*, *M. acquatica*, *M. rotundifolia*), è coltivata in Europa, negli USA ed in Asia. *Mentha* da μίνϑη: Minta, ninfa figlia di Cocito, che, secondo la mitologia, Proserpina per gelosia tramutò in una pianta di menta; *piperita* = pepata, per il suo sapore aromatico bruciante. Componenti principali: olio essenziale (0,7-2%) costituito in prevalenza da mentolo (40-70%).

Droga originaria (esame macroscopico)

Colore: verde
Odore: penetrante, caratteristico
Sapore: aromatico che lascia un piacevole senso di freschezza
Frattura: scheggiata
Aspetto: foglie raggrinzite, accartocciate, frammentate e spesso mescolate con rametti ed anche con qualche infiorescenza. La lamina (larga 2-3 cm e lunga 4-8 cm) è intera, di forma ovato-allungata o tendente alla lanceolata, ad apice acuto ed a margine seghettato.

Droga polverizzata (esame microscopico)

Polvere verde che mostra al microscopio: peli tettori di 3-8 cellule, uniseriati, conici, ad apice acuto, lunghi 200-250 micron; ghiandole ad 8 cellule con cristalli che si colorano in giallo in presenza di acido solforico; frammenti di tessuto a palizzata; frammenti epiteliali a cellule sinuose; vasi.

Ceneri: non inferiori al 15%.

Corpi estranei: non più del 5% di steli: il diametro degli steli non deve superare 1,5 mm.

Saggi chimici (specifici o generici)

Al residuo di un estratto cloroformico di 10 g di droga, oppure a 0,1 ml di essenza di *M. piperita*, si aggiunge 1 ml di una soluzione cloroformica al 4% di acido tricloroacetico e si lascia la miscela per 40 minuti a riposo, a temperatura ambiente. In presenza di mentofurano, si osserva una colorazione rosso-blu che, alla luce di Wood, mostra una fluorescenza rosa.

Saggi farmacologici

Estratti di menta riducono gli spasmi della muscolatura liscia intestinale nei roditori.

Sofisticazioni, falsificazioni, succedanei

Con foglie di altre specie e varietà di menta: oltre all'odore che ha gradazioni e sfumature diverse, passando da una specie all'altra, si devono considerare i seguenti caratteri differenziali: picciolo, forma della lamina, tipo della seghettatura del margine.

Esame alla luce di Wood: colorazione bruno-arancione.

Azioni: antispastico del tratto gastrointestinale, carminativo, coleretico.

Uso: spasmi della muscolatura gastrointestinale e biliare, cefalea tensiva. Un rilevante uso dell'essenza di menta è il trattamento della sindrome dell'intestino irritabile.

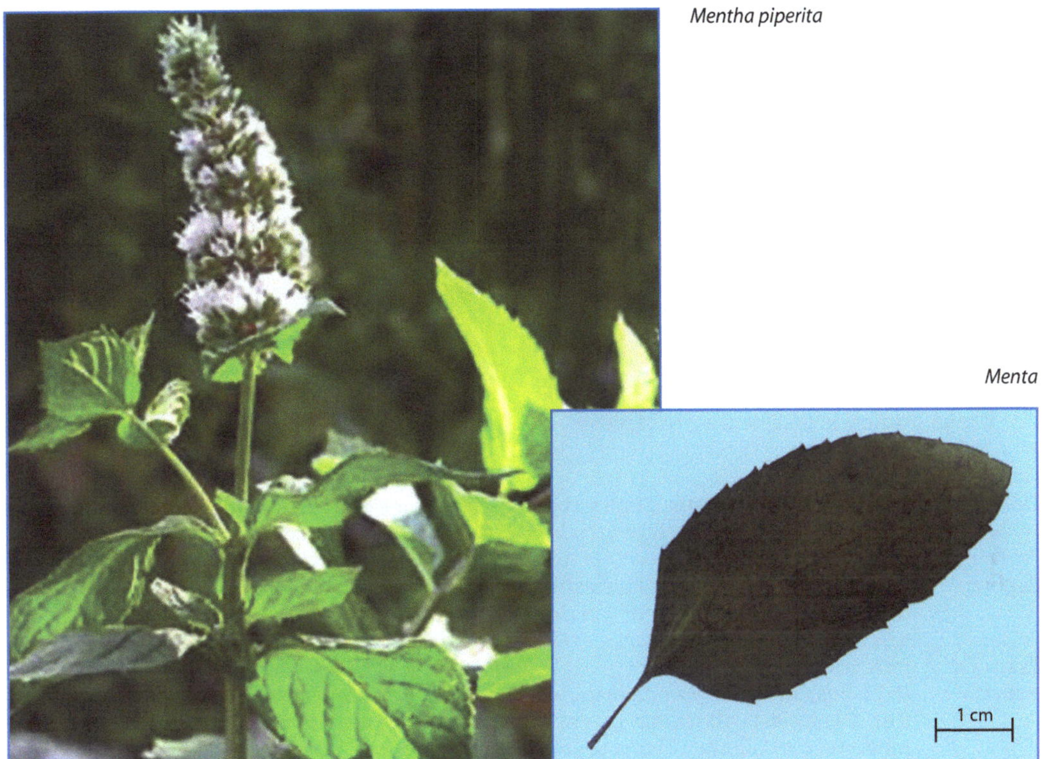

Mentha piperita

Menta

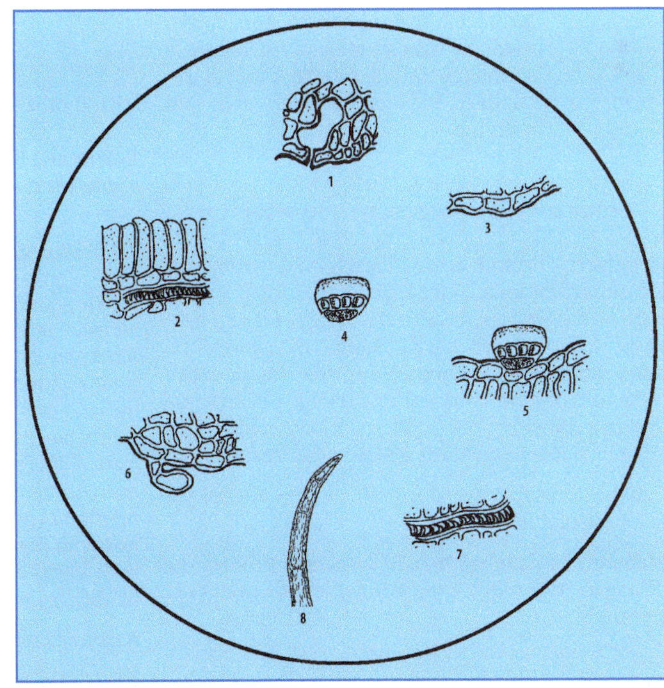

Menta: particolari della polvere
1) tessuto lacunoso con stoma, 2) tessuto a palizzata con vaso, 3) epidermide, 4) ghiandola secretrice globulare (costituita da 8 cellule e portata da un breve pedicello), 5) epidermide superiore con ghiandola secretrice globulare, 6) epidermide inferiore con pelo ghiandolare, 7) vaso, 8) pelo tettore

Senna *foglie*

Foglioline disseccate di *Cassia angustifolia* Wahl. (o C. *acutifolia* Delile) (Fam. *Caesalpinaceae*)

Piccoli arbusti eretti (alti 1-2 metri l'*angustilolia*, 1 metro l'*acutifolia*), con fusto verde pallido, con lunghi rami eretti, con foglie composte (di 4-8 paia di foglioline opposte), paripennate, alterne e fiori gialli riuniti in grappoli terminali. Vive spontanea in Arabia, India ed Africa orientale. *Cassia* dall'ebraico *quatsa* e dal greco κασία che significano scortecciare, perché di alcune specie si usano le cortecce; *angusta* + *folia*: strettissima foglia, per le foglie strettamente lanceolate; *acuta* + *folia*, aguzza foglia, per le foglie ovali-lanceolate. La *C. angustifolia* è anche detta *C. medicinalis*; la *C. acutifolia* è pure detta *C. senna*, *C. lanceolata*, *C. lenitiva*, *C. officinalis*, *C. orientalis*, ecc. Della *C. angustifolia* (o *acutifolia*) si usano anche i frutti. Componenti principali: sennosidi.

Droga originaria (esame macroscopico)

Colore: verde pallido

Odore: particolare, caratteristico, nullo (bagnata con acqua calda svolge un odore simile a quello del té)

Sapore: dapprima mucillaginoso, dolciastro, astringente, sgradevole, poi amarognolo ed acre

Frattura: irregolare

Aspetto: fogliolina, intera o frammentata, di forma lanceolata (larga 0,7-1,2 cm e lunga 3-6 cm) od ovata (larga 0,5-0,6 cm e lunga 2-3 cm), breve picciolo, apice aguzzo munito di una breve punta (mucrone) non pungente, margine intero, nervatura pennata con nervo mediano infossato superiormente e sporgente inferiormente e nervi secondari anastomizzati ad arco sul margine.

Droga polverizzata (esame microscopico)

La polvere, di colore verde chiaro (giallo-verdastra), è caratterizzata da: peli unicellulari conici, spesso ricurvi, a pareti spesse, di varie lunghezze (12-25 + 70-260 micron); cristalli di ossalato di calcio, di tipo prismatico (4-25 micron) o sottoforma di druse (8-30 micron); frammenti d'epidermide a cellule poligonali, con stomi del tipo paracitico e cellule mucillaginose; frammenti di tessuto a palizzata.

Ceneri: non superiore al 12%, di cui non più del 3% acido insolubile.

Elementi estranei: non deve contenere più del 3% di organi estranei e non più dell'1% di materiali estranei.

Saggi chimici (specifici o generici)

Grammi 0,7 di droga estratti con 10 ml d'etere, dopo filtrazione ed addizione all'etere filtrato di 10 ml d'acqua e qualche goccia d'ammoniaca, sviluppano dopo agitazione e riposo un colore rosa-rosso nello strato acquoso.

Grammi 0,5 di droga riscaldati, fino a bollire, con 10 ml di soluzione alcolica di potassio (1:10), quindi addizionati di 10 ml d'acqua e filtrati, danno un filtrato che, acidificato lievemente con acido cloridrico diluito ed estratto con una quantità di benzolo, porta ad un estratto benzoico il quale, agitato con uguale quantità d'ammoniaca, assume deciso colore rosso. R. antrachinoni, positiva; R. ossalato di calcio, positiva; R. tannino, positiva; R. glucosidi, positiva.

Saggi farmacologici

Vedi il rabarbaro.

Esame alla luce di Wood: colorazione rosso-brunastra o bruno-rossastra.

Sofisticazioni, falsificazioni, succedanei

Con foglie di specie vegetali (*Colutea arborescens*, *Coriaria myrtifolia*, *Ailanthus glandulosa*, *Solenostemma argel*, *Tephrosia apollinea*, ecc.), prive di derivati antrachinonici. È facile vedere arricchita la senna indiana con foglioline di *acutifolia* e la senna alessandrina con foglioline di altre specie di *Cassia* [*C. auricolata* (piccole foglioline obovate, con cospicuo mucrone, con fitta peluria sulla pagina inferiore), *C. montana* (più scure, apice arrotondato, reticolo venoso più marcato), *C. holosericea* (più piccole, pelose)], aventi attività eguale ma meno intensa, rispetto alle foglie di *C. angustifolia* e di *C. acutifolia*.

Azioni: lassativo.

Uso: costipazione.

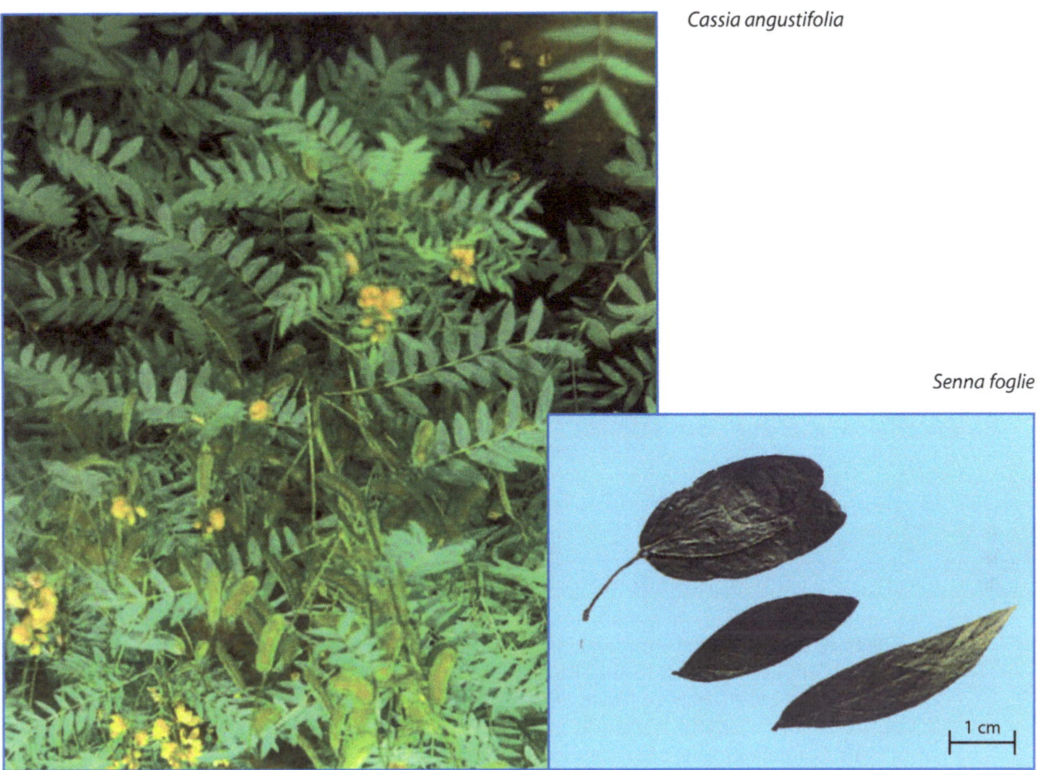

Cassia angustifolia

Senna foglie

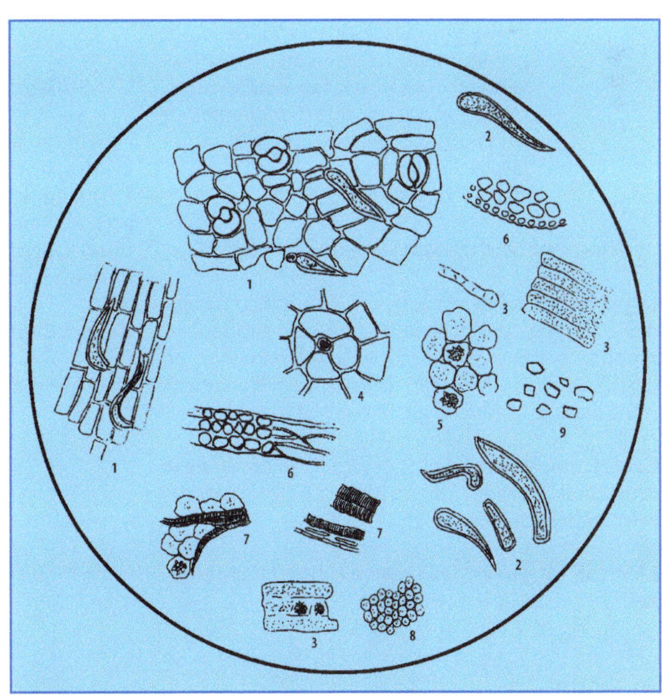

Senna foglie: particolari della polvere
1) epidermide con peli e stomi, 2) peli tettori, 3) cellule a palizzata, 4) epidermide con cicatrice centrale lasciata dall'inserzione del pelo, 5) mesofillo con druse di ossalato di calcio, 6) fibre pericicliche, 7) fascio fibro vascolare, 8) tessuto a palizzata visto di faccia, 9) cristalli prismatici di ossalato di calcio

The

Foglie di *Thea sinensis* L. (Fam. *Theaceae*)
(Sin. *Camellia sinensis*, L.)

Pianta alta 2-10 metri, con foglie sempreverdi e fiori bianco-rosei ascellari; il frutto è una capsula trilobata. Vive spontanea in Sri Lanka, India, Cina, Giappone. *Camellia*: in onore del botanico svedese Georg Kanel (Camellus); *sinensis*: dal latino "della Cina". Componenti principali: tannini.

Droga originaria (esame macroscopico)

Colore: nero, verde
Odore: aromatico caratteristico
Sapore: astringente, amaro
Frattura: irregolare
Aspetto: esistono numerose varietà in commercio. I the verdi si ottengono sottoponendo ad una leggera torrefazione la foglia appena raccolta; in seguito si arrotola a mano e seccata a fuoco dolce. I the neri si hanno lasciando appassire la foglia al sole, arrotolandola a mano o meccanicamente, lasciandola fermentare, quindi sottoponendola a torrefazione. Tutte vengono alla fine divise per mezzo di setacci. Le foglie, generalmente frantumate, sono brevemente picciolate, lanceolate acute, intere nella parte inferiore, dentellate sui margini superiori, lunghe 2-5 cm e larghe 10-18 mm.

Droga polverizzata (esame microscopico)

La polvere, di colore verde o nero, è caratterizzata da: druse di ossalato di calcio; grandi sclereidi isolate, munite di numerosi ed irti tubercoli; tessuto epidermico con stomi formati da 3 cellule; peli allungati; frammenti di tessuto fogliare con vasi e druse.

Ceneri: non superiore al 6,5%, determinate su 1 g di droga polverizzata. Almeno la metà delle ceneri deve sciogliersi in acqua.

Elementi estranei: non più del 7% di elementi estranei.

Saggi chimici (specifici o generici)

Un infuso di the dà un precipitato in presenza di acido cloridrico, per aggiunta di reattivi generali della caffeina (cloruro di platino, solfato ferroso, ecc.). R. tannini, positiva.

Saggi farmacologici

Un infuso di the rallenta il transito intestinale nel topo e riduce la diarrea indotta da olio di ricino nel ratto.

Esame alla luce di Wood: né fluorescenza, né colorazione.

Sofisticazioni, falsificazioni, succedanei

Con foglie di olivo, biancospino, ippocastano, quercia, frassino, pioppo, salice, sambuco, camelia, ecc. La maggior parte si riconoscono per l'assenza di scleridi. Succedanei del the sono le foglie di *Epilobium* (the abissino), di alcuni *Lithospemum* (the boemo) e di mirtillo del Caucaso (the caucasico).

Azioni: diuretico, antidiarroico, stimolante centrale.

Uso: antidiarroico, bevanda dissetante.

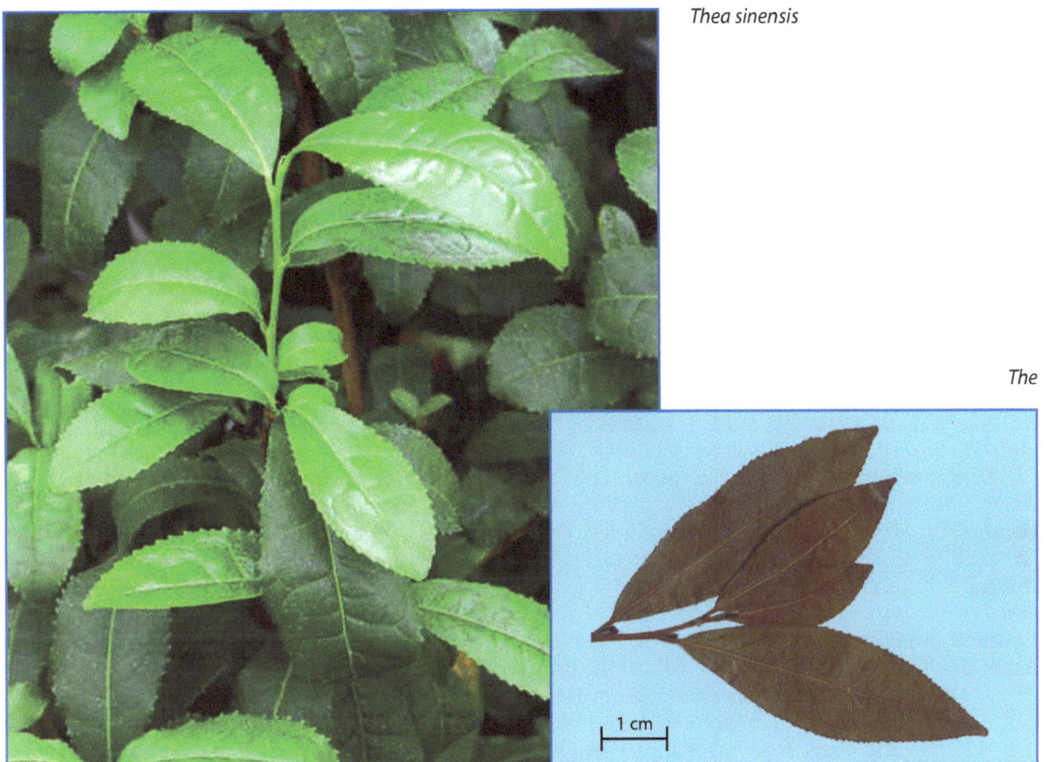

Thea sinensis

The

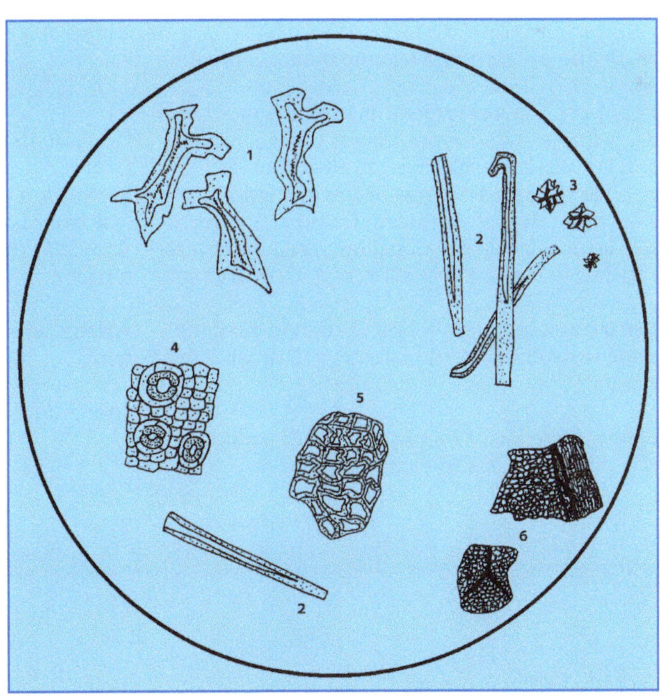

The: particolari della polvere
1) idioblasti a forma di astrosclereidi, 2) peli, 3) druse di ossalato di calcio, 4) epidermide inferiore con stomi, 5) epidermide superiore, 6) tessuto fogliare con vasi e druse

Timo

Foglie e sommità fiorite essiccate di *Thymus vulgaris* L. (Fam. *Lamiaceae*)
(Sin. *T. odoratus* Tourn., *T. niger* Tab., *T. durius* Dod.)

Piccolo arbusto suffruticoso (legnoso alla base), cespuglioso, alto 15-30 cm, perenne, con radici sottili profonde, fusti robusti, suddivisi in rami erbacei, foglie opposte, sessili, piccole, lanceolate, fiori pedicellati rossi o porporini, violacei o quasi bianchi, riuniti in fascetti ascellari. Vive spontanea nei luoghi aridi e sassosi, dal mare alla zona submontana, dei paesi circostanti il Mediterraneo. *Thymus*, dal greco ϑυμοσ = profumo, cioè pianta profumata o dall'egiziano *Fham*, nome d'una specie usata per le imbalsamazioni; *vulgaris*, comune; *odoratus*, odorosa; *niger*; per l'aspetto scuro del suffrutice (rami rossicci); *durius*, dal greco δουριον = di legno, per i cauli legnosi. Componenti principali: olio essenziale (timolo, ecc.).

Droga originaria (esame macroscopico)

Colore: verde-chiaro, grigio-verdastro o grigio-argenteo
Odore: forte, aromatico
Sapore: pungente
Frattura: irregolare
Aspetto: foglie sessili (o con picciolo molto breve), con lembo (lungo 0,5-0,8 cm e largo 0,1-0,15 cm) coriaceo, vellutato, ovale-lanceolato; fiori raggruppati in glomeruli di colore rosa-violaceo tendente al bruno.

Droga polverizzata (esame microscopico)

La polvere, di colore verde-brunastro, è caratterizzata da: peli tettori di due tipi, gli uni brevi conici unicellulari, gli altri lunghi ripiegati ad uncino (peli a ginocchio); ghiandole di due tipi, le une unicellulari, sferiche, le altre pluricellulari; frammenti di mesofillo asimmetrico; granuli pollinici; vasi. Assenti sia i cristalli di ossalato di calcio che i granuli di amido.

Ceneri: non superiore al 12%, di cui non più del 4% acido insolubile, determinate su 1 g di droga polverizzata.

Elementi estranei: non più del 10% di peduncoli e non più del 2% di altri elementi estranei.

Saggi chimici (specifici o generici)

Ad 1 g di droga polverizzata si aggiungono 10 ml di cloroformio. Dopo 2 ore si filtra ed 1 ml del filtrato si stratifica con 1 ml di acido solforico: al limite dei due strati si forma un anello rossastro.

Saggi farmacologici

Si studia l'azione bechica dell'estratto di timo nell'animale di laboratorio e l'azione batteriostatica *in vitro*.

Esame alla luce di Wood: colorazione rosso porpora.

Sofisticazioni, falsificazioni, succedanei

Sostituito o confuso con il *T. capitatus* (rami più pelosi, biancastri, foglie più lunghe, ruvide) o con il *T. serpyllum* (infiorescenze raccolte a capolino quasi sferico).

Azioni: antimicrobica, espettorante broncodilatatrice.

Uso: bronchite, catarro, pertosse.

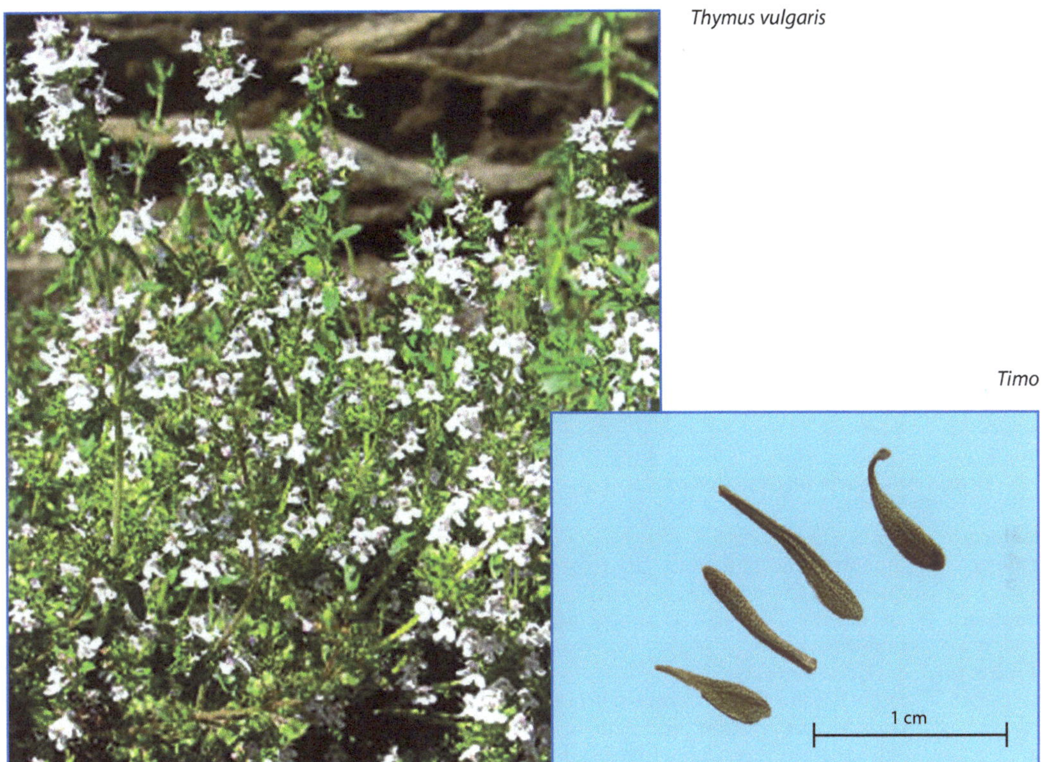

Thymus vulgaris

Timo

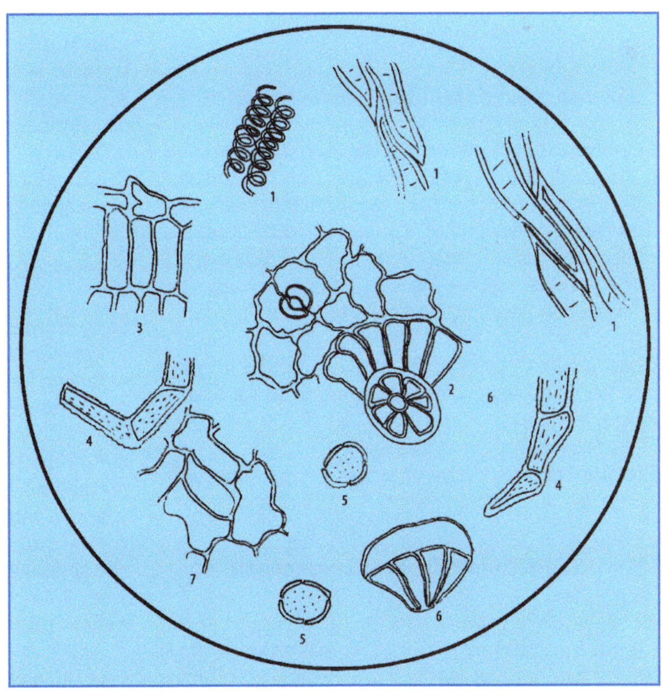

Timo: particolari della polvere
1) vasi, 2) epidermide con stoma e cicatrice lasciata dall'inserzione del pelo, 3) tessuto a palizzata, 4) pelo tettore, 5) granuli di polline, 6) pelo ghiandolare, 7) tessuto parenchimatico

Uva ursina

Foglie disseccate di *Arctostaphylos uva ursi* (Adams.) Spreng. (Fam. *Ericaceae*)
(Sin. *Arbutus uva ursi* L., *Uva-ursi procumbens* Moench.,
***Arbutus officinalis* Wim et Grab., *Mairania uva-ursi*)**

Piccolo arbusto sempreverde (non supera il metro di altezza) con rami striscianti e flessibili, con foglie brevemente picciolate e fiori riuniti in grappoli terminali di colore bianco-rosso. Vive spontaneo in Europa centro-settentrionale, Asia ed America settentrionale.
***Arctostaphylos* dal greco αεκτος = orso e σταφυλη = uva, cioè uva dell'orso; in latino *uva ursi*; *Arbutus*, frutto verrucoso, per indicare il corbezzolo (*Arbutus unedo*); *procumbens*, che sta rasente a terra; *Mairania*, in onore di Maire, botanico francese del XIX sec. Componenti principali: idrochinoni (arbutina).**

Droga originaria (esame macroscopico)

Colore: verde scuro lucente
Odore: inodore o molto debole (che ricorda quello del the nero)
Sapore: astringente (acerbo) ed amaro pronunciato
Frattura: coriacea, netta
Aspetto: foglie lunghe 1-2 cm, larghe 0,5-1 cm, coriacee, brevemente picciolate, obovali o spatoliformi, glabre (quelle adulte) o rivestite di peli (quelle giovani), a bordo intero. L'innervazione è pennata e la faccia (pagina) inferiore è ricoperta da un fine reticolo.

Droga polverizzata (esame microscopico)

La polvere, di colore verde, è caratterizzata da: cellule del parenchima a pareti ispessite; fibre sclerotizzate e fibre cristallifere concamerate; stomi piuttosto grandi; cristalli prismatici di ossalato di calcio; vasi spiralati. Sono assenti: frammenti di epidermide con cellule a pareti flessuose; druse di ossalato di calcio; peli conici con pareti molto ispessite.

Ceneri: non devono superare il 4%, di cui non più dell'1% acido insolubile, determinate su 1 g di droga polverizzata.

Elementi estranei: non superiori al 5% come frammenti di steli, determinati su 50 g di droga.

Saggi chimici (specifici o generici)

(i) Alla droga polverizzata (0,5 g) si aggiunge vanillina solforata [(5 ml), la vanillina solforata si ottiene aggiungendo 2 ml di acido solforico concentrato a 100 ml di una soluzione all'1% di vanillina in etanolo 95%] e si agita. Dopo qualche minuto il liquido sovrastante si colora in rosso-bruno.

(ii) Alla droga polverizzata si aggiunge alcool (5 ml) e si porta ad ebollizione per 1 minuto. Si lascia raffreddare, quindi si filtra e a 2 ml del filtrato si aggiungono 0,15 ml di una soluzione di cloruro ferrico in alcool e si agita. La soluzione verde-giallastra si colora in blu-nerastro.

Saggi farmacologici

Si somministra ad un animale (generalmente a digiuno) una determinata quantità di acqua e si determina la velocità di eliminazione dell'acqua stessa; si ripete l'indagine dopo somministrazione di uva ursina.

Esame alla luce di Wood: non è nota né la fluorescenza, né la colorazione.

Sofisticazioni, falsificazioni, succedanei

Sono frequenti le sostituzioni con foglie di *Buxus sempervirens* e di *Vaccinium vitis idaea* e di *V. uliginosum*. Le prime presentano peli protettori conici, nervature secondarie parallele e molto numerose, al punto di conferire alle foglie un aspetto piumato, druse di ossalato di calcio. Le seconde presentano dei bordi ripiegati in basso e spesso dentati, non hanno aspetto zigrinato, il colore è di un verde-bruno che tende al rosso. Le ultime sono foglie sessili, intere, non coriacee.

Azioni: antisettico.

Uso: infezioni del tratto urinario.

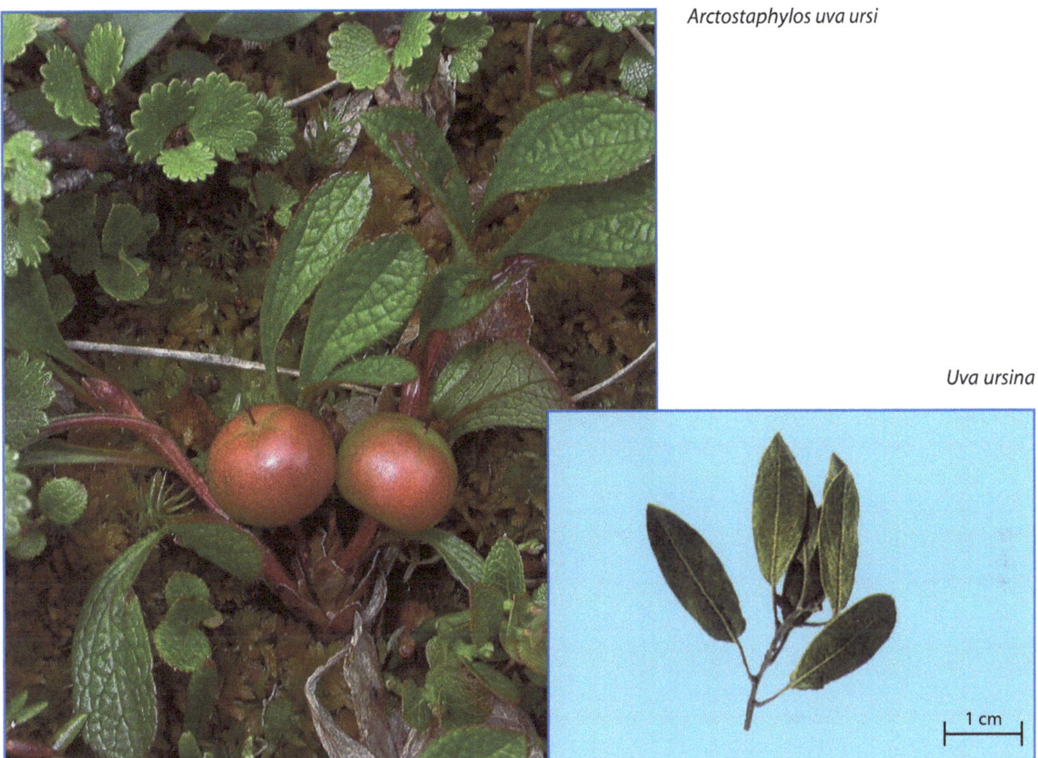

Arctostaphylos uva ursi

Uva ursina

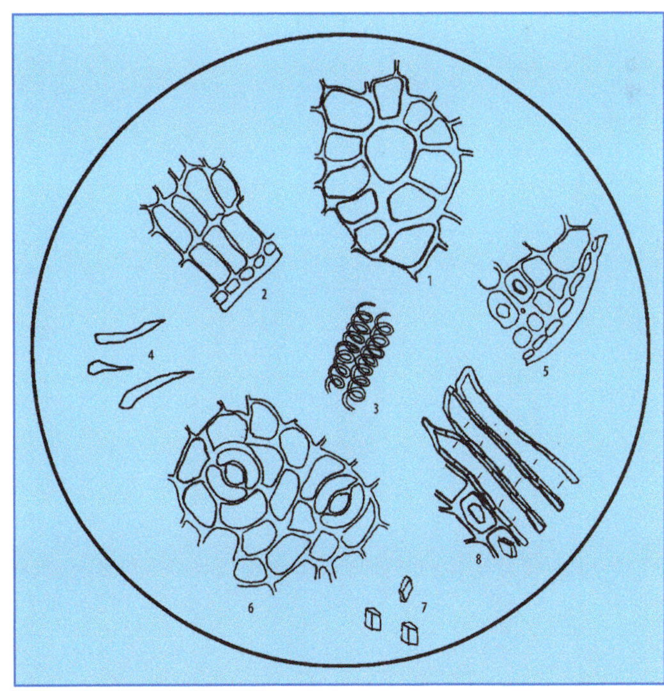

Uva ursina: particolari della polvere
1) cellule del parenchima, 2) cellule a palizzata, 3) vasi spiralati, 4) peli, 5) parenchima spugnoso e collenchima con cellule cristallifere, 6) epidermide inferiore con stomi anomocitici, 7) cristalli di ossalato di calcio, 8) fibre e cellule cristallifere

15 Fiori

Il fiore è un organo deputato alla riproduzione. Risulta di un peduncolo o picciolo o gambo, (se ne è privo si dice sessile); di un ricettacolo o talamo (che è uno slargamento del peduncolo); di un perianzio [(formato di tepali, se i pezzi che lo costituiscono sono uguali, oppure di sepali (esternamente; sono foglioline verdi che formano nell'insieme il calice) e di petali (internamente; sono foglioline bianche o colorate che formano nell'insieme la corolla)]; di un gineceo o organo femminile [costituito da uno o più pistilli, a forma di clava o di bottiglia, di cui la parte inferiore è detta ovario (uni o pluriloculare contenente gli ovuli), la parte intermedia stilo e quella superiore stigma (slargata in modo da raccogliere il polline)]; di un androceo o organo maschile [costituito dagli stami (filamenti con una base slargata ed una estremità libera, rigonfia e colorata detta antera, che contiene granuli di polline] (Fig. 15.1). I fiori possono essere isolati o variamente riuniti in gruppi (infiorescenze); queste ultime possono essere pedicillate (a racemo o grappolo opposto o alterno, a pannocchia, ad ombrello, a corimbo) o sessili (a spiga opposta o alterna, a spadice, a capolino, a siconio, ecc.).

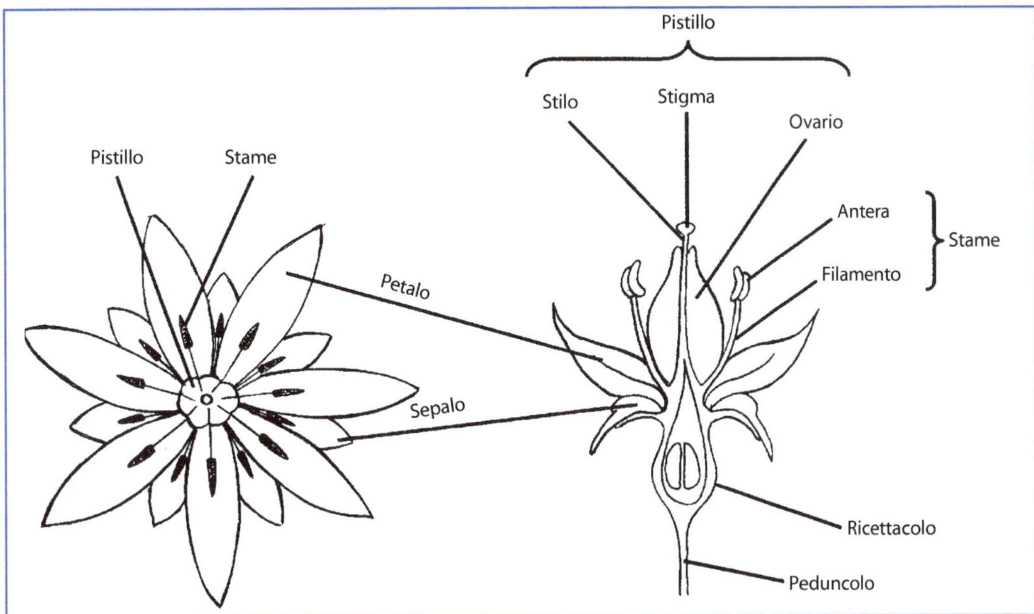

Fig. 15.1. Elementi del fiore

Calendula

Fiori essiccati di *Calendula officinalis* L. (Fam. *Asteraceae*)
(Sin. *Caltha officinalis* Moench.)

Pianta erbacea annua o bienne, alta 30-50 cm, con foglie lanceolate, con frutto poco ramificato, con fiori ligulati molto numerosi, dal caratteristico colore che va dal giallo chiaro all'arancio. È originaria dell'Asia occidentale (Siria), Africa settentrionale, Egitto, Europa. *Calendula*, dal latino *calendae* (il primo giorno del mese, perché la pianta fiorisce ogni mese). I romani la chiamavano *Solsequium*, cioè che segue il sole; *officinalis*, della officina farmaceutica; *Caltha*, dal greco χαλαθος (canestro, allusione alle infiorescenze simili ad un cesto di fiori). Componenti principali: olio essenziale, tocoferoli, ecc.

Droga originaria (esame macroscopico)

Colore: rosso-giallo
Odore: debole, caratteristico
Sapore: amarognolo e salato
Aspetto: capolini interi (4-7 cm di diametro) o talvolta sfatti oppure i singoli fiori privati del calicetto e delle brattee dell'involucro. I fiori ligulati sono lucidi, ma col tempo sbiadiscono.

Droga polverizzata (esame microscopico)

La polvere, rosso-giallastra, è caratterizzata da: cellule arrotondate contenenti pigmenti; cellule sclerenchimatiche; epidermide della corolla; granuli di polline; base della corolla con cristalli; stomi; peli ghiandolari, di brattea e di corolla.

Ceneri: non superiori al 10%, determinate su 1 g di droga.

Elementi estranei: deve contenere non più del 5% di brattee e non più del 2% di altre sostanze estranee.

Saggi chimici (specifici o generici)

La calendula impartisce all'acqua una colorazione rossa. L'estratto alcolico viene portato a secco, il residuo (2 g) viene ripreso con etere e filtrato; la soluzione (verde per clorofilla) viene decolorata con carbone. Dopo filtrazione si evapora l'etere e si aggiungono, al residuo, 1-2 ml di acido solforico concentrato. La soluzione si colora in rosso violetto. La tintura madre, diluita 1:10 con acqua, schiumeggia, per la presenza di saponine, con schiuma persistente. Con la tintura madre diluita 1:10 con acqua, è determinabile l'Indice Emolitico.

Saggi farmacologici

L'estratto di calendula riduce la flogosi sperimentale indotta da carragenina nei roditori.

Esame alla luce di Wood: fluorescenza giallo-rossa.

Sofisticazioni, falsificazioni, succedanei

Non si registrano sofisticazioni; al contrario la calendula viene utilizzata per sofisticare droghe quali zafferano, arnica, piretro.

Azioni: cicatrizzante, antinfiammatoria, antimicrobica.

Uso: infiammazioni del cavo orale, ferite superficiali, ulcera cronica della gamba.

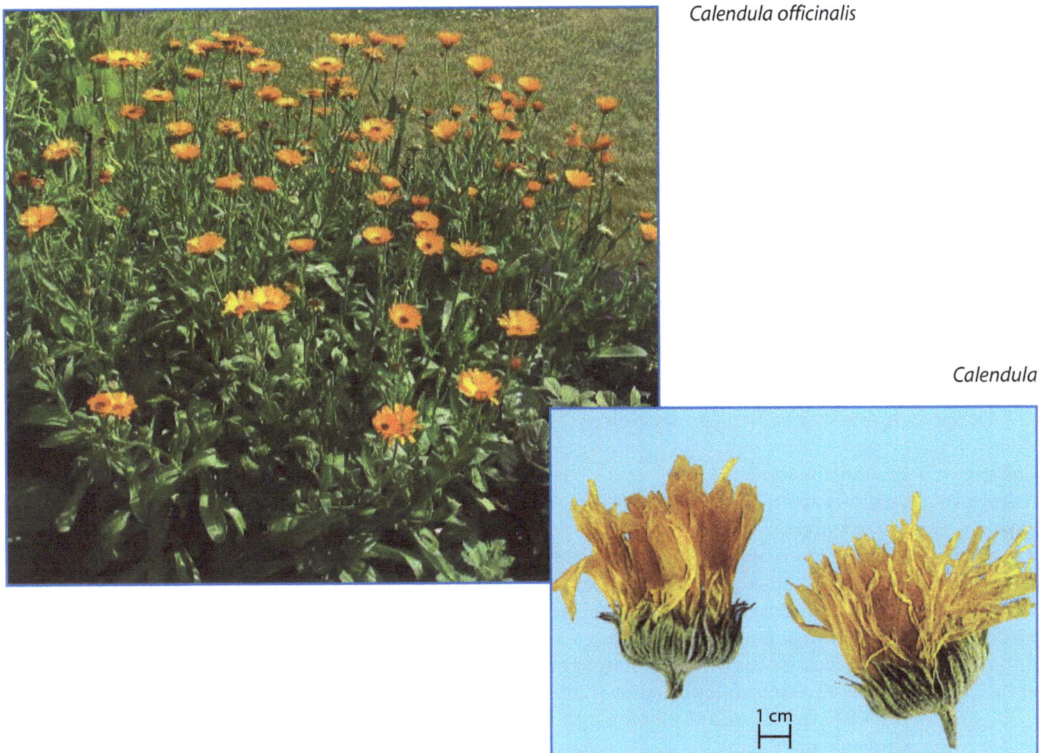

Calendula officinalis

Calendula

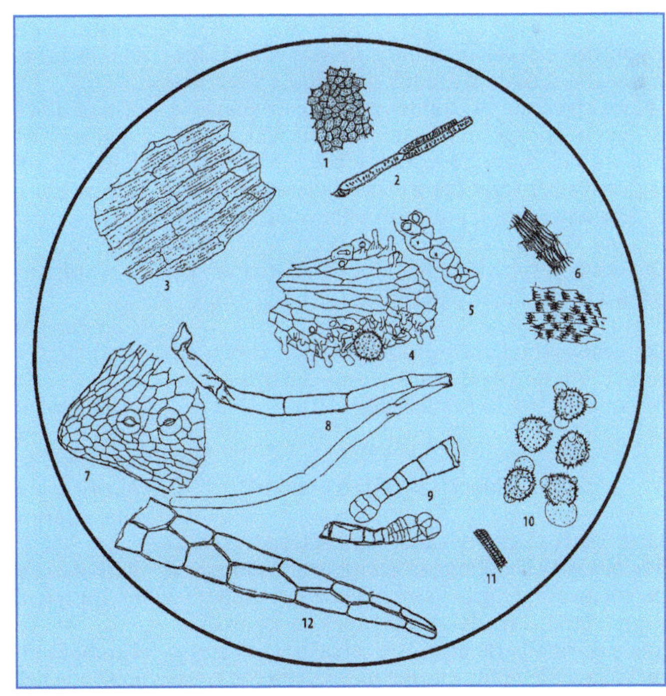

Calendula: particolari della polvere
1) parete ovarica con cellule contenenti pigmenti, 2) cellule sclerenchimatiche, 3) epidermide della corolla, 4) stigma con papille bulbose e granulo di polline, 5) base della corolla con cristalli, 6) strato fibroso di antera, 7) epidermide della corolla con stomi, 8) pelo di brattea, 9) peli ghiandolari, 10) granuli di polline, 11) vasi, 12) pelo di corolla

Camomilla comune

Fiori disseccati di *Matricaria recutita* L. (Fam. *Asteraceae*)
(Sin. *Chamomilla recutita* L. Rauschert)

Erba annua, eretta, scannellata, alta 50 cm, con foglie bipennato-partite e fiori in capolini corimbiformi. Vive spontanea nei luoghi incolti ed erbosi di tutta Europa centro-meridionale e dell'Asia Minore.
***Matricaria* da μητειχος = uterina o ματειχος = matura, forse per la sua azione emmenagoga o antiisterica; *chamomilla* da χαμαι + μηλον = piccolo + melo, perché la pianta ha fiori con odore di mela. Componenti principali: olio essenziale (camazulene, ecc.).**

Droga originaria (esame macroscopico)

Colore: giallo-grigiastra
Odore: speciale, aromatico
Sapore: amarognolo
Aspetto: elementi conici (alti 4-6 mm ed altrettanto larghi alla base) giallastri, ricettacolo conico-allungato, nudo, cioè privo di pagliette, cavo all'interno. La forma del ricettacolo, cavo internamente, e l'assenza di peli sono i caratteri che permettono di distinguere la droga da altre affini.

Droga polverizzata (esame microscopico)

La polvere è di colore bruno giallastro ed è caratterizzata da: numerosi granuli di polline a superficie spinosa (echinulata) con tre pori di germinazione, di forma triangolare; frammenti bianchi e gialli delle corolle con cellule epidermiche papillose e peli ghiandolari a capocchia pluricellulare; frammenti delle antere, degli acheni e dell'involucro.

Ceneri: non superiori all'8-13%, di cui non più del 4% acido insolubile, determinate su 1 g di droga.

Elementi estranei: la droga contusa non deve superare il 25%; non deve contenere più del 10% di corpi estranei (steli in particolare).

Saggi chimici (specifici o generici)

La droga (1 g), polverizzata, viene introdotta in un percolatore e si aggiunge diclorometano (20 ml). Il percolato si raccoglie in un pallone e si evapora a bagnomaria; il residuo si riprende con 0,5 ml di toluene ed una parte di questa soluzione (0,1 ml) si mescola successivamente in una provetta con 2,5 ml di una soluzione di dimetil-aminobenzaldeide (0,25 ml) in acido acetico (45 ml). Si riscalda per 5 minuti a bagnomaria, si fa raffreddare e si aggiungono 5 ml di etere di petrolio. Dopo aver agitato si nota che lo strato acquoso si colora di blu o di blu-verdastro. Saggio specifico per la camomilla comune: mescolare 5 ml di tintura madre con 10 ml di petrolio. Raccogliere la fase organica che si è separata e con attenzione portare a secchezza a bagnomaria. Aggiungendo 0,1 ml di acido cloridrico concentrato si intensificherà la colorazione verde.

Saggi farmacologici

L'applicazione topica di una pomata contenente l'estratto di camomilla riduce l'edema indotto nell'orecchio di topo da olio di croton.

Esame alla luce di Wood: a 0,5 ml di tintura madre aggiungere 8 ml di acqua ed 1 ml di ammoniaca diluita. La soluzione sviluppa una brillante fluorescenza blu alla luce di Wood.

Sofisticazioni, falsificazioni, succedanei

Con capolini di varie *Anthemis* (*arvensis*, *cotula*, ecc.), dette camomille false o bastarde (si riconoscono per avere il ricettacolo pieno); di *Chrysanthemum lencanthemum* o margherita (i fiori 3 volte più grandi di quelli della camomilla); di *Chrysanthemum parthenium* o *partenio* o *matricaria*; *Matricaria inodora*, *M. discoidea* e di altre composite: i fiori non hanno il ricettacolo cavo.

Azioni: antinfiammatoria, antispastica, cicatrizzante, antimicrobica.

Uso: spasmi gastrointestinali (uso interno), infiammazione della cute e delle mucose (uso esterno).

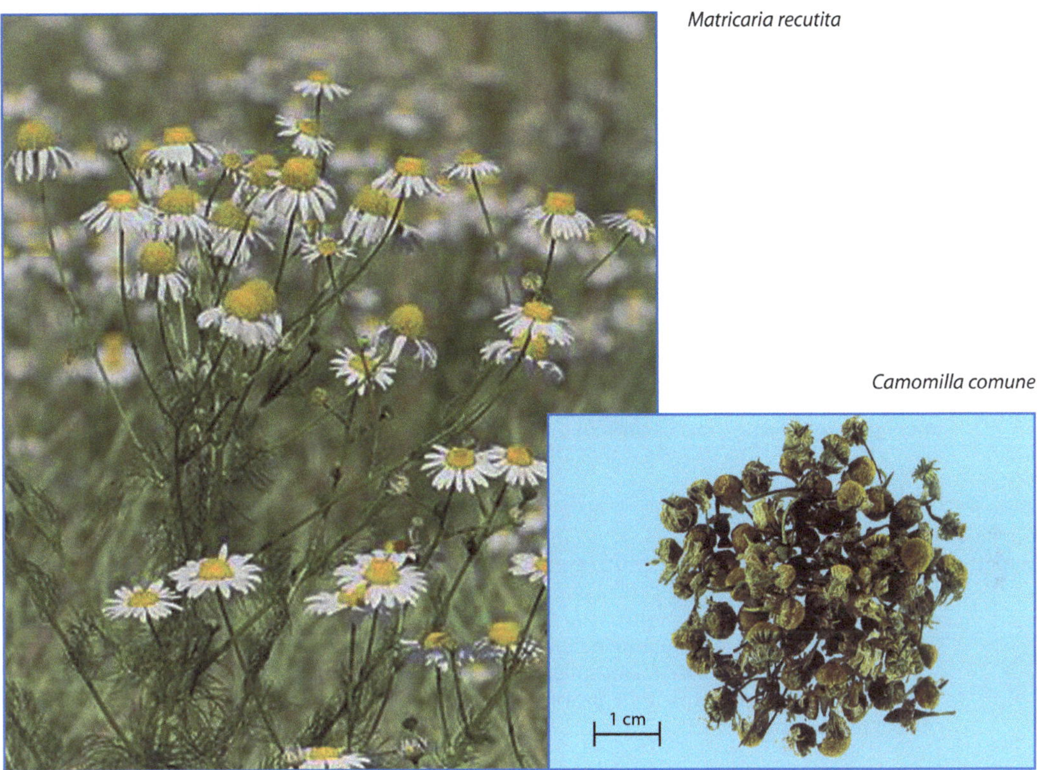

Matricaria recutita

Camomilla comune

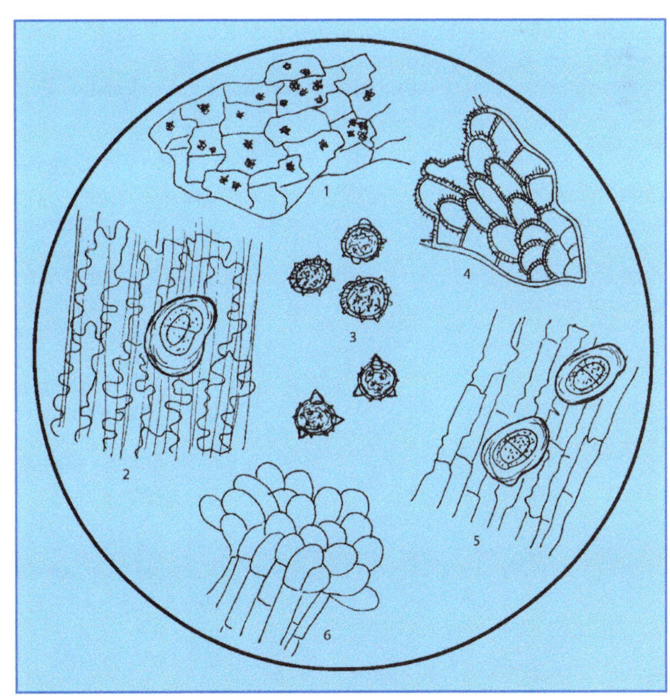

Camomilla comune: particolari della polvere
1) cellule della parete interna dell'ovario contenente cristalli di ossalato di calcio, 2) epidermide della corolla di un fiore ligulato in cui si osservano striature ed un pelo ghiandolare, 3) granuli di polline, 4) cellule epidermiche papillose di un lobo della corolla di un fiore tubulare, 5) epidermide della corolla di un fiore tubulare con peli ghiandolari, 6) papille dello stigma

Camomilla romana (tedesca o inglese)

Capolini fioriti disseccati di *Anthemis nobilis* L. (Fam. *Asteraceae*)
(Sin. *Chamaemelum nobile* L.)

Pianta erbacea perenne, prostrata o ascendente, con numerosi cauli pelosi e angolari, ramificati, alti 15-40 cm, non scanalati, fiori in capolini solitari con ricettacolo pieno. Vive spontanea nei terreni sabbiosi e secchi dell'Europa occidentale. *Anthemis*, dal greco ανθεμις (fiorellino); *nobilis*, per la sua proprietà medicinale; *Chamaemelum*, dal greco χαμαιμλον (nome della pianta). Componenti principali: olio essenziale.

Droga originaria (esame macroscopico)

Colore: giallo-grigiastro
Odore: speciale, aromatico
Sapore: aromatico, amaro
Aspetto: la camomilla romana si differenzia dalla camomilla comune perché ha capolini più grossi (10-25 mm), emisferici, con peduncolo e squame dell'involucro pelosi, con ricettacolo meno conico, pieno internamente e provvisto di fogliette o falce.

Droga polverizzata (esame microscopico)

La polvere, di colore bruno giallastro, è caratterizzata da: rari granuli pollinici, sferici, spinosi e abbondanti frammenti di ligule con epidermide a cellule papillose; numerosi peli ghiandolari ricchi in essenza.

Ceneri: non superiori al 5-7%, di cui 0,6-1,25% acido insolubile, determinate su 1 g di droga.

Elementi estranei: non deve contenere più del 10% di corpi estranei (steli).

Saggi chimici (specifici o generici)

Vedi camomilla comune.

Saggio specifico per la camomilla romana: a 2 ml di tintura madre aggiungere 0,5 ml di una soluzione di cloruro ferroso al 5%. Si ottiene una colorazione verde - verde scuro. Ad 1 ml di tintura madre aggiungere 2 ml di acqua e 0,5 ml di una soluzione diluita di idrossido di sodio. Si ottiene una colorazione inizialmente giallina e poi giallo intenso. Mescolare 5 ml di tintura madre con 10 ml di petrolio.

Saggi farmacologici

Vedi camomilla comune.

Esame alla luce di Wood: vedi camomilla comune.

Sofisticazioni, falsificazioni, succedanei

Con capolini di: *Chrysanthemum parthenium* e di *Matricaria parthenoides*, più piccoli, di odore forte e penetrante; di *Anthemis arvensis* e *Achillea millefolium* (più piccoli). Non devono essere presenti capolini scuri o nerastri.

Azioni: antinfiammatoria, antispastica, cicatrizzante, antimicrobica.

Uso: spasmi gastrointestinali, infiammazioni cutanee.

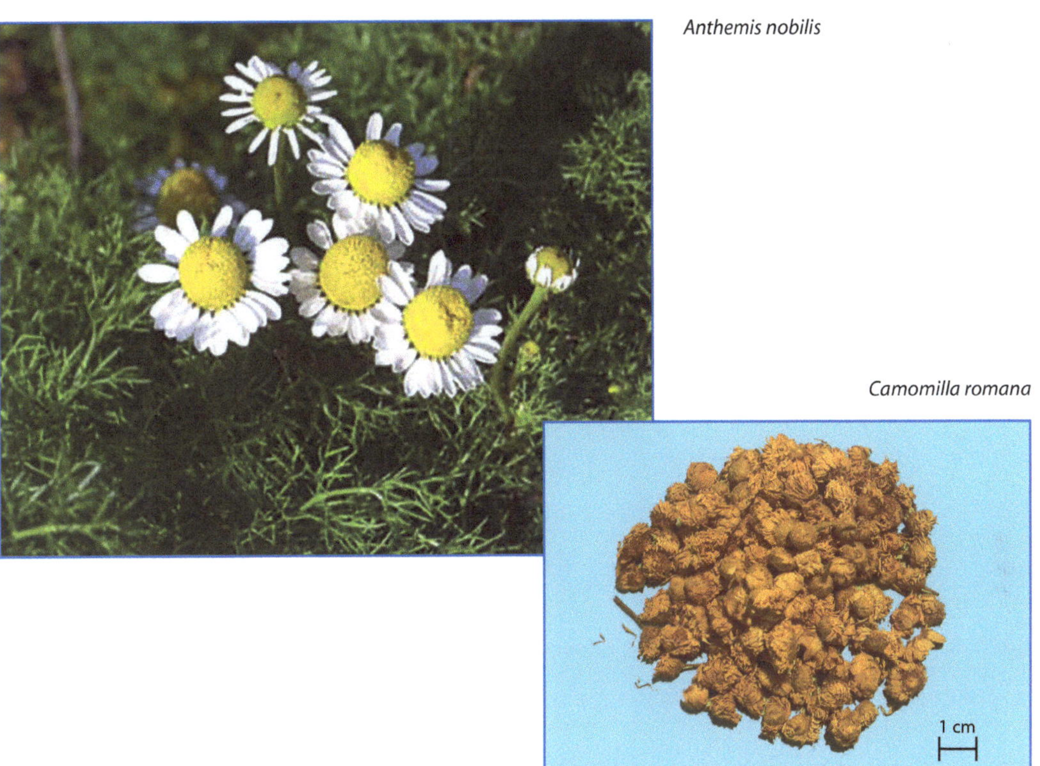

Anthemis nobilis

Camomilla romana

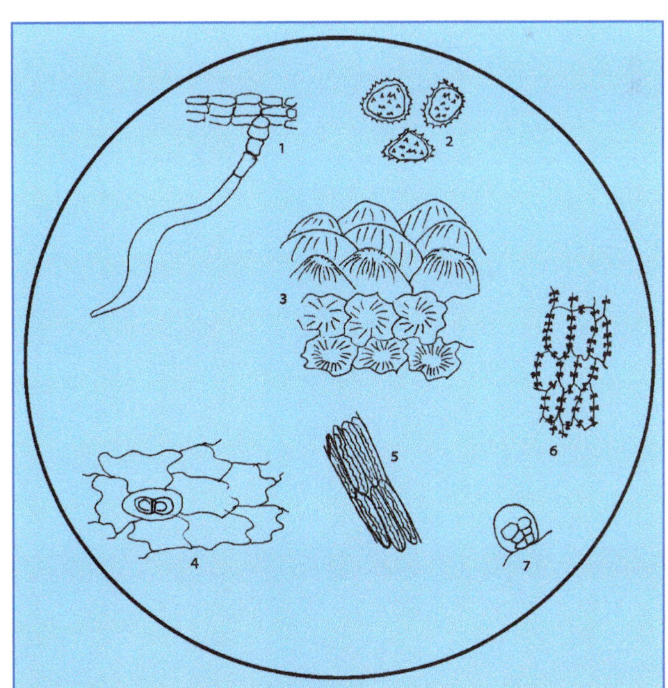

Camomilla romana: particolare della polvere
1) peli tettori, 2) polline, 3) epidermide superiore a cellule papillose dei fiori ligulati, 4) epidermide inferiore dei fiori ligulati, 5) framenti di sclerenchima, 6) frammenti di endotecio, 7) peli ghiandolari

16 Frutti

I frutti derivano dalla trasformazione degli ovari, dopo l'avvenuta fecondazione, e constano di un pericarpo e di uno o più semi. Il pericarpo rappresenta la parete del frutto ed è costituito di tre strati: (i) l'esocarpo (o epicarpo) è dato dall'epidermide esterna dell'ovario, è resistente ed è provvisto di cuticola, di peli o di aculei. A volte è lignificato; (ii) il mesocarpo è dato dal tessuto parenchimale dell'ovario. È succoso o polposo nei frutti carnosi oppure lignificato in quelli secchi; (iii) l'endocarpo è dato dall'epidermide interna dell'ovario, può essere lignificato o cartilagineo e negli agrumi è succulento (Fig. 16.1).

Dei frutti che interessano la farmacognosia sono da ricordare i frutti secchi ed i frutti carnosi (Fig. 16.2). I primi possono essere suddivisi in deiscenti ed indeiscenti. I frutti deiscenti sono: (i) i *follicoli*, formati da un solo carpello recante i semi sulla sutura ventrale; (ii) i *legumi* o *baccelli*, formati da un solo carpello con due suture, una ventrale e l'altra dorsale, che a maturità si aprono (iii) le *silique*, formate da due carpelli che a maturità si aprono; (iv) le *capsule*, formate da due o più carpelli che a maturità si aprono in differenti maniere [(in corrispondenza della linea di saldatura dei carpelli (setticida), in corrispondenza della nervatura dorsale (loculicida), oppure quando si aprono per determinate valve (pericida)] (Fig. 16.2a).

I frutti indeiscenti sono: (i) le *noci*, in cui il pericarpo è secco; (ii) le *cariossidi*, in cui il pericarpo è saldato con il seme; (iii) gli *acheni*, in cui il pericarpo secco, membranoso, avvolge il seme senza aderire a questo (Fig. 16.2a).

Tra i frutti carnosi sono da ricordare: (i) le *drupe*, che hanno esocarpo secco membranoso, mesocarpo carnoso ed endocarpo osseo; (ii) le *bacche*, che hanno esocarpo membranoso, mesocarpo ed endocarpo carnoso; (iii) i *pomi*, che hanno un aspetto intermedio tra le bacche e le drupe; (iv) gli *esperidi*, che hanno esocarpo membranoso di colore giallo (flavedo), esocarpo spugnoso bianco (albedo) ed endocarpo polposo diviso a spicchi; (v) i *peponidi*, con esocarpo duro cartilagineo, mesocarpo ed endocarpo carnosi (Fig. 16.2b).

Accanto ai frutti veri occorre ricordare i frutti falsi, dati dall'ovario e da altre parti del fiore come il ricettacolo floreale.

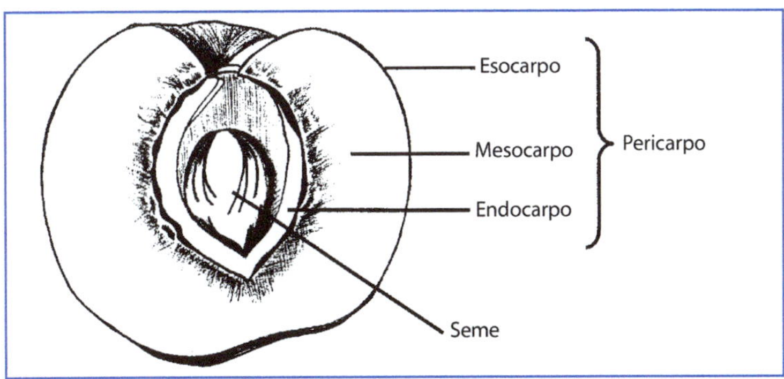

Fig. 16.1. Elementi del frutto

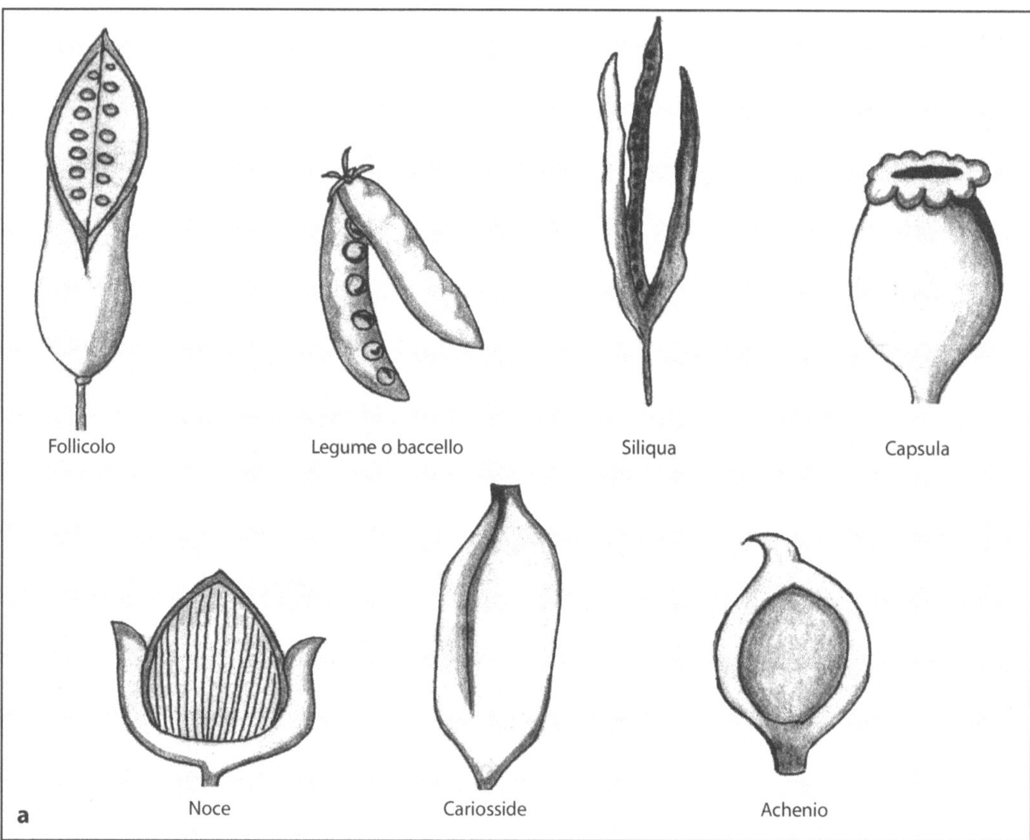

Fig. 16.2a. Tipi di frutti secchi

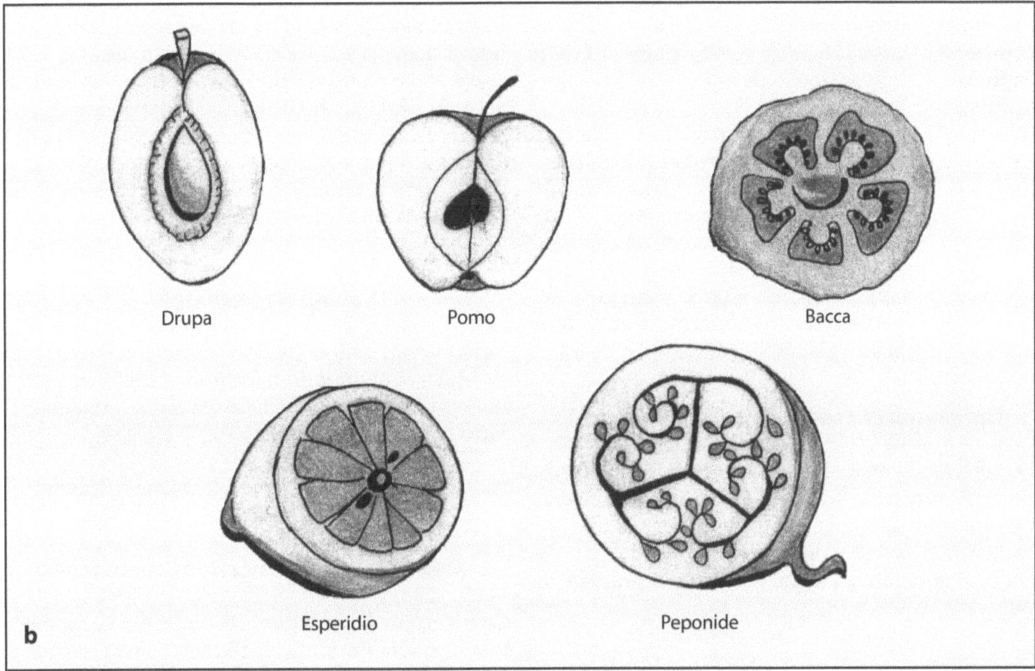

Fig. 16.2b. Tipi di frutti carnosi

Anice stellato

Frutti essiccati di *Illicium verum* Hooker (Fam. *Illiciaceae*)
(Sin. *I. stellatum* L., *I. anisatum* Bartram.)

Albero sempreverde, ramificato, alto 3-10 metri, con corteccia biancastra, con foglie a lamina intera, sparse o alterne, brevemente picciolate, con fiori solitari ascellari e con frutti a 8 o più follicoli disposti a stella, più o meno aperti lungo il margine superiore, recanti un seme lucido bruno-giallastro. Vive spontaneo in Cina e Vietnam. *Illicium* da *illicere* attrarre, per il suo profumo tentatore; *verum* = vero, per distinguerlo da altri tipi ritenuti falsi; *stellatum* per la forma a stella delle infruttescenze; *anisatum*, dal greco αναις = eccita, infiammo, da cui ανισον (anice), allusione alle sue proprietà. Componenti principali: olio essenziale (anetolo, ecc.).

Droga originaria (esame macroscopico)

Colore: bruno-rossastro
Odore: simile all'anice verde, ma più delicato
Sapore: dolciastro, gradevole
Frattura: breve
Aspetto: caratteristiche formazioni a stella (2-4 cm di diametro) date da 8 follicoli deiscenti (lunghi 1,2-1,7 cm), legnosi, saldati alla columella come i raggi di una ruota, liberi esternamente ed appuntiti a becco o a prua di una nave. I follicoli presentano internamente una superficie levigata, lucente e di colore bruno-giallastro.

Droga polverizzata (esame microscopico)

La polvere, di colore bruno-rossastro, è caratterizzata da: numerose sclereidi ramificate (astrasclereidi anche di 500 micron) con cristalli aciculari di ossalato di calcio, frammenti di mesocarpo ed endocarpo contenenti gocce oleose e granelli di aleurone.

Ceneri: non superiori al 4% (in genere 2%).

Elementi estranei: non superiori al 2%.

Saggi chimici (specifici o generici)

L'estratto alcolico si intorbida per aggiunta di acqua (per la presenza di anetolo). L'estratto alcolico portato a secco dà un residuo che, ripreso con etere di petrolio, filtrato e distillato, lascia un residuo che, ripreso con acido acetico, si colora in bruno alla linea di contatto per aggiunta di acido solforico, recante tracce di perclorato di ferro. La polvere scaldata con KOH 1% dà una colorazione rossa.

Saggi farmacologici

L'estratto di anice stellato stimola i movimenti pendolari del digiuno isolato di coniglio. Accelera *in vivo* il transito intestinale nel ratto. Aumenta nel ratto la secrezione di bile.

Esame alla luce di Wood: colorazione rossastra.

Sofisticazioni, falsificazioni, succedanei

Con frutti di *I. religiosum* (badiana del Giappone), tossici per la presenza di sikimitossina e sikimina (stelle più piccole, follicoli irregolari sviluppati a punta ricurva verso l'interno): l'olio essenziale non contiene anetolo, ma solo safrolo; di *I. parviflorum* anch'essi tossici (odore di sassofrasso) e di altre specie di *Illicium* [*griffithii*, *cambogiana* (10-12 follicoli per frutto), *floridanum* (odore di coriandro), *majus* (odore di noce moscata)], ecc.

Azioni: espettorante, antispastico intestinale, eupeptico, carminativo.

Uso: catarro, disturbi della digestione.

Illicium verum

Anice stellato

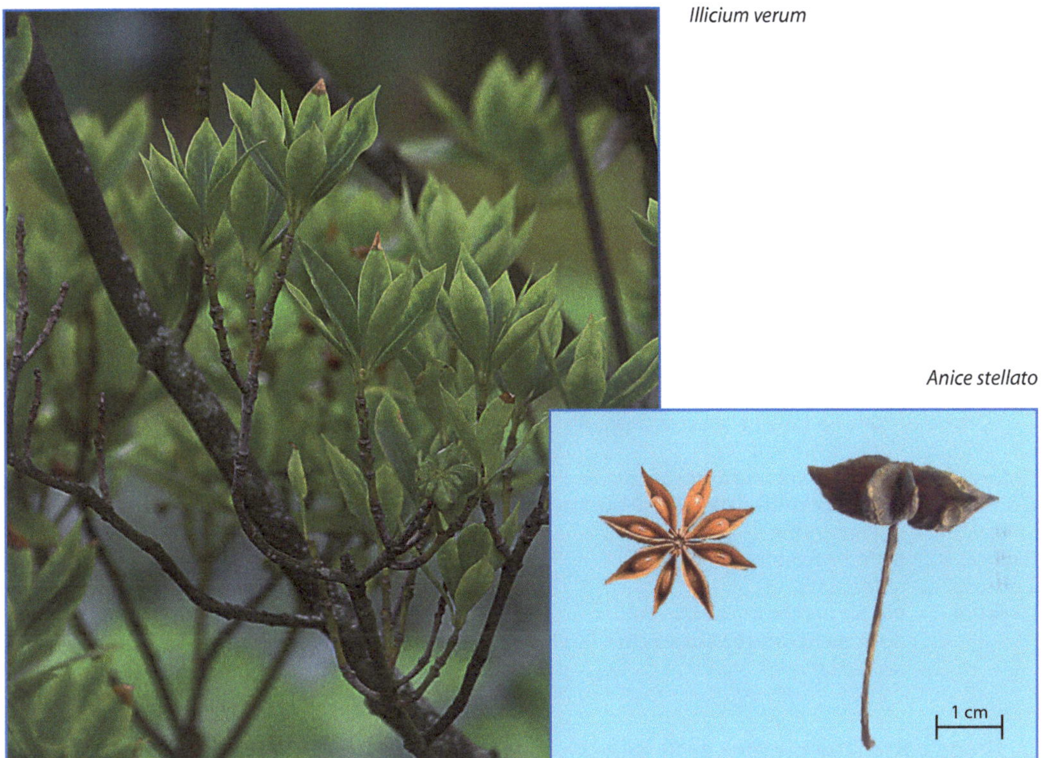

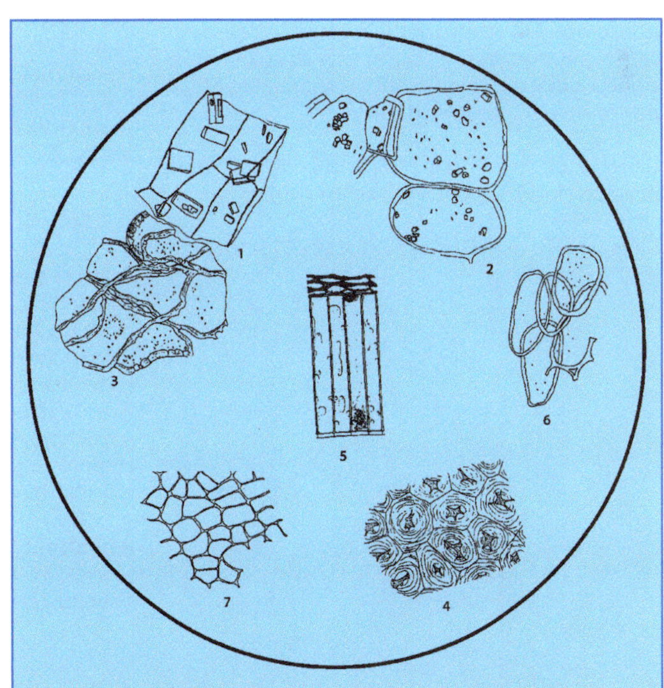

Anice stellato: particolari della polvere
1) epidermide interna con cristalli di ossalato di calcio, 2) sclereidi con cristalli di ossalato di calcio, 3) strato sclerenchimatico interno, 4) epidermide, 5) mesocarpo ed endocarpo (cellule a palizzata) contenenti gocce oleose, 6) sclereidi del pedicello, 7) parenchima dell'endosperma

Capsico

Frutti maturi essiccati di *Capsicum frutescens* L. (Fam. *Solanaceae*)
(Sin. *C. minimum* (Mill.) Rob., *C. fastigiatum* Blume)

Pianta arbustiforme, perenne, alta 60-90 cm, con radice fittonosa, fusto ramificato, eretto, glabro, con foglie alterne o isolate, picciolate, fiori grigio-giallastri e frutti a bacca capsuliforme contenente numerosi semi. Vive spontanea in Messico, Brasile Cayenna, Guiana. *Capsicum*, dal latino *capsa* (scatola per i semi chiusi come in una scatola); *frutescens* (a cespuglio); *minimum* (il più piccolo); *fastigiatum* (con rami ritti contro il fusto). Componenti principali: carotenoidi, capsaicinoidi (capsaicina).

Droga originaria (esame macroscopico)

Colore: dal rosso-arancio al rosso-bruno
Odore: lieve ma caratteristico e può portare a starnutazione
Sapore: forte, bruciante, pungente
Frattura: quasi netta
Aspetto: piccole bacche capsulari, ovoidi o ovoido-coniche, lunghe circa 2 cm e larghe 0,5-0,7 cm.

Droga polverizzata (esame microscopico)

La polvere, di colore arancione, è caratterizzata da: cellule quadrate o rettangolari dell'epicarpo; cellule sclerose dell'endocarpo; parenchima del mesocarpo con numerose gocce di olio di colore arancione; cellule mesenteriformi del tegumento del seme; cristalli di ossalato di calcio.

Ceneri: non superiori all'8%, di cui l'1% insolubile in acido cloridrico, determinate su 1 g di droga.

Elementi estranei: Non superiori al 2%, determinati su 50 g di droga.

Saggi chimici (specifici o generici)

La droga polverizzata (0,5 g) si riscalda con 5 ml di alcool al 70% a bagnomaria bollente; si raffredda e si filtra. Una aliquota (0,5 ml) della soluzione si porta a secco a bagnomaria in capsula di porcellana. Al residuo si aggiungono gocce di acido solforico: si ha una colorazione bruna che, per riscaldamento, vira al violetto.

Saggi farmacologici

L'estratto di capsico aumenta il tono e la frequenza delle contrazioni dell'ileo isolato di cavia; al contrario non manifesta alcuna attività su segmenti isolati di utero di ratta. Il capsico è in grado di ridurre le ulcere gastriche indotte nel ratto da etanolo o da aspirina.

Esame alla luce di Wood: colorazione arancio-giallastra.

Sofisticazioni, falsificazioni, succedanei

Frutti di alcune specie e varietà di *Capsicum*, in particolare di *C. annuum* (conici, un po' curvi a mo' di cornetto, lunghi da 5 a 14 cm e larghi 2-4 cm). Il capsico polverizzato è spesso sofisticato con la paprika (ottenuta dalla polverizzazione dei frutti di *C. annuum* var. *longum* e di *C. tetragonum*). Nessuno dei sostituenti del capsico, ricavato da *C. frutescens*, può competere per intensità di sapore e di aroma con quest'ultimo.

Azioni: analgesico, rubefacente.

Uso: mialgia, dispepsia.

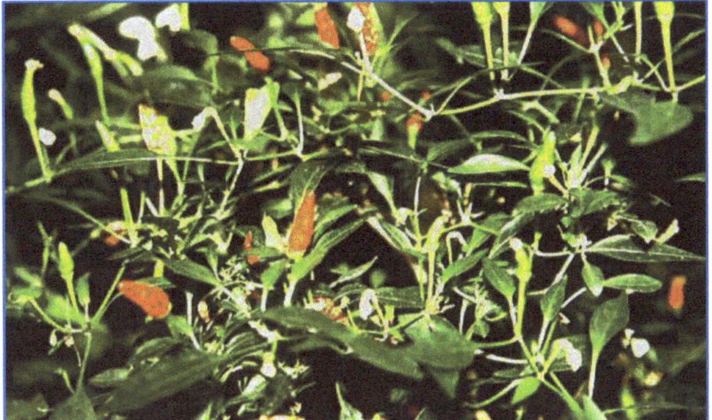

Capsicum frutescens

Capsico

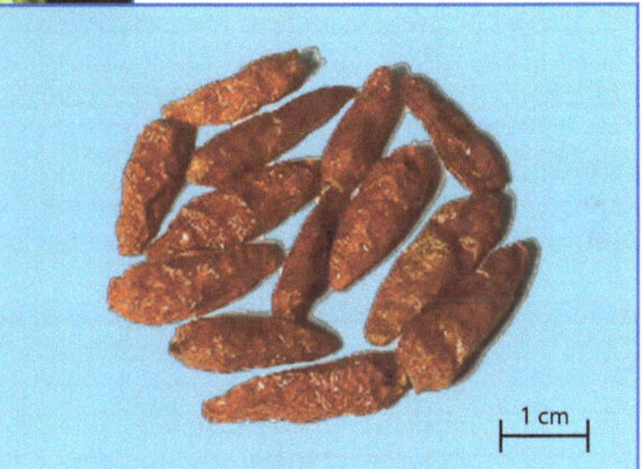

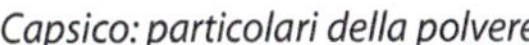

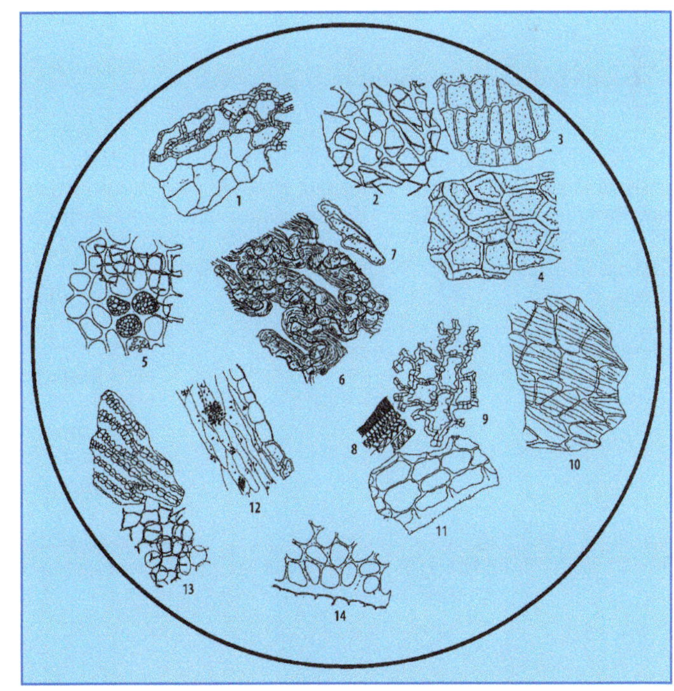

Capsico: particolari della polvere
1) sclereidi di endocarpo con parenchima, 2) epicarpo con mesocarpo sottostante, 3) epicarpo con cellule disposte in riga, 4) epicarpo della base del frutto, 5) endosperma con parenchima, 6) epidermide, 7) sclereidi di endocarpo, in sezione longitudinale, 8) vasi, 9) sclereidi di endocarpo, 10) epicarpo con striature cuticolari, 11) epicarpo con sottostante mesocarpo in sezione trasversale, 12) endocarpo contenente sclereidi, mesocarpo con cristalli di ossalato di calcio e gocce oleose di colore arancione, 13) parenchima e sottostante endosperma, 14) endosperma e parenchima della testa in sezione trasversale

Cardo mariano

Frutti maturi e privati di pappo di *Silybum marianum* Gaertn. (Fam. *Asteraceae*)
(Sin. *Carduus marianum* L.)

Pianta erbacea ragnatelosa sul caule, con foglie chiazzate di bianco lungo le nervature e fiori color porpora. Vive spontanea in Europa centro-meridionale. *Carduus*, da *carolo* (arpione) o dal celtico *ard* (spina). Componenti principali: un complesso di flavonolignani detto silimarina (1,5-3%) che è una miscela di silibina, silicristina, silidianina, isosilibinina, isosilicristina e silandrina.

Droga originaria (esame macroscopico)

Colore: nero-brunastro lucente o bruno grigiastro opaco

Odore: inodore

Sapore: amaro (buccia) ed oleoso (seme)

Frattura: breve e granulosa esternamente, fibrosa internamente

Aspetto: frutti (acheni) di forma ovale-obliqua, lunghi 5-7 mm, larghi 1,5-1,8 cm, con tegumento lucido, striato di scuro. L'estremità superiore presenta una protuberanza cartilaginea, anulare, giallognola. In commercio si trovano varietà bianche, grigie e nere.

Droga polverizzata (esame microscopico)

La polvere, di colore giallo-bruno, è caratterizzata da: frammenti di cellule epidermiche, allungate a palizzata; cellule pigmentate, alternate a cellule parenchimatiche incolori; druse di ossalato di calcio.

Ceneri: non superiori all'8%, determinate su 1 g di droga.

Elementi estranei: non superiori al 2%.

Saggi chimici (specifici o generici)

La droga, ridotta in polvere, si colora in rosso con cloralio idrato (soluzione di 80 g in 20 ml di acqua). Si può ricorrere ad una cromatografia su strato sottile, utilizzando una lastra di gel di silice, una soluzione metanolica della droga ed una fase mobile formata da acido formico anidro, acetone e cloroformio. A circa metà del cromatogramma (si lascia correre la lastra per 10 minuti) si trova la banda più intensa, rappresentata dalla silibina, che dà una fluorescenza verde-giallastra all'UV. Come soluzione di confronto si utilizza una soluzione metanolica di acido caffeico. Aggiungendo ad 1 ml di tintura madre 1 ml di acetato di piombo si forma un precipitato giallo.

Saggi farmacologici

L'estratto di cardo mariano riduce il danno epatico indotto nel ratto o nel topo da tetracloruro di carbonio o da etanolo. Il cardo mariano inibisce l'edema da carragenina nel ratto.

Esame alla luce di Wood: fluorescenza verde.

Sofisticazioni, falsificazioni, succedanei

Praticamente assenti.

Azioni: epatoprotettore.

Uso: disturbi epatici.

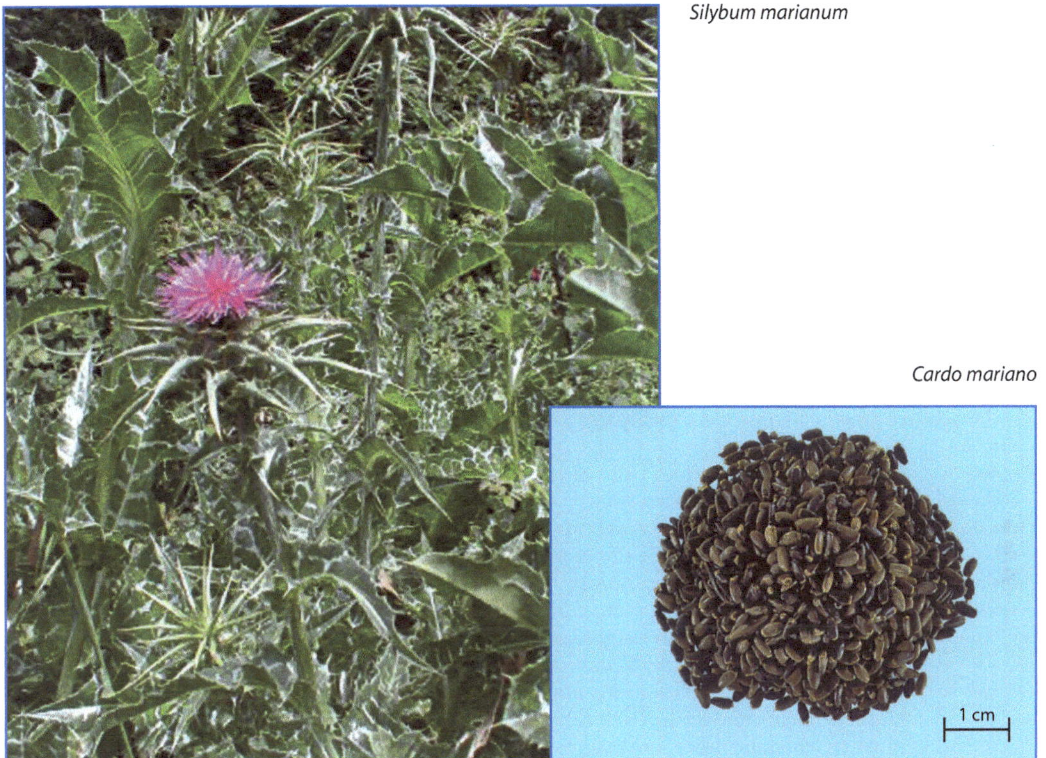

Silybum marianum

Cardo mariano

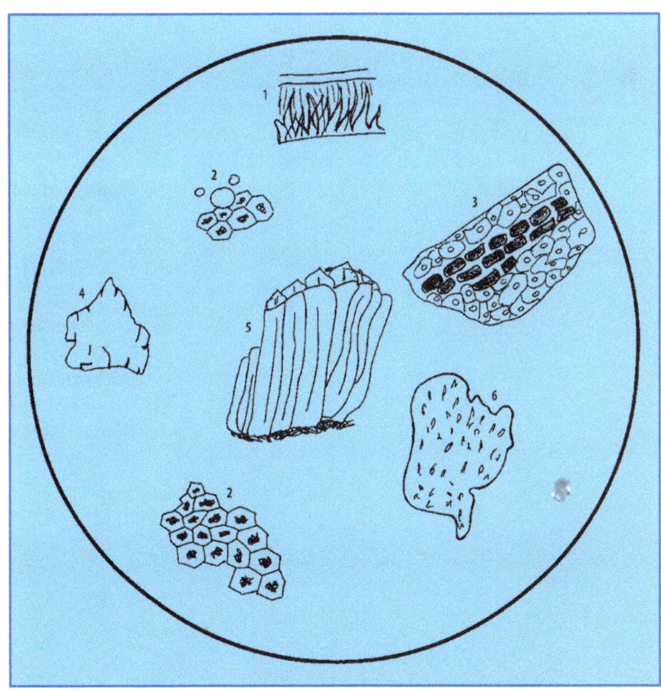

Cardo mariano: particolare della polvere
1) sezione dell'epidermide del pericarpo, 2) tessuto embrionale con druse di ossalati, 3) strato di pigmento con mesocarpo, 4) perisperma, 5) cellule a palizzata del tegumento seminale, 6) aspetto esterno dell'epidermide del pericarpo

Senna *frutto*

Frutti (*baccelli*) di *Cassia angustifolia* Wahl (o *Delile acutifolia* C.) (Fam. *Caesalpinaceae*)

Della *C. angustifolia* o *acutifolia*, oltre le foglioline, si usano in medicina i frutti, costituiti da legumi (impropriamente detti follicoli di senna). Componenti principali: sennosidi. Contengono una minore quantità di resina rispetto alle foglie.

Droga originaria (esame macroscopico)

Colore: verde-grigiastro al bruno (fino al castagno scuro o nerastro)

Odore: inodore (bagnata con acqua calda svolge odore simile a quello del the nero)

Sapore: dolciastro, astringente, sgradevole

Aspetto: legumi (baccelli) molto appiattiti, (*C. angustifolia*: i frutti sono lunghi sino a 6 cm e larghi 1,5-1,8 cm; *C. acutifolia*: i frutti sono lunghi sino a 5 cm e larghi 2,5 cm), flessibili, friabili, reniformi, con due facce bozzolute in corrispondenza dei semi, con un estremo libero, arrotondato, provvisto di un mucrone, con l'altro provvisto del residuo di un esile peduncolo. In trasparenza mostrano, oltre alle ombre dei semi (in numero di 5-10 per la *C. angustifolia* e 5-7 per la *C. acutifolia*), una fine venatura trasversale che corre dall'una all'altra nervatura longitudinale.

Droga polverizzata (esame microscopico)

La polvere, di colore bruno, è caratterizzata da: frammenti di epicarpo, a cellule poligonali, con stomi del tipo anomocitico o paracitico; peli conici verrucosi; druse e prismi di ossalato di calcio; cellule a palizzata tipiche del seme; frammenti di tegumento seminale; frammenti di tessuto fogliare.

Ceneri: non più del 2% acido insolubile.

Elementi estranei: non superiori all'1%.

Saggi chimici (specifici o generici)

Vedi senna foglie.

Saggi farmacologici

Vedi rabarbaro.

Esame alla luce di Wood: nessuna fluorescenza.

Sofisticazioni, falsificazioni, succedanei

Sono rarissime.

Azioni: lassativo.

Uso: costipazione.

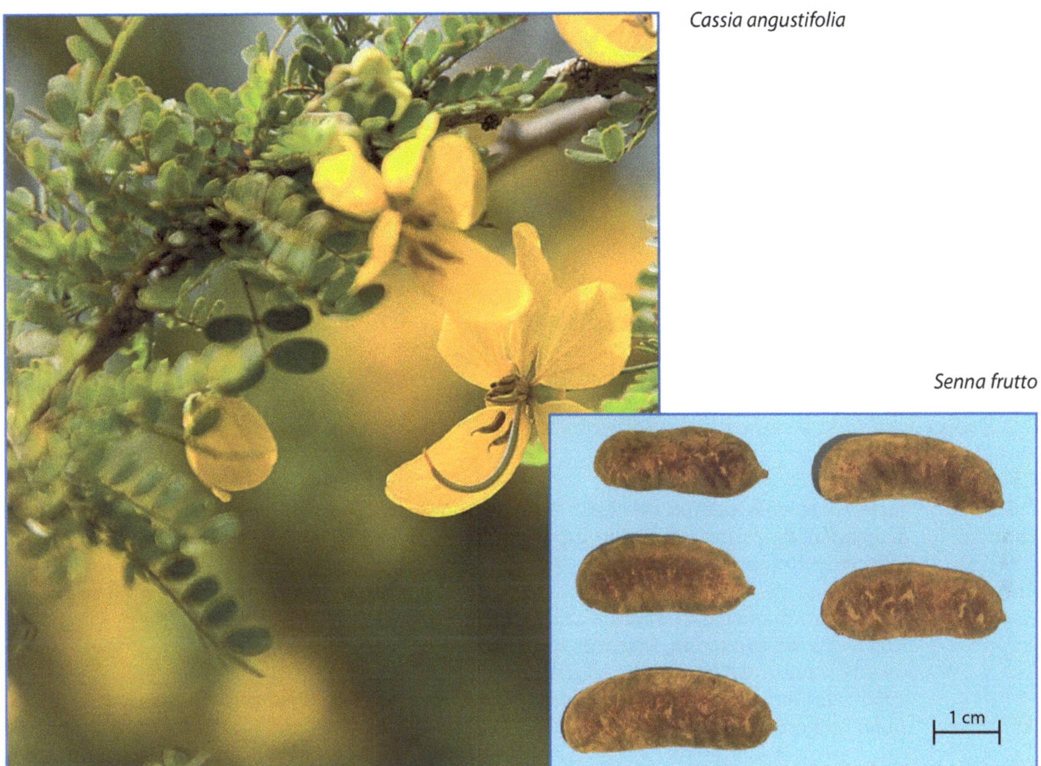

Cassia angustifolia

Senna frutto

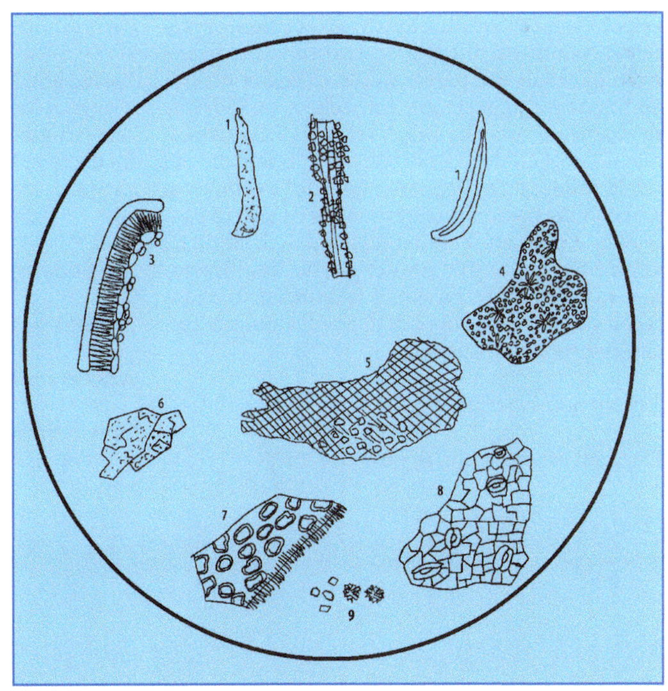

Senna frutto: particolari della polvere
1) peli, 2) fascio fibroso con serie di cellule cristallifere, 3) sezione dello strato di cellule a palizzata del tegumento seminale, 4) strato di cellule a palizzata, 5) endocarpo con cellule cristalline, 6) pareti esterne cutinizzate del tegumento seminale, 7) tegumento seminale, 8) frammento di foglia con stomi paracitici, 9) druse e prismi di ossalato di calcio

Serenoa

Frutti di *Serenoa repens* (Bartram) *small* (Fam. *Arecaceae*)
(Sin. *S. serrulata, Sabal serrulata*)

Palma nera (0,5-2 m) con foglie palmate profondamente incise, picciolate, con bordi forniti di aghi spinosi, fiori bianchi riuniti in infiorescenza ramificate e per frutto una bacca globosa giallastra, tendente al blu scuro a maturazione. Vive spontanea nei terreni sabbiosi degli Stati Uniti (Florida, Sud Caroline) e dell'India. Componenti principali: un olio contenente triacilglicerolo.

Droga originaria (esame macroscopico)

Colore: blu-nero
Odore: forte, spiacevole ma non rancido
Sapore: aromatico, da prima dolciastro e poi leggermente caustico
Frattura: fibrosa
Aspetto: i frutti, del diametro di 8 mm e della lunghezza di 10-15 mm, sono drupe ovoidali con superficie rugosa ed irregolare, di colore marrone-nerastra con più o meno riflessi ramati.

Droga polverizzata (esame microscopico)

La polvere, di colore rossastro o nero-brunastro presenta: frammenti di epicarpo costituito da diversi strati di cellule con parete sottile, di colore marrone-rossastro, pigmentato, con cellule poliedriche strettamente cuticolarizzate; cristalli di ossalato di calcio. Le cellule degli strati esterni si presentano più sottili delle cellule degli strati interni. Le cellule del parenchima possono essere grandi e ripiene di gocce oleose, o piccole e contenenti noduli di silice. Lo xylema del mesocarpo mostra piccole lignificazioni e vasi anulari o spiralati. I frammenti di endocarpo contengono gruppi di sclereidi allungate con pareti fortemente ispessite.

Ceneri: non superiori al 5%.

Elementi estranei: non superiori al 2%.

Saggi chimici (specifici o generici)

Tre ml di tintura madre si riscaldano fino a quando scompare l'odore dell'alcool. Il residuo viene bollito con 3 ml di acido cloridrico: si sviluppa un'intensa colorazione rossa. Agitando questa miscela con 3 ml di pentanolo, la fase organica si colora in rosso.

Saggi farmacologici

L'estratto esanico e quello etanolico ottenuti dai frutti di serenoa riducono le dimensioni della prostata nei roditori. L'estratto etanolico, inoltre, somministrato per via orale, inibisce l'edema indotto da carragenina nel ratto.

Esame alla luce di Wood: ad 1 ml di tintura madre si aggiungono 2 ml di acqua: si sviluppa una torbidità lattiginosa. Tale miscela viene mescolata con 3 ml di etere: la fase organica mostra una fluorescenza blu.

Sofisticazioni, falsificazioni, succedanei

Nessuna nota.

Azioni: antinfiammatorio, antispastico.

Uso: iperplasia prostatica benigna (stadio I e II).

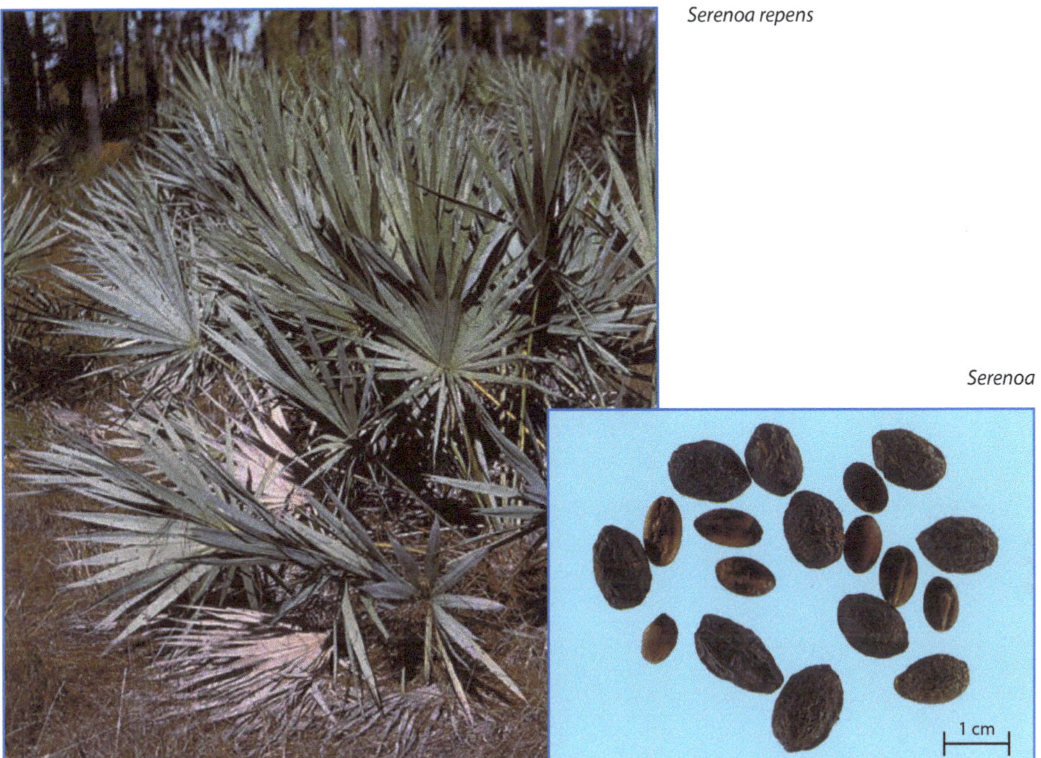

Serenoa repens

Serenoa

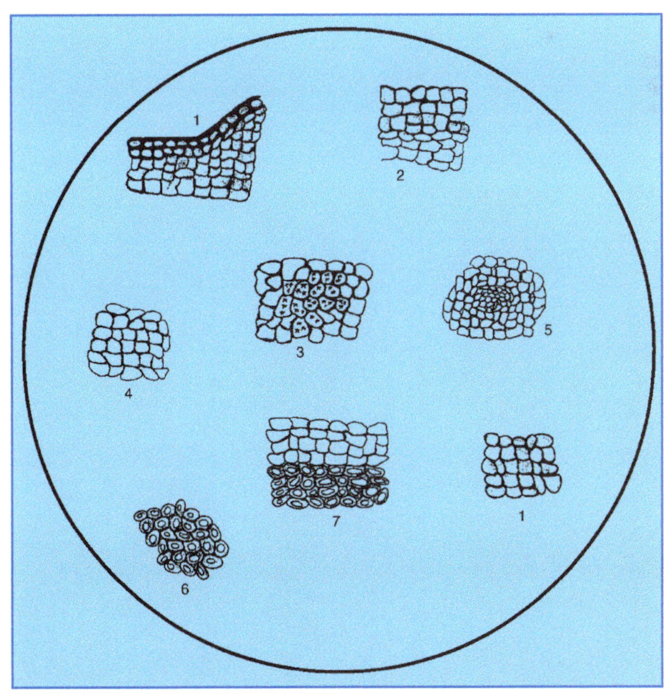

Serenoa: particolari della polvere
1) epicarpo contenente materiale resinoso marrone, 2) epicarpo e mesocarpo, 3) mesocarpo con cristalli di ossalato di calcio, 4) mesocarpo, 5) fascio fibrovascolare, 6) sclerenchima dell'endocarpo, 7) endocarpo con mesocarpo

17 Erbe

Si dicono erbe le droghe costituite dall'intera pianta erbacea (escluse le radici), in cui pertanto si possono trovare caule, foglie, fiori, ed eventualmente frutti e semi. Per la loro identificazione si prendono in considerazione alcuni caratteri; i più importanti sono le foglie ed i fiori. Si rimanda pertanto a quanto già detto precedentemente sulla morfologia di queste parti della pianta.

Centella

Parti aeree disseccate di *Centella asiatica* L. Urban (Fam. *Apiaceae*)
(Sin. *Hydrocotyle asiatica* L.)

Pianta erbacea perenne, con fusto strisciante, lunghi stoloni, foglie reniformi o tondeggianti e lungamente picciolate, fiori rosso violacei riuniti in ombrelle, frutti piccoli di colore bruno scuro. Vive spontanea nei terreni umidi delle regioni tropicali e subtropicali (India, Pakistan, Madagascar, Africa Orientale, Brasile, Venezuela). Componenti principali: triterpeni (asiaticoside, ecc.).

Droga originaria (esame macroscopico)

Colore: rosso-bruno
Odore: inodore
Sapore: lievemente amaro
Aspetto: foglie reniformi od orbicolari di dimensioni variabili (10-30 mm lunghe e 2-4 mm larghe), glabre, con margine dentato; il picciolo, dilatato alla base, presenta delle stipole ed è 5-10 volte più lungo della foglia; infiorescenza ad ombrella; frutto bruno scuro, compresso lateralmente.

Droga polverizzata (esame microscopico)

La polvere, di colore grigio-verdastro, è caratterizzata da: frammenti di epidermide di foglie con cellule poligonali aventi una cuticola striata irregolarmente e stomi anomocitici più numerosi nell'epidermide inferiore; frammenti dell'epidermide del picciolo con cellule allungate; tricomi unicellulari; canali resiniferi; prismi di ossalato di calcio; cellule parenchimatiche contenenti granuli di amido; frammenti del frutto.

Ceneri: non superiori al 12%, calcolate su 1 g di droga.

Elementi estranei: non superiori al 7%, di cui non più del 5% di organi sotterranei e non più del 2% di altro materiale estraneo.

Saggi chimici (specifici o generici)

A 0,5 g di polvere aggiungere 5 ml di alcool al 70%; mescolare per 2 ore e filtrare. Aggiungere ad 1 ml di tale soluzione 10 ml di acqua e 0,5 ml di una soluzione di cloruro ferrico; si sviluppa una colorazione verde brunastra. Aggiungendo ad 1 ml di tintura madre 9 ml di acqua, si produce una soluzione torbida, la quale, agitata vigorosamente, produce una schiuma che persiste per almeno 30 minuti.

Saggi farmacologici

L'estratto di centella riduce l'infiammazione della cute depilata di cavia irradiata da un raggio luminoso (lampada elettrica).

Esame alla luce di Wood: nessuna colorazione.

Sofisticazioni, falsificazioni, succedanei

Non nota.

Azioni: antifiammatorio, cicatrizzante.

Uso: insufficienza venosa cronica, ferite cutanee.

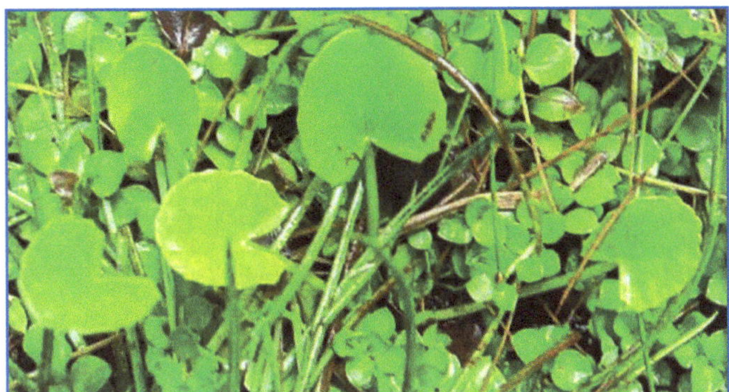

Centella asiatica

Centella

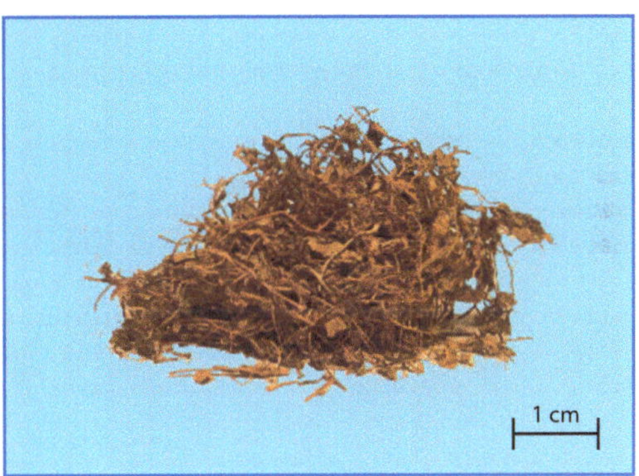

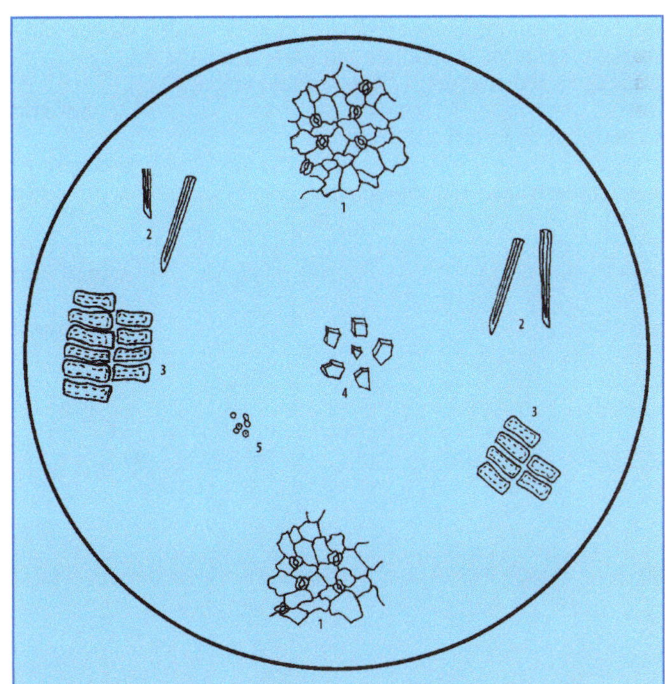

Centella: particolari della polvere
1) epidermide con stomi anomocitici, 2) peli unicellulari, 3) cellule a palizzata, 4) prismi di ossalato di calcio, 5) granuli di amido

Efedra (Ma-huang)

Parti aeree di diverse specie di *Ephedra* tra cui: *Ephedra sinica* Stapf., *E. vulgaris*, *E. equisetina*, *E. gerardiana*, *E. nebrodensis*, *E. nevadensis*, ecc. (Fam. *Ephedraceae*)

Arbusto cespuglioso, con radici a fittone, fusto legnoso molto ramificato a partire dalla base, rami secondari verdi, verticillati, foglie ridotte a piccole e corte guaine biancastre o rossastre, fiori riuniti in strabili (maschili) o solitari (femminili). Vive spontanea nelle zone temperate calde e sulle montagne delle zone tropicali ed è capace di tollerare elevati gradi di siccità atmosferica. *Ephedra* da εφεδρα = insidia; *sinica*: cinese; *equisetina* = da *equi* + *saeta*: di cavallo + setola, cioè coda di cavallo, per l'aspetto dei cauli sterili; *nebrodensis*, dei monti Nebrodi (Sicilia). Componenti principali: alcaloidi (efedrina).

Droga originaria (esame macroscopico)

Colore: verde scuro
Odore: inodore
Sapore: lievemente amarognolo
Aspetto: esili rami verdi (1-2 mm di diametro), striati, ruvidi, isolati, ripiegati e rotti oppure fasci scopiformi costituiti da numerosi rami deformati dalla compressione.

Droga polverizzata (esame microscopico)

La polvere, di colore verde-scuro, è caratterizzata da: tracheidi a punteggiatura areolata; fibre sclerenchimatiche; epidermide a cellule con pareti ispessite, fra le quali si distinguono diversi stomi; sclereidi.

Ceneri: non superiori al 5-6%.

Elementi estranei: non superiori al 2%.

Saggi chimici (specifici o generici)

Una soluzione acquosa di efedra, con l'aggiunta di 2 gtt di solfato di rame (soluzione 1:50) e poche gtt di soluzione di soda caustica, sviluppa una colorazione violetta.

Saggi farmacologici

L'estratto di efedra provoca una contrazione di segmenti di utero di ratta isolato *in vitro*. L'efedra rallenta lo svuotamento gastrico nel ratto e rilascia *in vitro* la muscolatura bronchiale di cavie.

Esame alla luce di Wood: non noto.

Sofisticazioni, falsificazioni, succedanei

Con specie di *Ephedra* che hanno minori quantità di principi attivi (alcaloidi aminici).

Azioni: simpaticomimetico, stimolante centrale.

Uso: asma (in passato), sovrappeso.

Ephedra sinica

Efedra

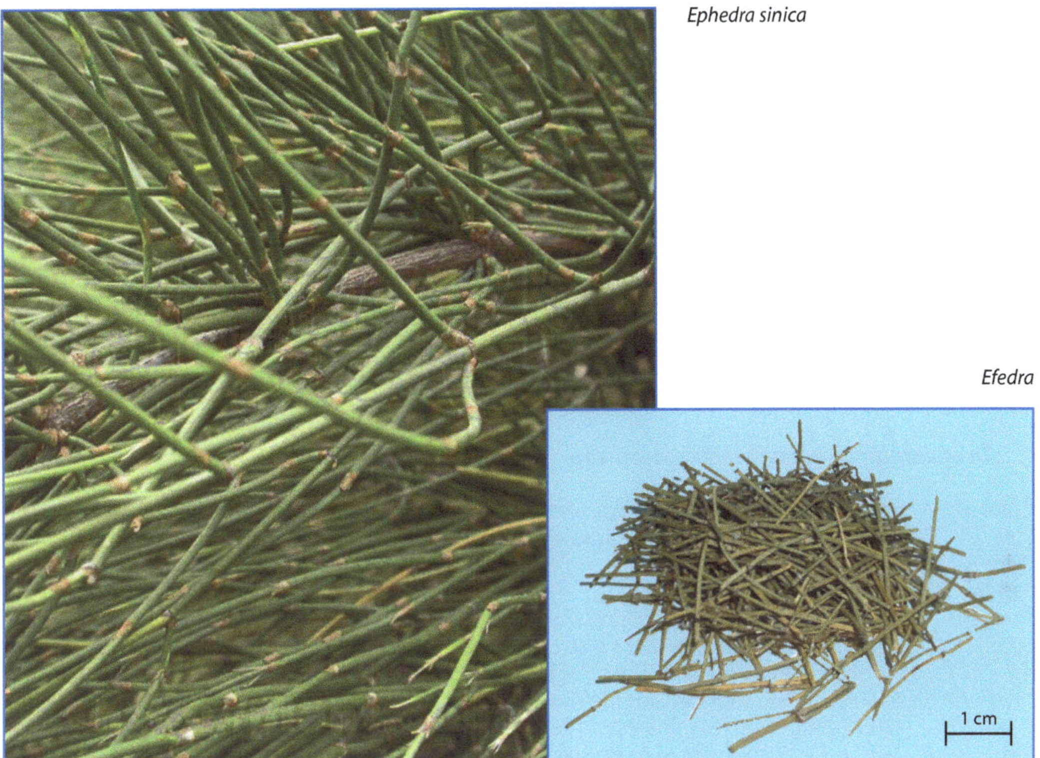

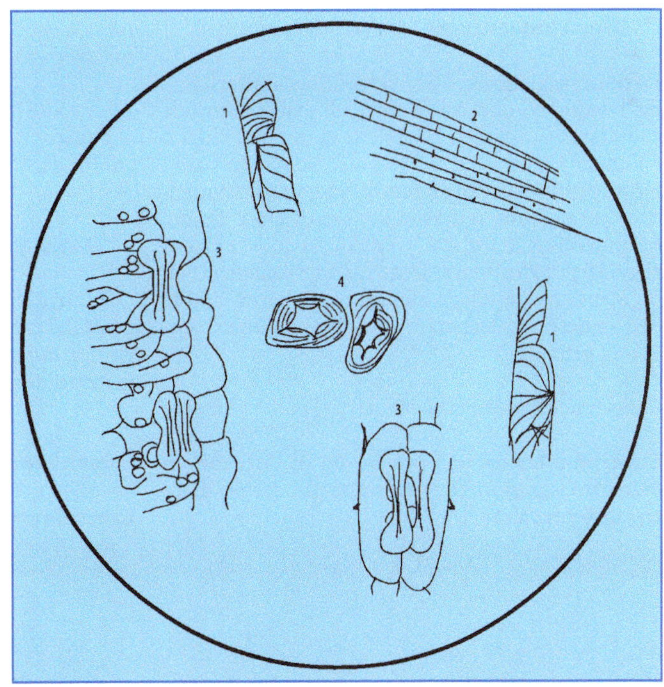

Efedra: particolari della polvere
1) tracheidi, 2) fibre sclerenchimatiche, 3) stomi, 4) sclereidi

Iperico

Parti aeree di *Hypericum perforatum* L. (Fam. *Clusiaceae* o *Guttiferae*)
(Sin. *Androsemum minus* Auct., *Hypericum perfoliatum* var. *veronense* Schrk.)

Pianta erbacea perenne (arbusto) alta fino a 60 cm, con caule esile provvisto di due linee longitudinali rilevate, ramificato, con foglie opposte caratterizzate da una punteggiatura traslucida, con fiori a 5 petali di colore giallo lucente. Vive spontanea nei terreni asciutti e ghiaiosi alle latitudini con climi temperati. *Hypericum*, dal greco υπερ (sopra) ed ειχον (immagine), allusione al fatto che sui petali è ritratta una immagine; *perforatum*, per le punteggiature trasparenti come buchi. Componenti principali: derivati naftodiantroni (ipericina), flavonoidi (iperoside) e derivati floroglucinolici (iperforina).

Droga originaria (esame macroscopico)

Colore: giallo o giallo-bruno (fiori), verde o verde-chiaro (foglie), verde giallo (caule)
Odore: inodore
Sapore: lievemente amaro
Aspetto: fiori riuniti in infiorescenze presentano petali punteggiati di scuro o striati e sepali lanceolati, appuntiti. Foglie di forma ovale-ellittica, lunghe fino a 3,5 cm, glabre, con margine intero. Pezzi del caule cavi e percorsi da due linee in senso longitudinale.

Droga polverizzata (esame microscopico)

La polvere, gialla tendente al verde, è caratterizzata da: frammenti di cellule poligonali dell'epidermide che presentano pareti ispessite e stomi paracitici o anomocitici; tracheidi e vasi tracheidali con pareti forate e gruppi di fibre a parete ispessita; frammenti di parenchima rettangolare, lignificato e forato; frammenti delle foglie e dei sepali in cui si evidenziano larghe ghiandole oleose e cellule contenenti un pigmento rosso; cellule allungate con parete sottile dell'epidermide dei petali; numeroso polline singolo o in gruppi.

Ceneri: non superiori al 7%.

Elementi estranei: non più del 3% di fusti con un diametro superiore ai 5 mm e non più del 2% di altri elementi estranei.

Saggi chimici (specifici o generici)

Ad 1 ml di tintura madre si aggiungono 9 ml di alcool al 70% e 0,1 ml di una soluzione di cloruro ferrico; si sviluppa una colorazione nera verdastra. Aggiungendo a 2 ml di tintura madre 0,1 g di polvere di zinco, 50 mg di trucioli di magnesio ed 1 ml di acido clorico si sviluppa un'intensa colorazione rossa. Tale soluzione, mescolata energicamente con 10 ml di alcool isoamilico, colora di rosso la fase organica.

Saggi farmacologici

Si valuta l'azione antidepressiva di un estratto di iperico mediante il test di Porsolt (vedi saggi farmacologici).

Esame alla luce di Wood: a 2 ml di tintura madre si aggiungono 2 ml di acqua e 10 ml di etere; la fase organica dà una fluorescenza rossa.

Sofisticazioni, falsificazioni, succedanei

Con altre specie di *Hypericum*, riconoscibili dai pezzi del caule: *H. maculatum* ha caule quadrangolare, *H. montanum* cilindrico. *H. barbatum* presenta invece foglie lievemente punteggiate.

Azioni: antidepressivo, ansiolitico.

Uso: depressione lieve e moderata, ansia.

Hypericum perforatum

Iperico

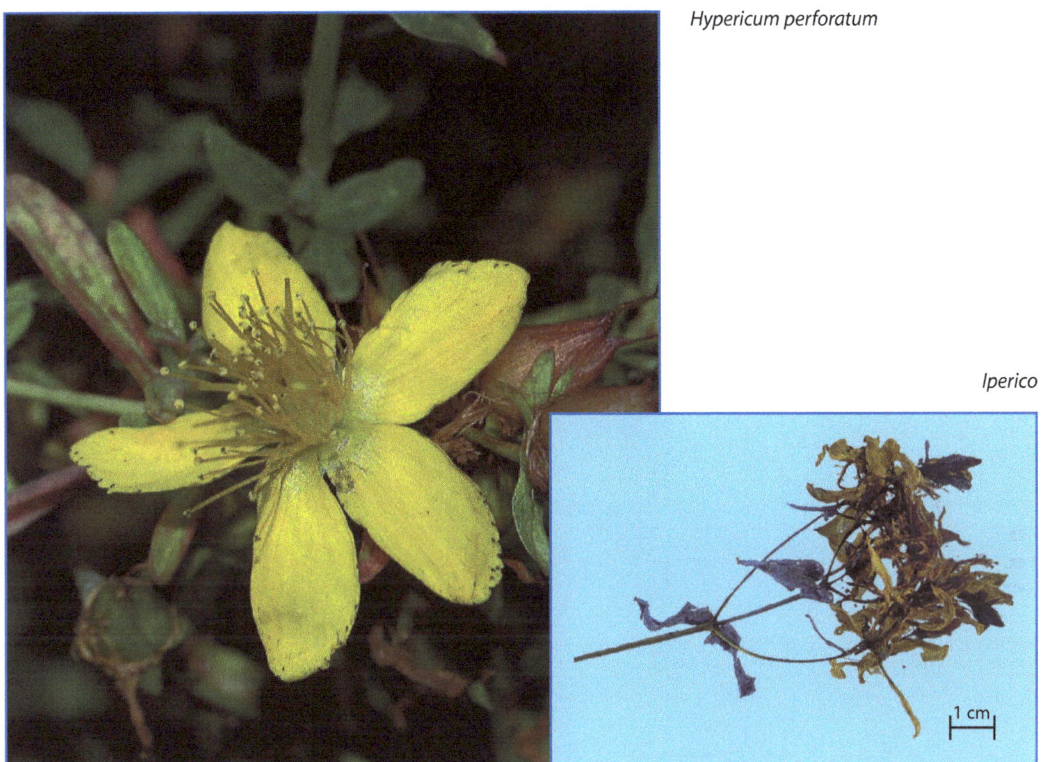

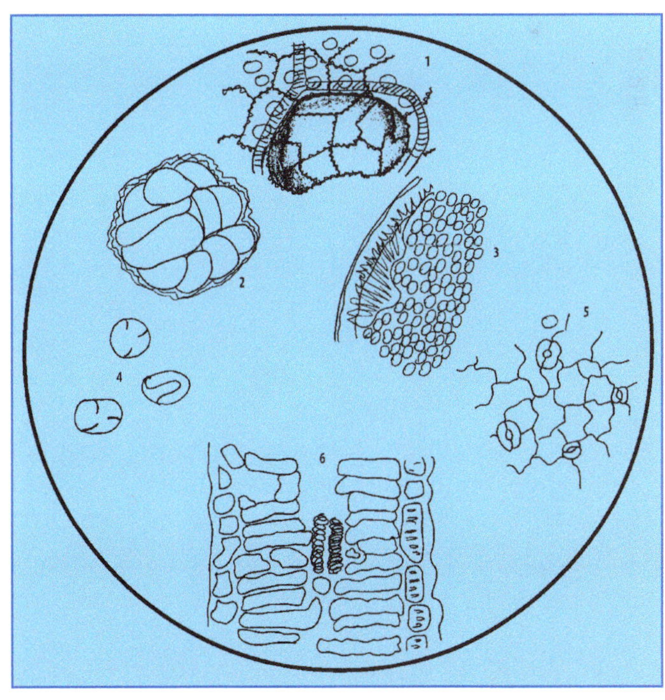

Iperico: particolari della polvere
1) epidermide superiore della foglia con sacca secretrice, 2) sacca ipericinica, 3) endotecio con blocco pollinico, 4) polline, 5) epidermide fogliare inferiore con stoma, 6) frammento di foglia in cui si può osservare l'epidermide, le cellule a palizzata ed i vasi

18 Gemme

Le gemme sono formate da foglie rudimentali fissate ad un piccolo caule anch'esso rudimentale (Fig. 18.1). Sono protette da foglioline modificate in scaglie protettrici (perule). Le gemme sono apicali se si trovano all'apice del fusto, ascellari se sono all'ascella delle foglie (Fig. 18.2). Le prime (quelle apicali), dette anche principali, provvedono all'accrescimento della pianta, le seconde (ascellari), dette anche secondarie, provvedono alla ramificazione della pianta.

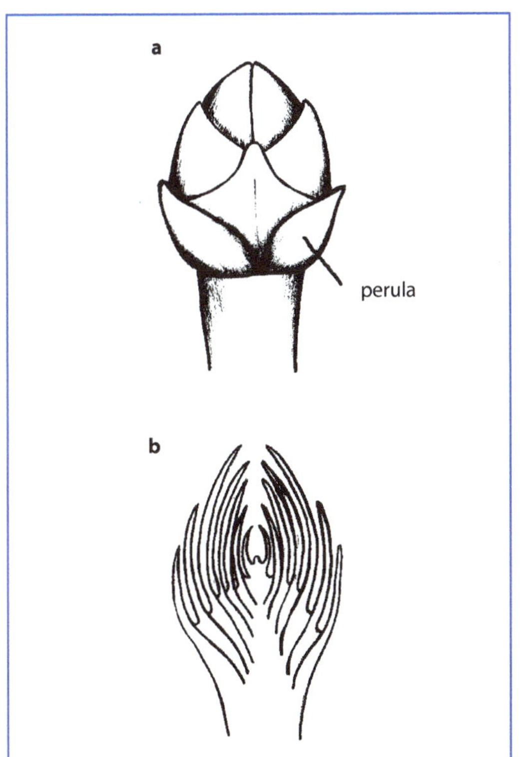

Fig. 18.1. Gemma intera (**a**) ed in sezione (**b**)

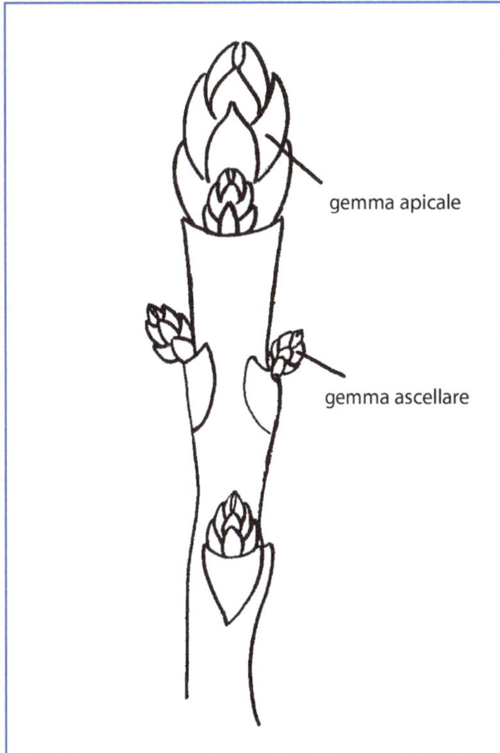

Fig. 18.2. Gemma apicale ed ascellare

Pino

Gemme di *Pinus sylvestris* L. (Fam. *Pinaceae*)

Pianta per lo più di grandi dimensioni, resinosa, sempreverde, con fusto ramificato, foglie aghiformi o squamiformi, rami lunghi recanti all'estremità una grande gemma circondata da 2-6 gemme più piccole. Originaria della Finlandia, vive spontanea nei terreni silicei di tutta Europa centro-meridionale ed in Asia. *Pinus* dal celtico *pin* = montagna, per il suo habitat montano o *pen* (testa), allusione alla disposizione dei rami (testa rotonda); *sylvestris* = silvestre, cioè che forma selve. Componenti principali: olio essenziale (pinene, ecc.).

Droga originaria (esame macroscopico)

Colore: rossiccio
Odore: fine, resinoso aromatico, di trementina
Sapore: amarognolo, balsamico, a volte dolciastro
Aspetto: piccolo asse conico, resinoso, attaccaticcio, lungo 2-3 cm e largo 1 cm, ricoperto di piccole foglioline embricate le une sulle altre, di cui le più esterne sono trasformate in squame coriacee (perule), allungate, strette, scariose, con margine cigliato.

Droga polverizzata (esame microscopico)

La polvere, di colore rossiccio, è caratterizzata da: canali secretori; cellule epidermiche irregolarmente rettangolari; cellule lignificate e punteggiate; frammenti di endoderma, floema e xilema.

Ceneri: non superiori al 7%.

Elementi estranei: non più del 2%.

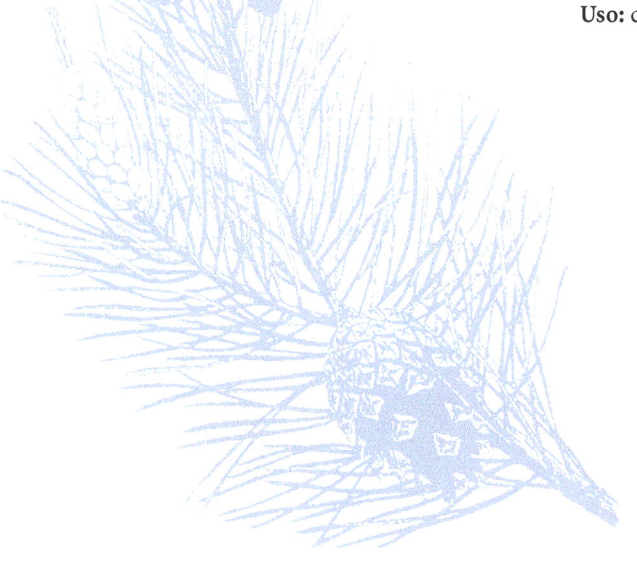

Saggi chimici (specifici o generici)

Ad 1 ml di tintura madre aggiungere 0,5 ml di soluzione al 5% di cloruro ferrico; si ottiene una colorazione verde.

Saggi farmacologici

Si valuta l'azione antiflogistica che si manifesta sulla migrazione dei leucociti (test della pleurite) e l'azione antibatterica.

Esame alla luce di Wood: colorazione rossastra.

Sofisticazioni, falsificazioni, succedanei

Con gemme di altri pini, *P. pinaster*, *P. pinea*, *P. mugo* (la gemma centrale è cilindro-conica), *P. larix* (gemme più voluminose, pelose e all'esterno, lanose all'interno).

Azioni: espettorante, antisettico, stimolante della circolazione periferica.

Uso: catarro (uso interno), mialgie (uso esterno).

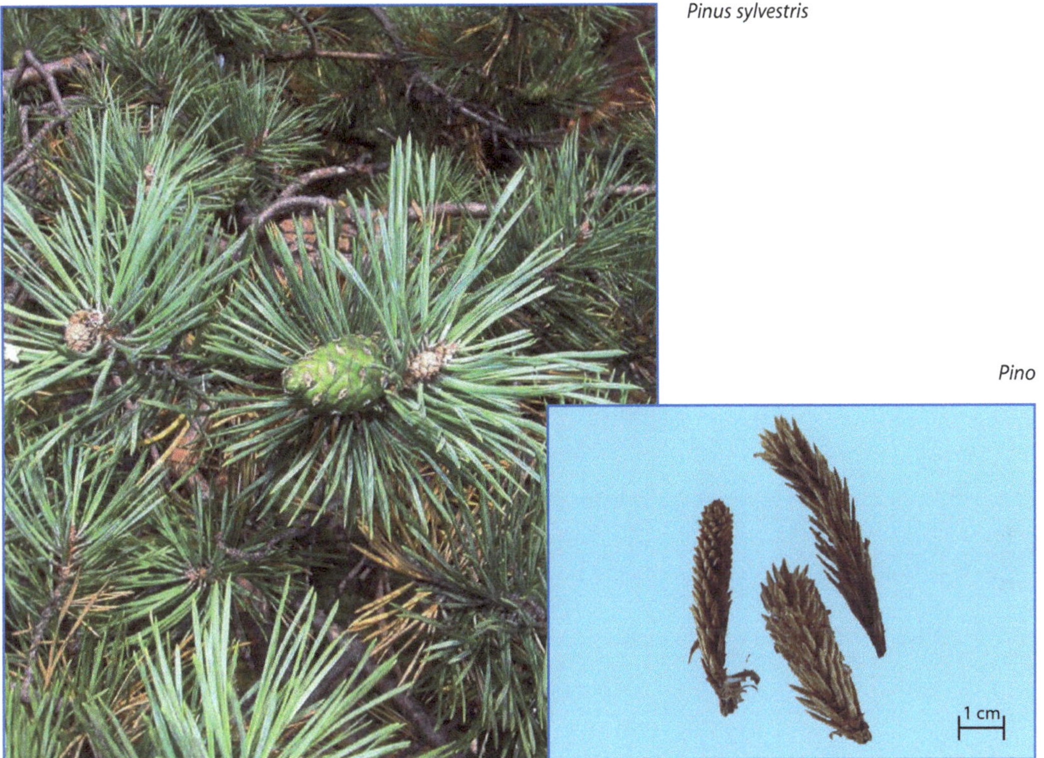

Pinus sylvestris

Pino

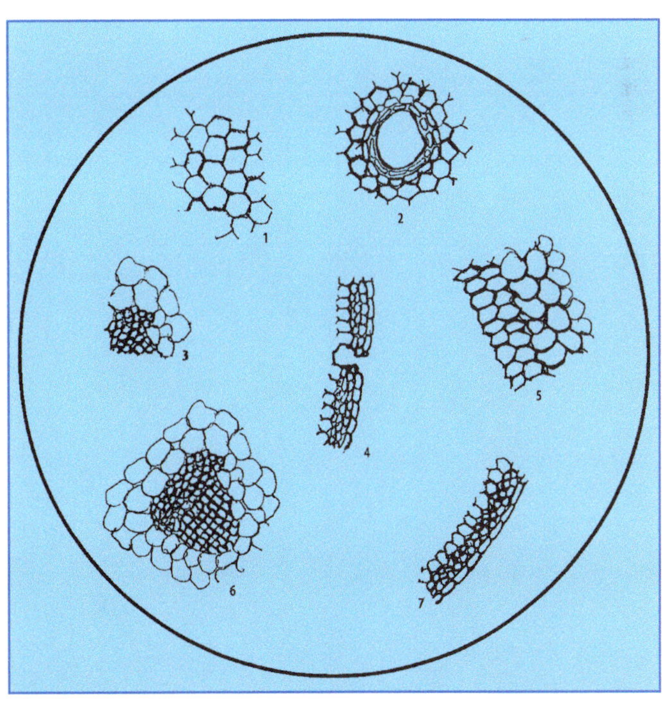

Pino: particolari della polvere
1) parenchima clorofilliano, 2) canale resinifero, 3) floema, 4) epidermide con stoma, 5) endoderma con tessuto di trasfusione, 6) floema e xilema, 7) epidermide

19 Droghe vegetali non organizzate

Si considerano droghe non organizzate quelle che talora si ottengono per semplice incisione della pianta, più spesso per estrazione, adoperando mezzi molto diversi da quelli in uso nei laboratori farmaceutici per la preparazione di medicamenti recanti lo stesso nome. Si tratta di elaborati vegetali, fisiologici o patologici che hanno la caratteristica di non avere una struttura cellulare, diversamente dalle droghe organizzate che hanno strutture cellulari in quanto costituite dalla pianta intera o da un suo organo.

Non è escluso che in una droga non organizzata possano essere presenti alcuni elementi cellulari, segno di inquinamento avvenuto durante la raccolta della droga stessa. In commercio le droghe non organizzate possono trovarsi allo stato grezzo, cioè tal quali come vengono fornite dal regno vegetale, oppure estratte con procedimenti appropriati e lavorate prima di essere immesse in commercio.

Le droghe non organizzate possono essere classificate adottando gli stessi criteri adoperati per le droghe organizzate e cioè chimico, botanico e farmacologico. Nelle Farmacopee le droghe non organizzate sono suddivise in: balsami, essudati, estratti, gommoresine, latici, ecc.

Le Tabelle 19.1 e 19.2 riassumono alcune droghe non organizzate.

Tabella 19.1 Tipi di droghe vegetali non organizzate: schema riassuntivo

Tipo	Nome comune
Estratto	Aloe, catecù, curaro, elaterio, kino, ecc.
Essudato	Manna
Gomma	Adragante, arabica, guar, karaja
Latice	Euforbio, caucciù,gutta-perca, lattucario, oppio
Resina	Benzoino, colofonia, dammar, guaiaco, pece di Borgogna, podofillina, sandaracca, sangue di drago
Gluco resina	Gialappa, scammonca
Gommo resina	Assa fetida, bdellio d'Africa, elemi di Manila, gomma ammoniacale, gomma gutta, incenso, mirra
Oleo resina	Balsamo copaive, balsamo della Mecca, balsamo di Gurjun, balsamo del Perù, balsamo del Tolù, storace, trementina [esistono diversi tipi di trementine: comune o di pinon, veneta o di larice, canadese o di abete (detta anche balsamo del Canedà)]
Essenza	Anice, bergamotto, camomilla, canfora,cannella, cedro, eucalipto, finocchio, garofano, geranio, ginepro, lavanda, limone, menta, neroli, rosmarino, sandalo, senape, timo, trementina
Grasso	Burro di cacao, olio di mandorle dolci, olio di lino, olio di ricino

Tabella 19.2 Caratteristiche di alcune droghe vegetali non organizzate

Nome comune della droga	Provenienza e principali caratteristiche
Aloe	Succo condensato col calore che si ricava dalle foglie di diverse specie del genere *Aloe* (*ferox, barbadensis, socotrina, africana, plicatilis*, ecc.). Si presenta in pezzi più o meno grossi, lucidi (aloe translucide) o opachi (aloe epatico), giallo-verdastri o rosso-bruni, di odore aromatico e di sapore amarissimo
Catecù	Estratto acquoso disseccato che si ricava dall'*Acacia catechu* e *A. suma*. Si presenta in masse appiattite bruno-rossastre o bruno-nerastre, con frattura brillante, di sapore amaro, astringente, poi dolciastro
Curaro	Estratto che si ricava da liane del genere *Strychnos* (*toxifera, lethalis, castelnaena, crevantii*, ecc.) e del genere *Chondodendron* (*tomentosum, microphyllum, platyphyllum*, ecc.). Si presenta in pezzi di aspetto resinoso, bruno o nero, di odore viroso e di sapore amaro, con frattura resinosa
Elaterio	Succo essiccato che si ricava dal frutto di *Ecballum elaterium*. Si presenta sotto forma di piccole strisce curve, di colore verdastro pallido o giallastro, di odore erbaceo e sapore amarissimo e acre, con efflorescenza cristallina sulla superficie di frattura
Kino	Estratto essiccato che si ricava dal *Pterocarpus marsupium* ed *erinaceus*, dalla *Butea frondosa* e dall'*Eucalyptus rostrata*. Si presenta in piccoli pezzi rosso-bruni, striati, fragili
Manna	Essudato dolciastro che si ricava (spontaneamente o per incisione) da diverse specie di *Fraxinus* (*ornus, rotundifolia, angustifolia*, ecc.). Si presenta in cannuli o in lacrime. La prima è fragile, rugosa, bianco-giallastra, porosa, di odore lieve e particolare, di sapore dolciastro che ricorda il miele. La seconda è fatta di piccole lacrime, scure, di sapore dolciastro e di odore simile a quello del miele
Euforbio	Latice resinoso disseccato che si ricava incidendo i cauli di *Euphorbia resinifera*. Si presenta in piccole masse arrotondate o coniche, giallastre e col tempo rossicce, inodori, di sapore nullo e poi bruciante
Gutta-perca	Latice disseccato che si ricava da piante del genere *Payena* (*leerii, polyandra*, ecc.) e *Palaquium* (*gutta, borneense, oblongifolium*, ecc.). Si presenta in pezzi di forma diversa, di colore dal bianco sporco al rosso bruno, inodori, insapori
Oppio	Latice condensato che si ottiene per incisione delle capsule di *Papaver somniferum* var. *album*. Si presenta in pani di diversa forma e grandezza, di colore bruno, di aspetto granuloso, di odore forte, caratteristico, di sapore amaro ed un po' acre, la frattura è irregolare
Caucciù	Latice condensato che si ricava da specie di *Hevea* (*sieberi, brasiliensis*, ecc.) e da altre piante (*Manihot glaziovii, Ficus elastica, Castilloa elastica, Kiksia elastica, Urceola elastica, Londolfia florida*, ecc.) Si presenta in pani di 5-10 kg, di colore dal giallo-verdastro al bianco crema. La proprietà più caratteristica è la elasticità a temperatura normale
Lattucario	Latice che si ottiene per incisione della *Lactuca virosa*. Si presenta in pezzi irregolari e duri, di colore giallo-bruno, di odore oppiaceo e di sapore amaro e pungente. La superficie di frattura è di un colore bianco sporco e di un aspetto ceroso
Gomma adragante	Gomma che si ottiene per incisione dei rami di diverse specie di *Astragalus* (*gummifer, microcephalus, verus*, ecc.). Si presenta in piastre ed in fili. Nel primo caso si tratta di pezzi piatti, striati, giallognoli, inodori ed insapori; la varietà in fili si presenta in piccole strisce vermicolari, trasparenti, bianco-giallastre, striate longitudinalmente, inodori ed insipide
Gomma arabica	Gomma che si ottiene per incisione del fusto e dei rami di *Acacia senegal*, (*arabica, horrida, stenocarpa*, ecc). Si presenta in pezzi tondeggianti, con frattura vitrea, di colore giallognolo, inodori ed insapori

segue ⟶

→ seguito

Nome comune della droga	Provenienza e principali caratteristiche
Benzoino	Resina balsamica che si ottiene per incisione della corteccia di *Styrax tonkinensis* (o *benzoin*). Si presenta in lacrime appiattite, di colore giallo-bruno, lucenti, con frattura cerea oppure in masse compatte, di colore bruno. Ha odore aromatico (ricorda la vaniglia) e sapore dolciastro
Colofonia o pece greca	Residuo solido della distillazione della trementina (oleo-resine che si ricava da diverse conifere). Si presenta in masse irregolari, di colore bianco giallognolo, fragili, di odore e sapore che ricordano la trementina
Pece di Borgogna	Resina che si ottiene dal tronco o dai rami di *Abies excelsa* o di *Picea excelsa*. Si presenta in masse solide, opache, fragili, gialle, di odore forte e balsamico, di sapore dolciastro, profumato. La frattura è concoide e lucente
Podofillina	Resina che si ricava dai rizomi e dalle radici di *Podophyllum peltatum*. Si tratta di una polvere amorfa, resinosa, irritante, di colore gialliccia tendente al bruno e al verde, di odore lieve e di sapore amaro acre
Guaiaco	Resina che si ricava dal legno di *Guayacum officinale*. Si presenta in lacrime o in pezzi irregolari, di colore rosso-bruno, fragili, con frattura vetrosa, di odore leggero (di benzoino) e di sapore amaro
Dammer	Resina che si ricava dall'*Hopea splendida* e *micranthe* e dalla *Dammera orientalis*. Si presenta in pezzi oblunghi, irregolari, incolori e giallognoli, inodori, trasparenti
Sandaracca	Resina che si ottiene per essudazione o per incisione del tronco e dei rami di *Tetraclinis* o *Thuyia articulata*. Si presenta in lacrime allungate, fragili, di colore giallo pallido, di odore debole, di sapore aromatico, lievemente amaro. La frattura è vetrosa
Sangue di drago	Resina che essuda dalla superficie dei frutti maturi di *Calamus draco* o *Daemonorops draco* si presenta in grani, in bastoni o in masse di colore rosso bruno, di odore aromatico
Gialappa	Resina che si ricava dai tuberi di *Ipomoea purga*. Si presenta in pezzi bruni, fragili, con frattura vetrosa, di odore lieve e di sapore acre
Scammonea	Resina che si ottiene per incisione o per pressione delle radici di *Couvolvulus scammonia*. Si presenta in masse bruno-verdastre, inodori ed insapori
Assafetida	Gommo-resina che si ottiene per incisione dei rizomi e delle radici di *Ferula asafoetida* (*narthex*, *rubricaulis*, ecc.). Si presenta in lacrime o in masse, irregolari, di colore giallastro, di sapore acre, amaro, di forte odore agliaceo. La frattura è coroide
Gomma ammoniaca	Gommo-resina che si ricava dal *Dorema ammoniacum*. Si presenta in lacrima, in masse, amigdaloide. La prima è giallastra o brunastra, con frattura concoide. L'odore è particolare e diventa agliaceo con il calore; il sapore è acre, amaro
Gomma-gutta	Gommo-resina che si ricava dalla *Garcinia hanbury* (morella). Si presenta in cilindri depressi, cavi, striati, di colore giallo-arancione. La frattura è netta, concoide
Mirra	Gommo-resina che si ricava per incisione delle cortecce di *Commiphora abyssinica* (*schimperi*, *molmol*). Si presenta in lacrime o in sorte. Nel primo caso si hanno pezzi tondeggianti, di colore rossastro, screpolati, fragili, con frattura granellosa. La mirra in sorte è invece data da masse conglomerate, di colore brunastro, opache. La mirra ha odore gradevole e sapore amaro, acre ed aromatico
Incenso o alibano	Gommo-resina che si ottiene per incisione della corteccia di *Boswellia carterii*. Si presenta in pezzi arrotondati, incolori o giallo-rossastri, di odore gradevole ed aromatico, di sapore amaro. La frattura è netta, rugosa

segue →

→ *seguito*

Nome comune della droga	Provenienza e principali caratteristiche
Bdellio d'Africa	Gommo-resina che si ottiene dal *Balsamodendron africanum*. Si presenta in lacrime arrotondate, zigrinate, di colore grigio- rossastro e verdastro. La frattura è cerosa, l'odore speciale, il sapore amaro
Balsamo del Perù	Oleo-resina che si ricava per battitura dal *Myroxylon pereirae*. È un liquido sciropposo, di colore bruno-rossastro, di odore simile a quello del benzoino, di sapore amaro, acre
Balsamo del Tolù	Oleo-resina che si ricava per incisione dal tronco del *Myroxylon antoluiferum* (*Toluifera balsamum*). È una sostanza semiliquida, trasparente, di colore rosso-bruno, di odore che sa di benzoino e di vaniglia, di sapore aromatico, debolmente acre
Balsamo copaive	Oleo-resina che si ricava per incisione dal tronco di specie diverse di *Copaifera* (*officinalis, guyanensis, langsdorfii*). Si tratta di un liquido trasparente di colore giallo o bruno- giallognolo, di odore particolare, di sapore oleoso e resinoso, che diventa sgradevole ed amaro entro pochi minuti. Presenta una debole fluorescenza.
Storace	Oleo-resina che si ricava per incisioni della corteccia di *Liquidambar orientalis*. Ha la consistenza del miele, è opaco, di colore grigio-brunastro o verdastro. L'odore è forte, il sapore aromatico acre
Trementina	Oleo-resina che si ricava da diverse specie di *Pinus* (*laricis, sylvestris, pinaster*, ecc.) (trementina comune), dal *Larix decidua* (trementina veneta), dall'*Abies balsamea* (trementina canadese) e dall'*A. pectinata* (trementina di Strasburgo o dell'Alsazia). Ha la consistenza del miele, di colore bianco-giallognolo, di odore caratteristico, acuto, di sapore amaro, acre
Balsamo della Mecca	Oleo-resina che si ricava dal *Balsamodendron gileadense*. È un liquido biancastro, di odore particolare, che ricorda la salvia ed il cedro, di sapore aromatico ed amaro
Balsamo di Gurjun	Oleo-resina che si ricava dal *Dipterocarpus costatus*. È un liquido denso, rosso-bruno, con fluorescenza verde, odore e sapore di capaive

20 Succhi

I succhi sono liquidi acquosi, torbidi e variamente colorati, contenuti nelle cellule vegetali, nei parenchimi acquiferi o nelle lacune intercellulari. Si possono ottenere per spremitura o torchiatura (torchi, presse, ecc.) preceduta o meno da tagli ed incisioni. Contengono sali e sostanze organiche idrosolubili e frammenti di tessuti. Generalmente, per evitare i processi di alterazione durante la conservazione, vengono portati a secchezza, o condensati, o stabilizzati in vari modi.

Aloe

Succo condensato a secchezza, ottenuto da foglie di diverse specie di *Aloe*
***Aloe vera* (L.) Burm. f.**
(Sin. *Aloe barbadensis* Mill., nota in commercio come aloe delle Barbados o di Curacao), *Aloe ferox* Mill. (nota in commercio come aloe del Capo), ecc. (Fam. *Liliaceae*)

Piante grasse formate da una rosetta di foglie carnose, lanceolate o falciformi lunghe fino a 50 cm, larghe 10-15 cm e spesse 5 cm. Alcune specie portano la rosetta di foglie a livello del terreno, altre sollevata da terra, su un fusto legnoso alto anche più di un metro. Sono originarie dell'Africa orientale e meridionale. *Aloe*, dal greco αλς–αλος (mare) perché le piante vegetano presso il mare, oppure dall'arabo *alloech* o *alua* (amaro) o dall'ebraico *halat* (amaro), allusione all'amarezza del succo. Componenti principali: aloine.

Droga originaria (esame macroscopico)

Colore: dal nero al giallo verdastro (aloe lucido); rosso-bruno (aloe epatico)
Odore: aromatico, penetrante
Sapore: amaro, sgradevole
Frattura: netta, vitrea (aloe lucido); concoide friabile (aloe epatico)
Aspetto: pezzi vitrei, più o meno grossi, splendenti (aloe lucido); masse o frammenti irregolari, opachi (aloe epatico).

Droga polverizzata (esame microscopico)

La polvere, bruna (*Aloe vera*) o bruna-verdastra (*Aloe ferox*), montata in lattofenolo, mostra frammenti vitrei irregolari e angolati, trasparenti, brunicci (aloe del Capo) oppure conglomerati di minuti aghi ed esili prismi (aloe di Curacao).

Ceneri: non superiori al 2%, determinato su 1 g di droga.

Elementi estranei: assenti.

Saggi chimici (specifici o generici)

Un pezzetto di aloe bagnato, con acido nitrico concentrato, si colora in verde (aloe del Capo) dopo qualche minuto o in rosso (altri tipi di aloe). Una soluzione acquosa di aloe, trattata con poche gocce di solfato di rame, si colora in giallo. Il filtrato di una soluzione acquosa di aloe allo 0,5% assume una fluorescenza verde, dopo aggiunta di un eguale volume di una soluzione satura di borato di sodio. È poco solubile in acqua fredda, solubile in acqua bollente ed in acqua alcalinizzata, solubile in alcool di 80°, un po' meno in quello di 90°. Con il calore rammollisce, poi fonde e brucia.

Saggi farmacologici

Animali da laboratorio (topi e ratti) trattati con aloe espellono feci molli.

Esame alla luce di Wood: per aggiunta di sodio tetraborato al succo si osserva fluorescenza verde-giallastra.

Sofisticazioni, falsificazioni, succedanei

Con aloe di qualità scadente, ottenuta ad esempio dall'*Aloe candelabrum* (dà risposta negativa alla prova con borato di sodio); con liquirizia e gomma arabica (insolubili in alcool); con pece e colofonia (insolubile in acqua alcalinizzata con carbonato di sodio).

Azioni: lassativo.

Uso: costipazione.

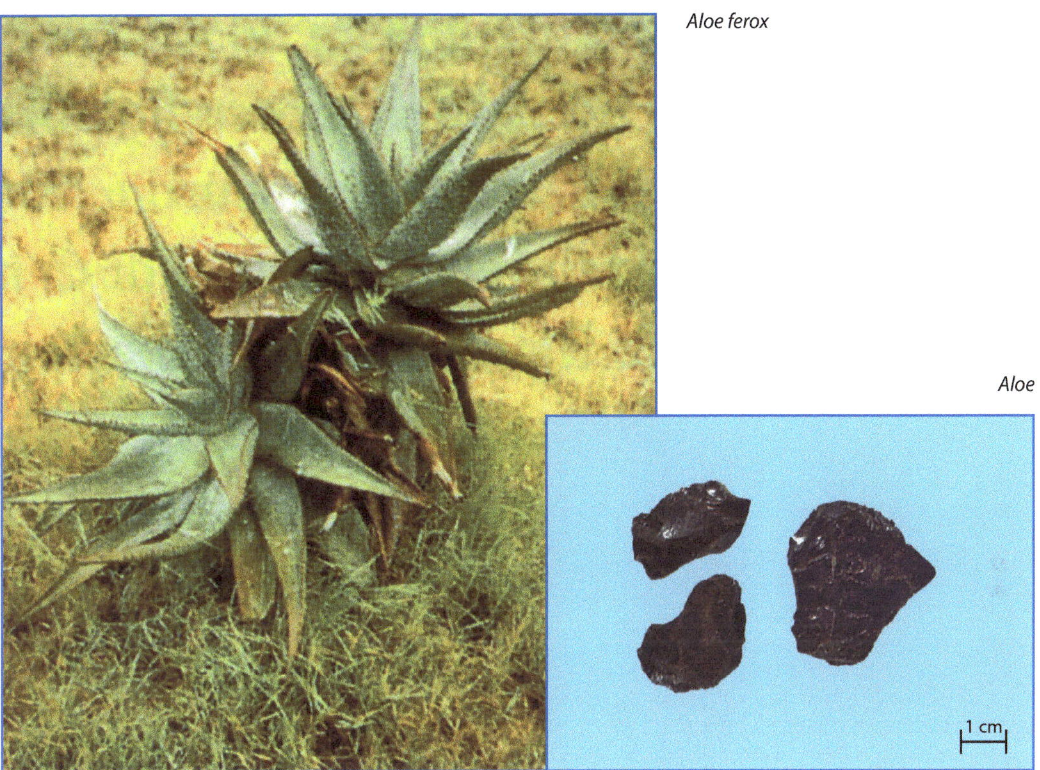

Aloe ferox

Aloe

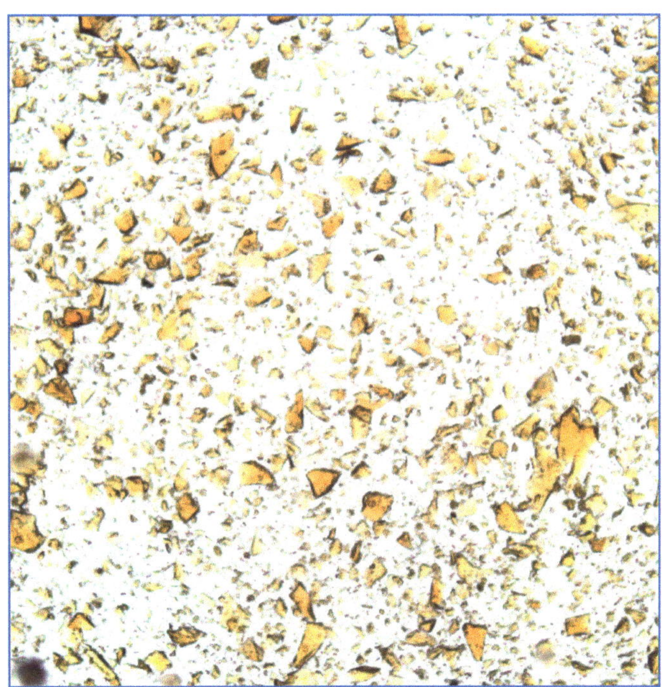

Aloe: particolari della polvere
Frammenti vitrei irregolari

21 Latici

Il latice (detto anche lattice o latex) è un'emulsione di aspetto lattiginoso e consistenza collosa, generalmente di colore bianco, raramente giallo, arancio o rossastro, che si trova in determinate cellule (chiamate laticifere) di numerose piante superiori (*Euforbiaceae*, *Papaveraceae*, *Moraceae*, *Compositae*, ecc.) e nei funghi del genere *Lactarius* da cui prende il nome. In seguito ad incisione il latice fuoriesce spontaneamente e si rapprende in poco tempo imbrunendo. Il latice può contenere alcaloidi, proteine, cellule, enzimi, idrocarburi ed altre sostanze di diversa natura chimica. La composizione del latice varia a seconda della specie o dell'individuo che lo secerne.

Oppio

Latice di *Papaver somniferum* Var. *album* Mill. (Fam. *Papaveraceae*)

Si tratta del succo condensato ottenuto per incisione dalle capsule non ancora mature del *P. somniferum* var. *album* Mill. (semi bianchi), *nigrum* DC. (semi neri), *glabrum* Boiss, *setigerum* DC. La raccolta viene fatta quando le capsule raggiungono il diametro di 4 cm ed un colore che dal verde va passando al giallo, incidendole con particolari coltelli.
Oppio da οπος = succo (per il latice della capsula con il quale l'oppio è formato).

Droga originaria (esame macroscopico)

Colore: rosso-marrone
Odore: forte, caratteristico
Sapore: amaro, acre
Frattura: irregolare
Aspetto: pani del peso di 200-700 g, di solito tondeggianti, con la superficie scabrosa, dura, nerastra. Tagliati, mostrano un interno molle, di colore bruno-chiaro.

Ceneri: non superiori al 6%.

Elementi estranei: assenti.

Droga polverizzata (esame microscopico)

Globuli isolati o agglutinati di colore giallo-bruno, immersi in un magma di minute granulazioni. Assenza di granuli di amido e di cristalli di ossalato di calcio.

Saggi chimici (specifici o generici)

È parzialmente solubile in acqua ed in alcool etilico. Il soluto acquoso, filtrato, ha colore rosso e reazione acida: trattato con cloruro di calcio, con ammoniaca, con acido tannico, precipita (alcaloidi); trattato, dopo diluizione, con una goccia di cloruro ferrico sviluppa un colore rosso intenso, che persiste dopo l'aggiunta di alcune gocce di acido cloridrico (acido meconico).

Saggi farmacologici

(i) un preparato di oppio blocca nel gatto o nella cavia la diarrea, indotta con una alimentazione di solo latte
(ii) un preparato di oppio provoca nel topo un sintomo irritativo midollare, che si manifesta con una posizione caratteristica della coda la quale si irrigidisce e si porta sul dorso incurvata ad S italica (segno di Strub).
(iii) un preparato do oppio rallenta la progressione intestinale di un marker (carbone vegetale, solfato di bario, ecc.).
(iv) un preparato di oppio inibisce o blocca i movimenti automatici di un ansa intestinale isolata *in vitro*.

Esame alla luce di Wood: non noto.

Sofisticazioni, falsificazioni, succedanei

L'oppio migliore (contenuto di morfina non al di sotto del 10%) viene sofisticato con quello peggiore o mescolato ad esso. Può contenere amido, sabbia, argilla, polvere di foglie; inoltre può contenere una percentuale di polvere ottenuta dalla minutissima frantumazione delle capsule.

Azioni: analgesico, antitussivo.

Uso: algesia, diarrea (in passato), voluttuario (fumato).

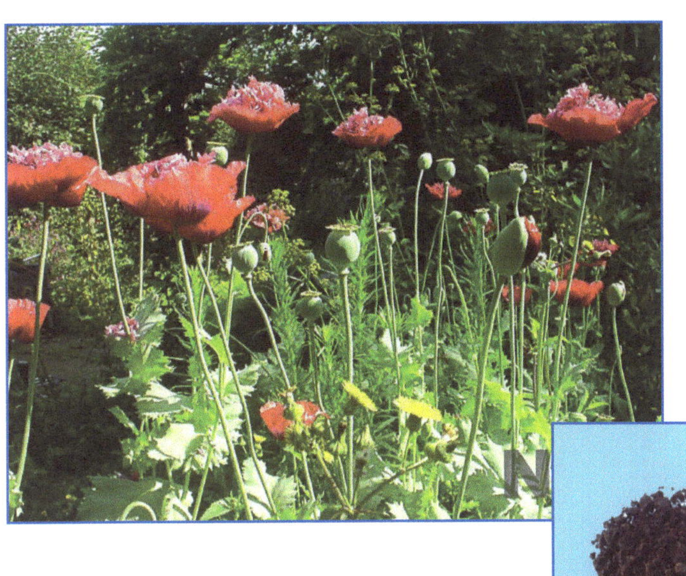

Papaver somniferum

Oppio

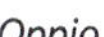

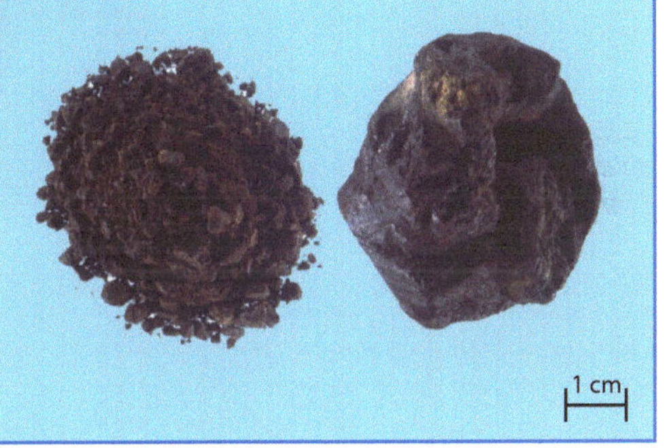

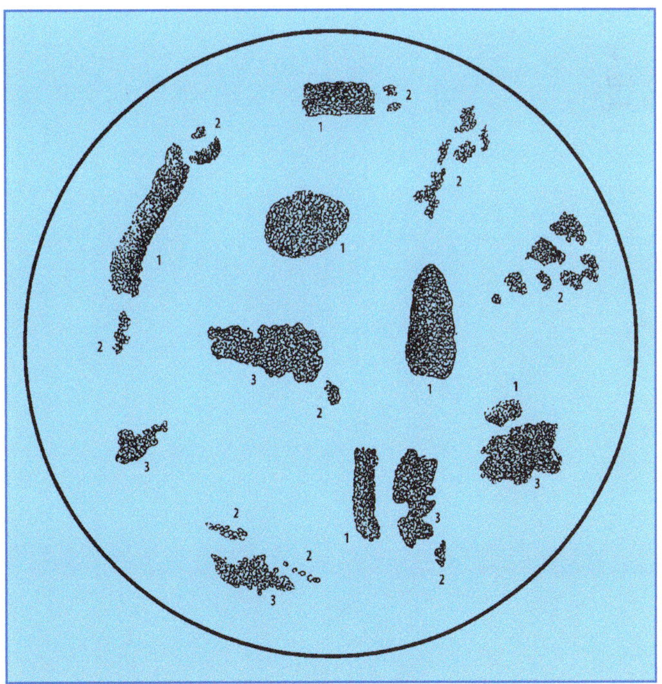

Papavero: particolari della polvere
1) frammenti regolari di latice, 2) frammenti minuscoli di latice, 3) frammenti irregolari di latice

22 Iconografia

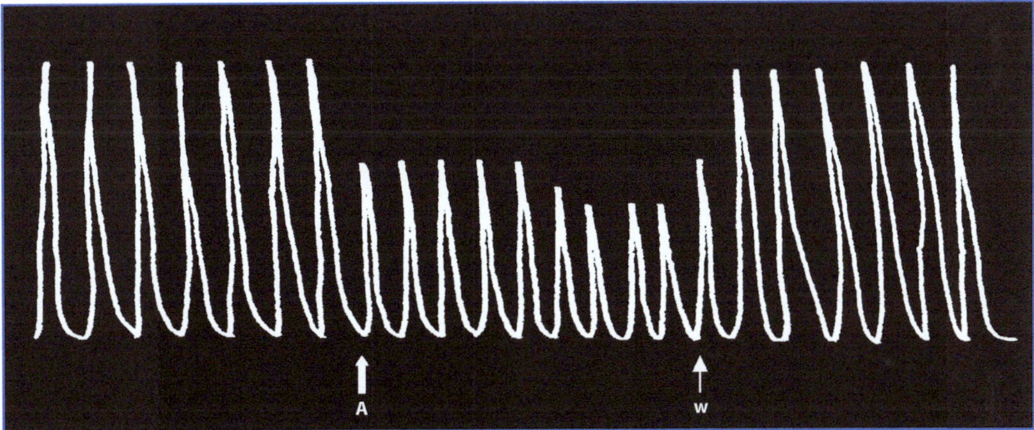

Segmento di utero gravido di coniglio. L'amamelide (A) provoca una diminuzione dell'ampiezza delle contrazione dell'organo isolato. L'allontanamento di A, mediante lavaggio (w), determina un ripristino delle contrazioni spontanee della muscolatura liscia di utero

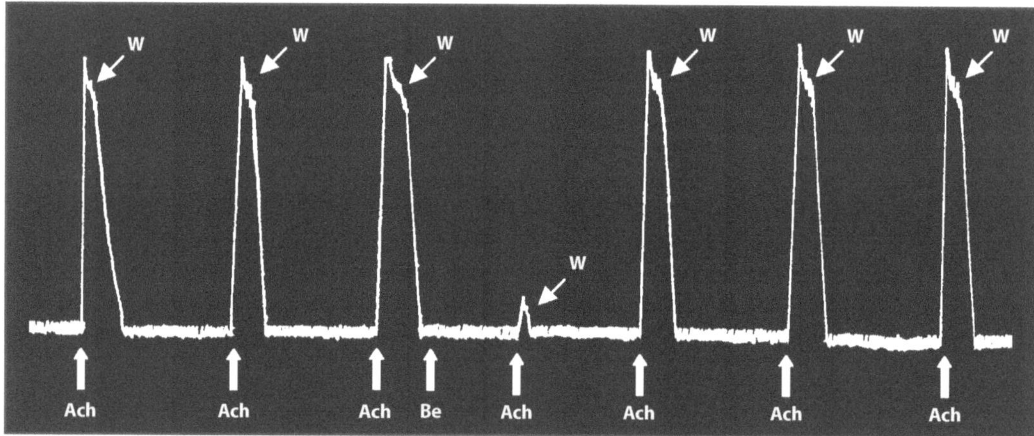

Segmento di ileo di cavia. La belladonna (Be) provoca una riduzione delle contrazioni indotte dall'acetilcolina (Ach). L'allontanamento della Be, mediante lavaggio (w), determina un ripristino delle contrazioni

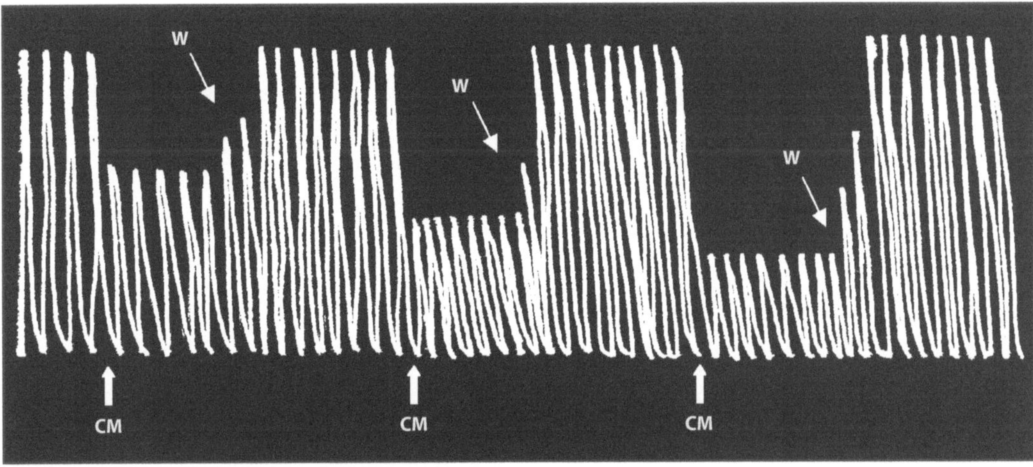

Segmento di digiuno di coniglio. Il cardo mariano (CM) provoca una diminuzione, concentrazione dipendente, dell'ampiezza delle contrazione spontanee dell'organo isolato. L'allontanamento del CM, mediante lavaggio (w), determina un ripristino delle contrazioni della muscolatura liscia intestinale

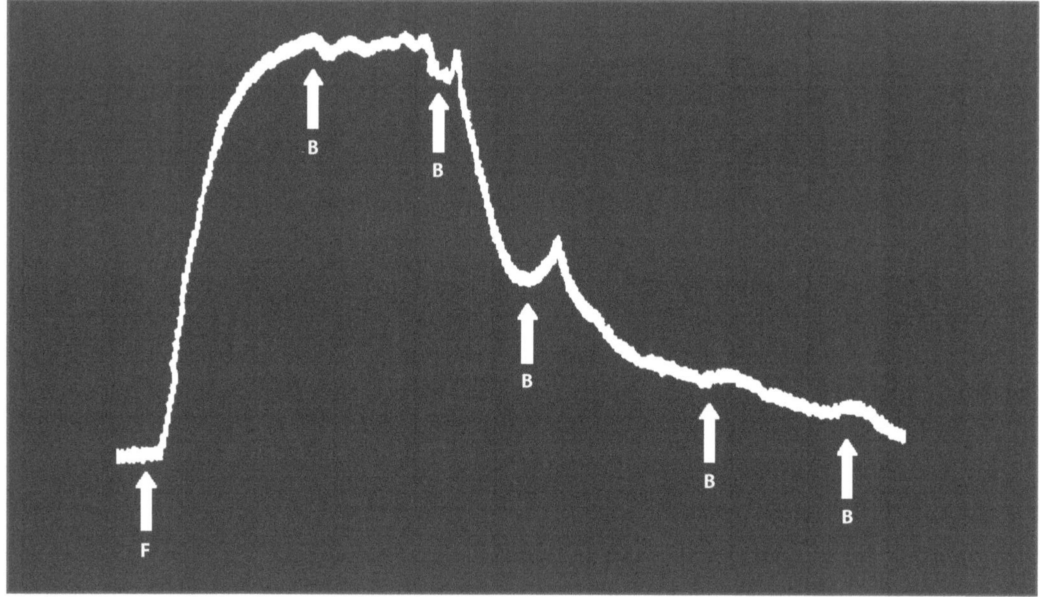

Anello di arteria mesenterica. Il biancospino (B) determina un rilassamento, concentrazione dipendente, della muscolatura liscia vasale precedentemente sottoposta all'azione contratturante della fenilefrina (F)

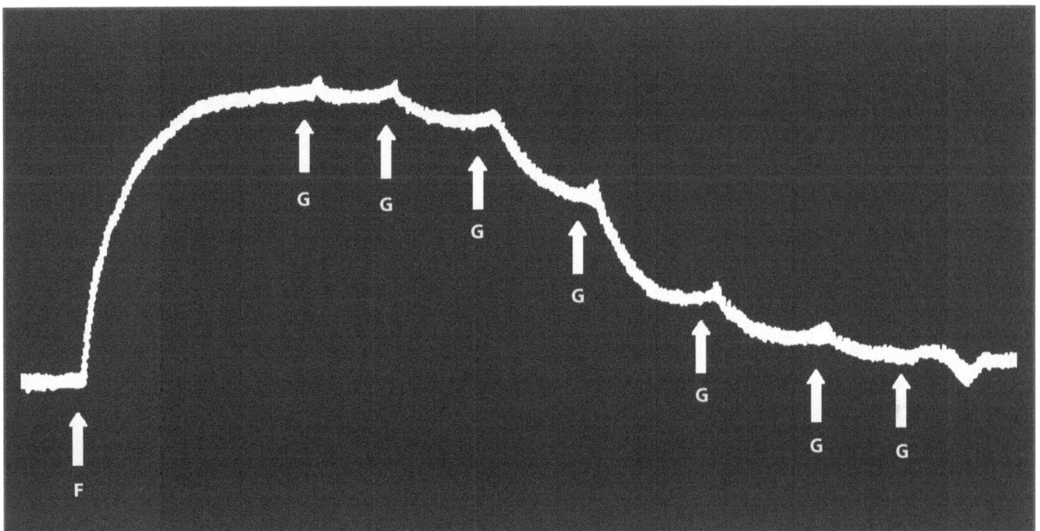

Anello di carotide. Il ginseng (G) determina un rilassamento, concentrazione dipendente, della muscolatura liscia vasale precedentemente sottoposta all'azione contratturante della fenilefrina

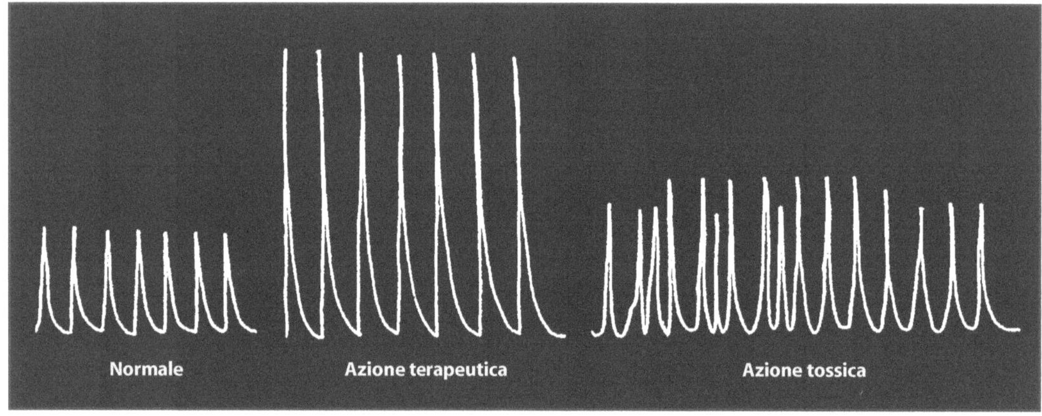

Cuore isolato e perfuso. La digitale determina un aumento delle contrazioni della muscolatura cardiaca (azione terapeutica). Dosi alte di digitale provocano aritmie (azione tossica)

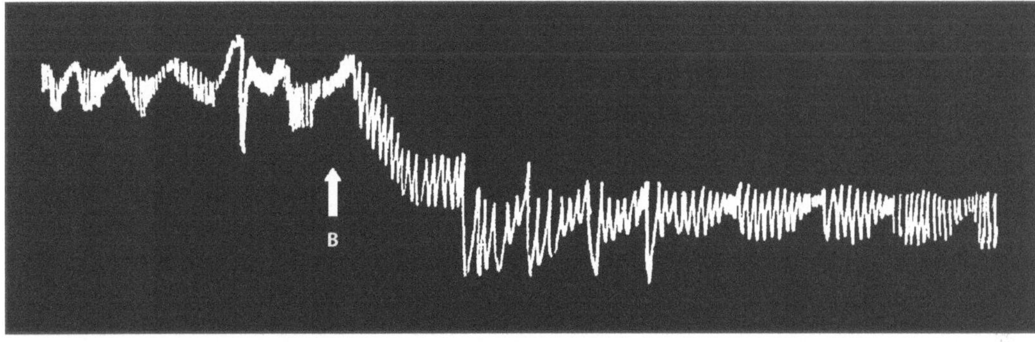

Pressione arteriosa nel coniglio. Il biancospino (B) determina una notevole diminuzione della pressione arteriosa

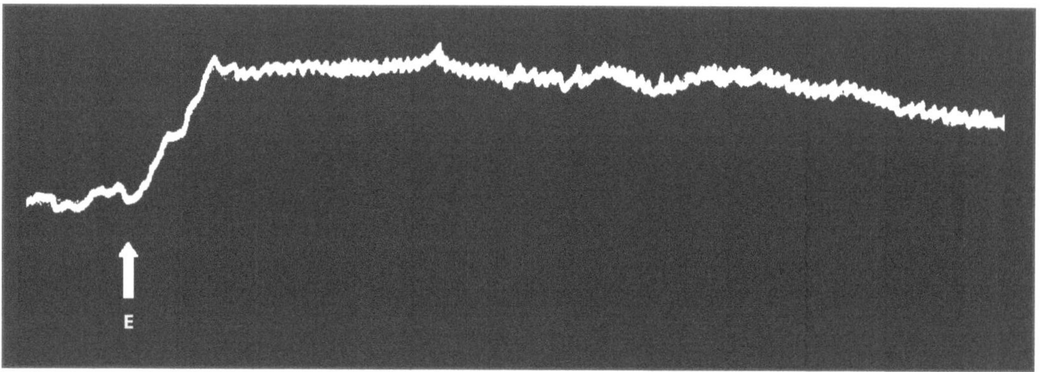

Pressione arteriosa nel coniglio. L'efedra (E) provoca un effetto ipertensivo durevole nel tempo

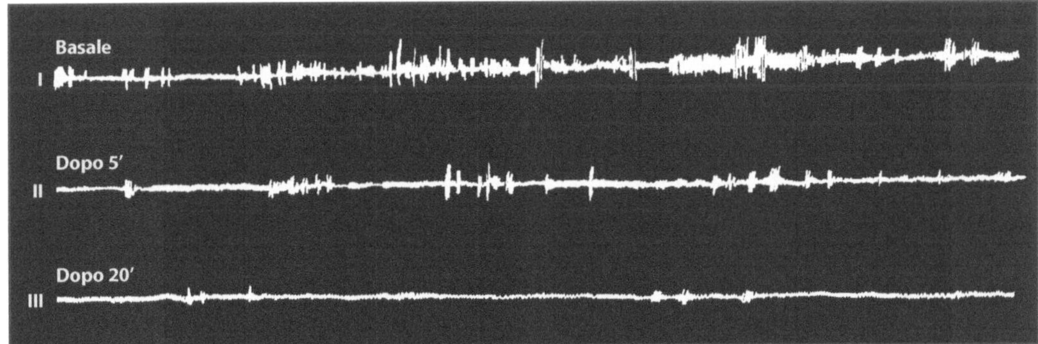

Gabbia oscillante: registrazione dei movimenti spontanei del topo (I). La somministrazione di valeriana (Va) determina una diminuzione dei movimenti spontanei (vivaci all'inizio dell'esperimento) dopo 5 minuti (II), fino alla quasi completa scomparsa dopo 20 minuti (III)

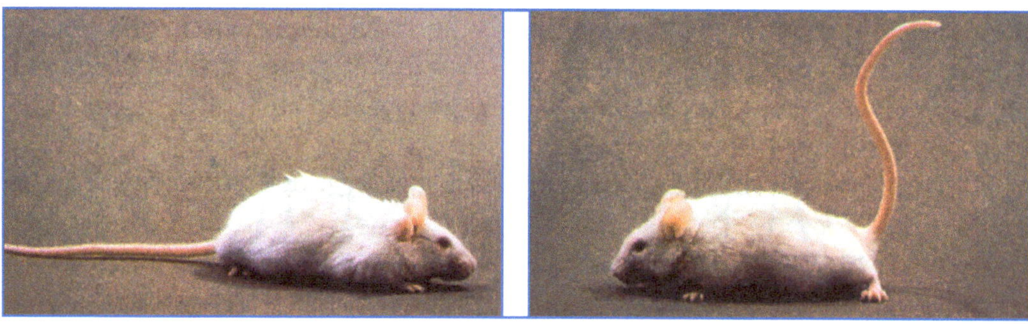

Topi albini. Reazione alla morfina con un comportamento anomalo della coda e degli arti inferiori

Bibliografia

American Herbal Pharmacopoeia and Therapeutic Compendium (2002). R.U. Herbalist. Ed. Santa Cruz, CA

Capasso F, De Pasquale R, Grandolini G, Mascolo N (2000) Farmacognosia. Farmaci naturali, loro preparazioni ed impiego terapeutico. Springer-Verlag Italia

Capasso F, Donatelli L (1982) Farmacognosia. Le droghe della F.U.I. Piccin Editore, Padova

Dezani S, Guidetti E (1953) Trattato di Farmacognosia. Utet, Torino

Eschrich W (2003) Pulver Atlas der Drogen, VIII ed.WW4, Stuttgart

Farmacopea Europea V edizione (2005) Strasbourg. European Directorate for the Quality of Medicine

Farmacopea Ufficiale della Repubblica Italiana (2002), XI edizione. Istituto poligrafico e Zecca dello Stato, Roma

Frohne D (1974) Anatomisch-Mikrochemische Drogenanalyse. Georg Thieme Verlag, Berlin

Maugini E (2006) Manuale di Botanica Farmaceutica, VIII edizione, Piccin, Padova

Wichtl M (2004) Herbal Drugs and Phytoèharmaceuticals, III edizione, CRC Press, Boca Raton

Indice analitico

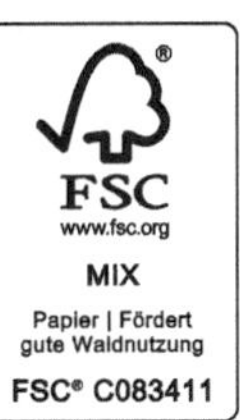

Zeitfracht Medien GmbH
Ferdinand-Jühlke-Straße 7
99095 Erfurt, Deutschland
produktsicherheit@kolibri360.de